MANEJO ANESTÉSICO DEL PERRO Y EL GATO EN ESTADO CRÍTICO

Ignacio Sández Cordero

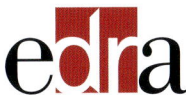

Manejo anestésico del perro y el gato en estado crítico

Propiedad de:
© 2024 Grupo Asís Biomedia, SL
Plaza Antonio Beltrán Martínez, n.° 1, planta 8 - letra I
(Centro Empresarial El Trovador)
50002 Zaragoza - España

Dirección editorial: Miguel Martín-Romo García-Tenorio
Gestión del proyecto editorial: Tatiana Blasco Mariscal
Edición: Jorge Viejo Adiego
Diseño de cubierta e ilustración: Jacob Gragera Artal
Maquetación: Nieves Marín Ortiz

ISBN: 978-84-19156-75-4
DL: Z 807-2024

Diseño y maquetación:
Grupo Asís Biomedia, SL
www.grupoasis.com

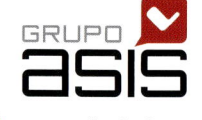

edra es un sello de Grupo Asís

Advertencia:
Los profesionales e investigadores veterinarios siempre deben basarse en su propia experiencia y conocimientos para evaluar y utilizar cualquier información, método, compuesto o experimento que se describe en el presente documento. Debido a los rápidos avances de las ciencias médicas, en particular, se debe hacer una verificación independiente de los diagnósticos y las dosis de los fármacos. En toda la extensión de la ley, Grupo Asís, los autores, editores o colaboradores no asumen ninguna responsabilidad por cualquier lesión y/o daño a las personas o a la propiedad como consecuencia de las responsabilidades de los productos, negligencias o de otra forma, o de cualquier uso u operación de cualquier método, producto, instrucción o idea contenida en el material aquí expuesto.

Impreso por Printer Trento SRL, Trento, Italia, mayo 2024

A las tres maravillosas personas que consiguen que llegar a casa sea siempre el mejor momento del día: Ana, Hugo y Malena. Os quiero mucho.

AGRADECIMIENTOS

Embarcarse en un proyecto tan importante como la escritura de un libro siempre implica dedicar tiempo. Mucho tiempo. Pero el tiempo que dura el día es finito. Así que lo que uno invierta en una parcela de su vida tendrá que restarlo de otro lugar. Por esta razón, cuando sale adelante un proyecto como este, tendrá que haber, inexorablemente, daños colaterales. Y lo primero que quiero hacer es pedir disculpas a esos "daños colaterales" de este último año.

Por otro lado, hay algo fundamental para poder crecer y mejorar, y es saber encontrar los apoyos necesarios. Y aquí es donde me siento afortunado. En primer lugar, Edra-Grupo Asís. Cada una de las personas que forman parte del equipo editorial me ha ayudado, apoyado y comprendido en todo momento. En segundo lugar, mis compañeros de profesión. Después de más de 20 años dedicándome a la anestesia siento que pertenezco a la especialidad más increíble de toda la veterinaria. Agradezco a todos mis compañeros de la SEAAV por enseñarme que se puede ser un buen anestesista y un buen compañero al mismo tiempo. Además, en los últimos años, he podido comprobar que esta forma de ser y de vivir nuestra especialidad es igual en todos los lugares del mundo. Todo esto me ha permitido conocer a gente maravillosa, personas que cada vez que les pido que participen en algo lo hacen casi sin preguntar, y de ahí todos los extraordinarios colaboradores de este libro: Miguel, Charly, Donati, Otero, Diego, Alfonso, Lisa, Tincho, Eva, Lydia, Ignacio, Carolina, Joaquín y Jero. Gracias de corazón, amigos.

Y, por último, por supuesto el apoyo más importante, el que uno siente en su propio hogar. Sin paz en tu hogar, es difícil crear nada bonito. Gracias a mi familia por darme esta felicidad cada día.

EL AUTOR

IGNACIO SÁNDEZ CORDERO

Licenciado en Veterinaria por la Universidad Complutense de Madrid en el año 2001 y acreditado AVEPA (Asociación de Veterinarios Españoles Especialistas en Pequeños Animales) en anestesia y analgesia.

Es responsable del Servicio de Anestesiología del hospital veterinario Anicura-Vetsia (Madrid) y profesor de anestesia en el Departamento de Veterinaria de la Universidad Europea de Madrid. Además, es miembro fundador de la Sociedad Española de Anestesia y Analgesia Veterinaria (SEAAV) y fue miembro de la Junta Directiva, desde que se creó hasta junio de 2012.

Ha sido profesor en diversos cursos nacionales e internacionales de anestesia, talleres prácticos y cursos *online* desde 2005, y ha presentado conferencias y comunicaciones científicas en diferentes ediciones del Congreso Nacional de la SEAAV, así como del Congreso Europeo de Anestesia (Association of Veterinary Anaesthetists, AVA).

Es autor de más de 20 artículos sobre anestesia, analgesia y reanimación en revistas internacionales y en revistas de difusión española. También es autor de los libros *Manual clínico de farmacología y complicaciones en anestesia de pequeños animales* (Multimédica Ediciones Veterinarias, 2014) y *Manual clínico de monitorización anestésica en pequeños animales* (Servet, 2019).

COLABORADORES

JOAQUÍN ARAOS
Licenciado en Medicina Veterinaria y doctor en Ciencias Médicas. Diplomado por el Colegio Americano de Anestesia y Analgesia Veterinaria (ACVAA). Profesor asistente clínico en la Universidad de Cornell (EE. UU.). Miembro del Colegio Americano de Anestesia y Analgesia Veterinaria (ACVAA).

MARTÍN CEBALLOS
Veterinario y doctor en Ciencias Veterinarias. Jefe de Trabajos Prácticos de la Cátedra de Anestesiología y Algiología y anestesiólogo del Servicio de Anestesiología del Hospital Escuela de la Facultad de Ciencias Veterinarias de la Universidad de Buenos Aires. Miembro de la Asociación de Anestesia y Analgesia Veterinaria de la República Argentina (AAAVRA).

PABLO ALEJANDRO DONATI
Veterinario. Docente de la Cátedra de Anestesiología y Algiología y anestesiólogo del Servicio de Anestesiología del Hospital Escuela de la Facultad de Ciencias Veterinarias de la Universidad de Buenos Aires. Miembro de la Asociación de Anestesia y Analgesia Veterinaria de la República Argentina (AAAVRA).

LYDIA MARQUÉS SÁNCHEZ
Licenciada en Veterinaria. Coordinadora del Servicio de Anestesia del hospital veterinario Anicura-Vetsia (Madrid). Miembro de la Sociedad Española de Anestesia y Analgesia Veterinaria (SEAAV) y del Grupo de Trabajo de Anestesia y Analgesia de AVEPA (GAVA).

MIGUEL ÁNGEL MARTÍNEZ FERNÁNDEZ
Licenciado en Veterinaria. Especialista EBVS (Junta Europea de Especialización Veterinaria) y RCVS (Real Colegio de Veterinarios Británico) en anestesia y analgesia veterinaria. Anestesiólogo del Servicio de Anestesia del hospital Chestergates Veterinary Specialists (Reino Unido). Miembro de la Sociedad Española de Anestesia y Analgesia Veterinaria (SEAAV) y del Comité Ejecutivo del Colegio Europeo de Anestesia y Analgesia Veterinaria (ECVAA).

JERÓNIMO MARTÍNEZ PINO
Licenciado en Veterinaria. Acreditado AVEPA (Asociación de Veterinarios Españoles Especialistas en Pequeños Animales) en anestesia y analgesia. Responsable del Servicio de Anestesia, Dolor y Cuidados Críticos y socio fundador del centro Neurología Veterinaria (Getafe, Madrid). Miembro de la Sociedad Española de Anestesia y Analgesia Veterinaria (SEAAV) y del Grupo de Trabajo de Anestesia de AVEPA (GAVA).

MANUEL IGNACIO MONGE GARCÍA
Médico de cuidados intensivos. Asesor médico de Edwards Lifesciences. Desarrollador de investigación experimental en monitorización hemodinámica.

PABLO EZEQUIEL OTERO

Médico veterinario y doctor. Profesor regular a cargo de la Cátedra de Anestesiología y Algiología de la Facultad de Ciencias Veterinarias de la Universidad de Buenos Aires. Miembro del comité editorial de la revista *Veterinary Anaesthesia and Analgesia*. Miembro de la Sociedad Española de Anestesia y Analgesia Veterinaria (SEAAV), de la Association of Veterinary Anaesthetists (AVA) y de la Asociación de Anestesia y Analgesia Veterinaria de la República Argentina (AAAVRA).

CAROLINA PALACIOS JIMÉNEZ

Licenciada y doctora en Veterinaria. Diplomada por el Colegio Europeo de Anestesia y Analgesia Veterinaria (EVCAA). Profesora de anestesia y analgesia en el Royal Veterinary College (Londres, Reino Unido) y responsable del Servicio de Anestesia de los hospitales Queen Mother Hospital for Small Animals y Equine Referral Hospital. Miembro de la Sociedad Española de Anestesia y Analgesia Veterinaria (SEAAV), de la Association of Veterinary Anaesthetists (AVA) y del European College of Veterinary Anaesthesia and Analgesia (ECVAA).

CARLOS PIZARRO DEL VALLE

Licenciado en Veterinaria y Máster en Medicina, Cirugía y Sanidad Animal. Responsable de la Unidad de Cuidados Intensivos y clínico de urgencias y cuidados intensivos en el hospital de pequeños animales de la Universidad de Glasgow (Reino Unido).

DIEGO PORTELA

Médico veterinario y doctor. Diplomado por el Colegio Americano de Anestesia y Analgesia Veterinaria (ACVAA). Profesor ayudante de Anestesiología y Manejo del Dolor en la Facultad de Medicina Veterinaria de la Universidad de Florida (EE. UU.). Miembro honorario de la Asociación de Anestesia y Analgesia Veterinaria de la República Argentina (AAAVRA).

EVA RIOJA GARCÍA

Licenciada y doctora en Veterinaria. Diplomada por el Colegio Americano de Anestesia y Analgesia Veterinaria (ACVAA) y por el Colegio Europeo de Anestesia y Analgesia Veterinaria (EVCAA). Directora clínica y jefa del Servicio de Anestesia y Analgesia en Optivet Referrals (Reino Unido). Miembro de la Sociedad Española de Anestesia y Analgesia Veterinaria (SEAAV), de la Association of Veterinary Anaesthetists (AVA) y del American College of Veterinary Anesthesia and Analgesia (ACVAA).

ALFONSO RODRÍGUEZ MULET

Licenciado en Veterinaria. Diplomado por el Colegio Europeo de Anestesia y Analgesia Veterinaria (EVCAA). Miembro del Servicio de Anestesia y Analgesia del hospital Bristol Vet Specialists (Reino Unido). Miembro de la Sociedad Española de Anestesia y Analgesia Veterinaria (SEAAV) y de la Association of Veterinary Anaesthetists (AVA).

LISA TARRAGONA

Veterinaria y doctora. Profesora adjunta regular de la Cátedra de Anestesiología y Algiología de la Facultad de Ciencias Veterinarias de la Universidad de Buenos Aires. Miembro de la Asociación de Anestesia y Analgesia Veterinaria de la República Argentina (AAAVRA).

PRÓLOGO

En una zona oscura de un hospital veterinario en Santiago de Chile, Sudamérica, se encontraba *Negro*, un perro mestizo cuyo pelaje hacía justicia a su nombre. Presentaba una disnea grave, y el equipo de médicos veterinarios que lo atendía discutía qué hacer. "¡Intúbenlo!", decían algunos. "Si lo intuban, deben anestesiarlo y, si lo hacen, no resistirá y morirá", decían otros. Después de un par de interminables horas, *Negro* murió de insuficiencia respiratoria, por un edema pulmonar cardiogénico, en ese hospital.

Desde ese momento hasta el día de hoy, *Negro* habitó en los pensamientos de quien ahora escribe esto, en ese entonces un joven recién licenciado en medicina veterinaria. "¿Por qué no lo intubamos antes? ¿Teníamos, como equipo, la culpa de que hubiera muerto con "sed" de aire?". Recuerdo una voz interna, que, entre la reflexión y el juicio, me llevó a la profundización y especialización en la medicina que da atención al animal críticamente enfermo. Sentía que lo que había experimentado con *Negro* tenía que ser el inicio de un intenso aprendizaje que diera como fruto el poder socorrer a tiempo a futuros pacientes en situaciones agudas.

En este mismo contexto, mi padre, el Dr. Cesar Villalta Atlagich, médico veterinario también, puso filosofía y medicina en una mixtura exquisita representada por palabras que dan valor al verdadero rol del terapeuta: "El terapeuta debe saber si ha de dejar hacer a la naturaleza, ha de ayudarla o ha de sustituirla". Potente reflexión que debe individualizarse a cada paciente y contexto clínico.

Hoy, como médico veterinario de cuidados intensivos reconozco el rol fundamental que desempeñan los anestesistas en acompañar en un viaje controlado de sedación, hipnosis y analgesia a los animales que lo precisan. El hecho de poder relacionarse "uno a uno" con los pacientes les ha permitido a estos profesionales navegar en la profundidad de la monitorización hemodinámica y ventilatoria, del intercambio gaseoso, de la perfusión y de la actividad nociceptiva, entre otras, para así establecer una atención individualizada y minuciosa. De esta forma, existe una sinergia entre el intensivismo y la anestesiología que beneficia de manera tanto cualitativa como cuantitativa a nuestros pacientes.

Respecto al autor, el Dr. Nacho Sández Cordero, me permito celebrar sus más de 20 años de experiencia en el área de la anestesiología, donde de manera técnica y docente nos ha alimentado mediante libros, publicaciones en revistas y clases en el ámbito internacional de una experiencia fértil que vive en todos los que hemos compartido momentos con él. Cabe, además, destacar el componente humano del Dr. Sández Cordero, sello grabado a fuego en su autocompromiso por ser amable, cercano, profundo y liviano para enriquecerse de su mente y corazón. Así, al conocernos declaramos lo siguiente: "La amistad y el interés común por la ciencia no conoce de fronteras".

Hoy, como ayer, con alborozo y complacencia, nos reunimos viejas y nuevas generaciones con el presente y eterno anhelo de aprender y enseñar. Réstame darles la bienvenida a un viaje intelectual y emocional en el "barrio" de la medicina donde se cruzan las avenidas de la anestesiología y de la atención del animal críticamente enfermo.

Dr. Cesar Villalta Riesco
Hospital clínico Vet's
Santiago de Chile

PREFACIO

La especialidad de anestesiología veterinaria ha experimentado un notable progreso en los últimos años, con un aumento significativo en la realización de procedimientos anestésicos en animales enfermos. Puede ser necesario anestesiar a un paciente para abordar enfermedades graves que requieren intervenciones quirúrgicas para su resolución, y otras veces se trata de un enfermo crónico que tiene que ser intervenido de otra afección. Por otro lado, en el entorno de las urgencias, los pacientes pueden requerir anestesia como parte de su estabilización, como en el manejo de la vía aérea o de los traumatismos. Estos casos suelen involucrar animales extremadamente inestables, lo que precisa un cuidado meticuloso. Dada la alta probabilidad de complicaciones, anestesiar a estos pacientes enfermos o críticos presenta un desafío considerable para el clínico. Además, muchos de los protocolos utilizados en los pacientes sanos no son aplicables a los pacientes enfermos, por lo que es crucial abordar la anestesia de animales críticos desde un profundo conocimiento de la fisiología y la fisiopatología.

Hasta la fecha, no existía un libro que se centrase exclusivamente en el manejo anestésico del paciente crítico de forma tan integral y que abordase tanto la estabilización como la ventilación y la monitorización durante todo el proceso anestésico. En esta obra también se han dedicado varios capítulos al manejo analgésico de estos animales, ya que en ocasiones se ha dejado en un segundo plano el control del dolor en estas situaciones, y probablemente la administración de analgésicos sistémicos y las técnicas de anestesia locorregional permitan reducir las complicaciones y la mortalidad en los pacientes críticos.

Cabe destacar que los colaboradores del libro son profesionales altamente reconocidos en el mundo científico y clínico de la anestesia y los cuidados críticos. Entre todos hemos tratado de aportar un enfoque clínico para garantizar que esta obra sea una valiosa herramienta para profesionales con diferentes grados de experiencia.

Deseo que la lectura no solo sea gratificante para el lector, sino que también le brinde la oportunidad de enriquecer sus conocimientos y habilidades para contribuir a mejorar su trabajo diario como anestesiólogo.

ÍNDICE DE CONTENIDOS

03. FLUIDOTERAPIA PERIOPERATORIA EN EL PACIENTE CRÍTICO

08. VENTILACIÓN MECÁNICA EN EL PACIENTE CRÍTICO

Pablo A. Donati, Joaquín Araos, Jerónimo Martínez Pino,
Ignacio Sández Cordero

09. ANALGESIA Y SEDACIÓN EN EL PACIENTE CRÍTICO

Miguel Ángel Martínez Fernández, Carlos Pizarro del Valle

10. ANESTESIA LOCORREGIONAL EN EL PACIENTE CRÍTICO 133

Pablo E. Otero, Alfonso Rodríguez Mulet, Diego Portela

11. PROTOCOLOS DE ACTUACIÓN EN SITUACIONES CRÍTICAS

Ignacio Sández Cordero, Lydia Marqués Sánchez, Alfonso Rodríguez Mulet,
Pablo A. Donati, Eva Rioja García

ANEXO

Ignacio Sández Cordero, Carlos Pizarro del Valle

BIBLIOGRAFÍA

01

CONCEPTOS BÁSICOS EN EL MANEJO DEL PACIENTE CRÍTICO EN ANESTESIA

Ignacio Sández Cordero

INTRODUCCIÓN

El término *paciente crítico* es difícil de definir, ya que abarca una población muy heterogénea de pacientes. Se podría decir que un paciente crítico en anestesia es aquel que tiene problemas en diferentes sistemas orgánicos, los cuales pueden poner en peligro la vida del animal.

En anestesia se ha empleado la categoría ASA (American Society of Anesthesiologists) (cuadro 1) para clasificar el estado general del paciente antes de ser anestesiado. Según esta categoría, los pacientes III-V serían aquellos con más alto riesgo durante la anestesia, y con una mayor probabilidad de morir en el periodo perianestésico (Brodbelt, 2009). Por tanto, es de vital importancia clasificar a los animales antes de que sean sometidos a un procedimiento anestésico, ya que esto permitirá tener un pronóstico adecuado del paciente. Por otro lado, siempre que sea posible se debería estabilizar a los pacientes antes de anestesiarlos. Así, por ejemplo, un animal con una deshidratación importante sería un paciente ASA III con un riesgo elevado de mortalidad, pero si puede ser rehidratado adecuadamente antes del procedimiento anestésico pasaría a ser un paciente ASA II, con un pronóstico más favorable.

Desafortunadamente, en muchas ocasiones los animales no pueden estabilizarse antes de la anestesia y, en otras ocasiones, un paciente sano se puede convertir en un paciente crítico durante el transcurso de la anestesia (p. ej.: un sangrado abundante durante la cirugía), lo que obliga al equipo de quirófano a estar siempre preparado ante la posibilidad de tener que enfrentarse a un paciente crítico (ver anexo).

EVALUACIÓN DEL PACIENTE CRÍTICO

Para evaluar la gravedad del paciente se debe entender que el objetivo fundamental de los sistemas orgánicos es nutrir a las células y los tejidos. El nutriente principal de las células para obtener la energía es el oxígeno (O_2), el cual recorre un largo camino desde el aire hasta la célula (ruta del oxígeno, fig. 1). En este recorrido están involucrados, fundamentalmente, el aparato respiratorio y el aparato cardiovascular. Por tanto, estos dos aparatos serán los responsables con mayor frecuencia de que un animal sea un paciente crítico en anestesia.

CUADRO 1. Clasificación ASA (American Society of Anesthesiologists).

ASA I: paciente sano que va a someterse a una anestesia.

ASA II: paciente con enfermedad sistémica de leve a moderada, con procesos patológicos compensados o sin signos clínicos.

ASA III: paciente con afecciones sistémicas graves o con procesos patológicos no compensados.

ASA IV: paciente con afecciones sistémicas que ponen en peligro su vida.

ASA V: paciente muy grave del que no se espera que sobreviva más de 24 horas.

ASA E: paciente que requiere una intervención de urgencia, independientemente de su clasificación ASA (ASA I-E, ASA II-E, etc.).

PACIENTE CON DISFUNCIÓN DEL APARATO RESPIRATORIO: INSUFICIENCIA RESPIRATORIA

Pueden existir problemas en las vías respiratorias altas (p. ej.: obstrucción de vía aérea, síndrome braquicefálico —BOAS, por sus siglas en inglés—, cuerpos extraños) o bajas (p. ej.: colapso bronquial/alveolar, edema, neumonía). Todas estas enfermedades van a tener como consecuencia la dificultad para el transporte del O_2 desde la atmósfera hasta los capilares pulmonares. De forma secundaria también podría verse dificultada la extracción del dióxido de carbono (CO_2) y, como consecuencia de este acúmulo de CO_2 en la sangre, cambiaría el pH sanguíneo, lo que agravaría la situación clínica debido a la acidosis o alcalosis que se produce.

Algunas de estas afecciones pueden aparecer de forma hiperaguda, como un aspirado de cuerpo extraño. En estas situaciones no se debe perder tiempo evaluando el estado general del animal, e incluso podría ser necesaria una inducción y una intubación endotraqueal de urgencia para permeabilizar la vía aérea lo más rápidamente posible. Sin embargo, la mayoría de las veces la situación no requiere una atención de urgencia y el paciente y su enfermedad respiratoria pueden evaluarse correctamente e incluso tratar de estabilizarse antes de la anestesia.

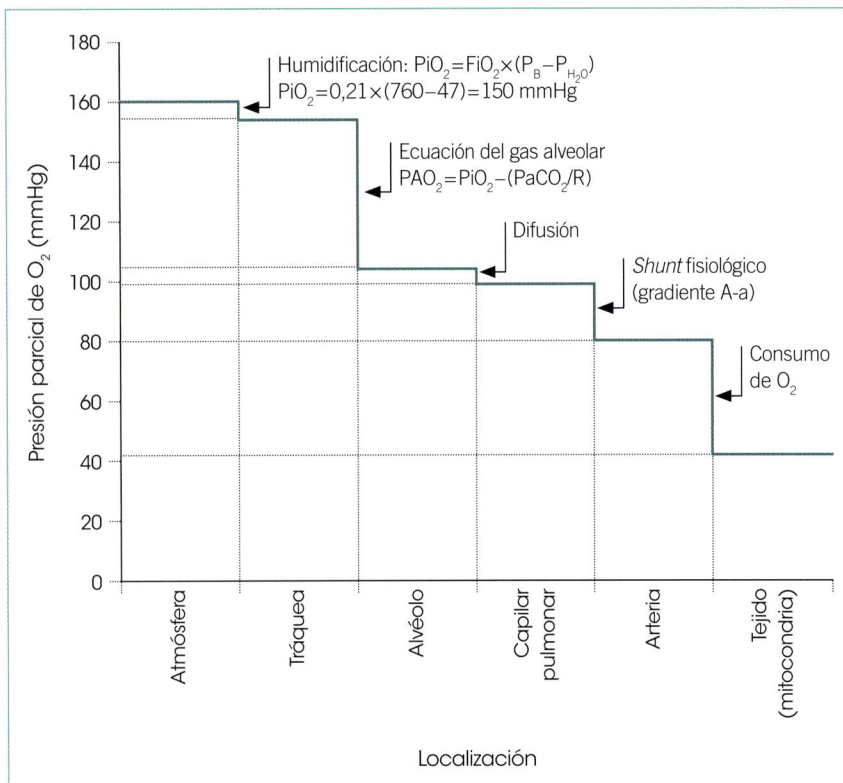

FIGURA 1. Cascada del oxígeno. La presión parcial de oxígeno se va reduciendo desde el aire ambiental hasta los tejidos (760 mmHg es la presión barométrica al nivel del mar y 47 mmHg es la presión de vapor de H_2O). PiO_2, presión inspirada de O_2; FiO_2, fracción inspirada de O_2; P_B, presión barométrica; P_{H_2O}, presión de vapor de agua; PAO_2, presión alveolar de O_2; $PaCO_2$, presión arterial de CO_2; Gradiente A-a, diferencia alvéolo-arterial; R, coeficiente respiratorio (normalmente 0,8).

En la figura (rótulos):

Humidificación: $PiO_2 = FiO_2 \times (P_B - P_{H_2O})$
$PiO_2 = 0,21 \times (760-47) = 150$ mmHg

Ecuación del gas alveolar
$PAO_2 = PiO_2 - (PaCO_2/R)$

Difusión

Shunt fisiológico (gradiente A-a)

Consumo de O_2

Eje Y: Presión parcial de O_2 (mmHg)
Eje X: Localización — Atmósfera, Tráquea, Alvéolo, Capilar pulmonar, Arteria, Tejido (mitocondria)

La **insuficiencia respiratoria** puede definirse como el fallo en el intercambio gaseoso pulmonar, que produce hipoxemia con un descenso en la presión arterial de O_2 (PaO_2) o un descenso en la saturación arterial de O_2 ($SatO_2$), y que puede acompañarse o no de un aumento de la presión arterial de CO_2 ($PaCO_2$).

La insuficiencia respiratoria se puede clasificar de muchas formas, pero de cara a la anestesia la clasificación gasométrica puede resultar la de mayor utilidad. Según esta clasificación existen dos tipos:

- **Insuficiencia respiratoria de tipo I, parcial o hipoxémica:** alteración del intercambio gaseoso pulmonar que produce hipoxemia (PaO_2 por debajo de 60 mmHg o una $SatO_2$ por debajo del 90 %) sin un aumento de la $PaCO_2$.
- **Insuficiencia respiratoria de tipo II, global o hipercápnica:** existe una alteración grave del intercambio gaseoso que produce hipoxemia e hipercapnia ($PaCO_2$ mayor de 50 mmHg).

Cualquiera de estas situaciones debe ser tratada con urgencia, y en la mayoría de las ocasiones es necesario llevar a cabo un soporte ventilatorio. Aunque la insuficiencia respiratoria de tipo I podría tratarse con soporte ventilatorio no invasivo, la de tipo II suele requerir ventilación invasiva (con intubación endotraqueal).

Evaluación de la gravedad de la insuficiencia respiratoria

La evaluación de la gravedad de la disfunción del aparato respiratorio y del intercambio gaseoso antes de la anestesia puede hacerse de diferentes maneras:

- Radiografía/tomografía axial computarizada (TAC): permite ver cambios estructurales del parénquima pulmonar, derrames pleurales y traumatismos de la caja torácica.
- Gasometría arterial: la medición de gases arteriales (PaO_2 y $PaCO_2$) se considera el método de referencia (*gold standard*) para evaluar el intercambio gaseoso. Idealmente la PaO_2 debe estar por encima de 80 mmHg y la $PaCO_2$ entre 35 y 45 mmHg.

- Pulsioximetría: es una forma no invasiva de evaluar el intercambio de O_2. Mediante la saturación de oxígeno de la hemoglobina (Hb) en el tejido periférico (SpO_2) y mirando la curva de disociación de la Hb se puede saber si la PaO_2 está por encima de 80 mmHg ($SpO_2 \geq 97$ %). La SpO_2 no evalúa el CO_2 y, por tanto, podría coexistir una SpO_2 normal con hipercapnia o normocapnia.

- Capnografía: de forma mínimamente invasiva (intubación endotraqueal) o no invasiva (sonda nasal, fig. 2) se puede evaluar el CO_2 espirado ($FeCO_2$), que en condiciones normales debería ser muy similar a la $PaCO_2$ (se considera fisiológica una diferencia de 1-5 mmHg entre la $PaCO_2$ y el $FeCO_2$).

- Ecografía pulmonar: se pueden evaluar cambios estructurales, derrames pleurales (neumotórax, piotórax, hemotórax o quilotórax), consolidaciones y atelectasias, edema pulmonar, etc. (ver capítulo 5).

- Signos clínicos (cuadro 2).

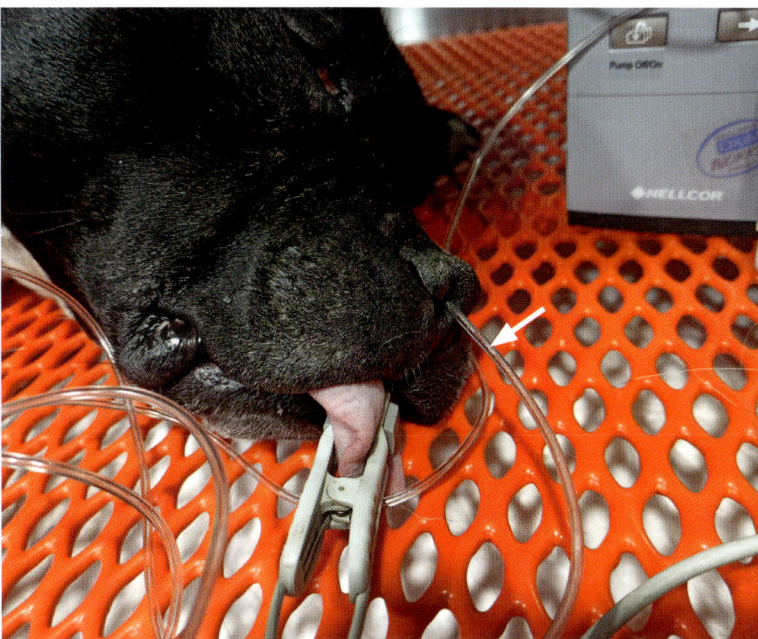

FIGURA 2. Monitorización no invasiva de la saturación de O_2 mediante pulsioximetría y de la capnografía mediante sonda nasal (flecha) en la recuperación de un perro en anestesia.

CUADRO 2. Signos clínicos indicativos de disfunción del aparato respiratorio y del intercambio gaseoso.

- **Patrones respiratorios:** ofrecen una importante información sobre posibles alteraciones crónicas y agudas del aparato respiratorio:

  - Alteraciones de las **vías respiratorias altas**: ocurren generalmente por problemas obstructivos que dificultan la entrada de aire a los pulmones, produciendo una disnea inspiratoria (estertores, estridores y tos).

  - Alteraciones de las **vías respiratorias bajas**: provocadas por estrechamiento de la luz bronquial (broncoconstricción) o inflamación, que generan un esfuerzo espiratorio con sibilancias o crepitaciones audibles por auscultación.

  - Alteraciones del **parénquima pulmonar**: provocadas por edemas, infecciones, contusiones o neoplasias, que generan movimientos respiratorios superficiales con mucho sobreesfuerzo y en ocasiones con crepitaciones audibles en la auscultación pulmonar.

  - Alteraciones del **espacio pleural o de la caja torácica**: suelen estar provocadas por derrames pleurales o traumatismos. Pueden producir movimientos respiratorios superficiales y dificultosos e incluso respiración paradójica (movimientos abdominales en sentido contrario a los movimientos torácicos).

- **Color de las mucosas:** puede evaluarse en diferentes zonas. Deben ser zonas no pigmentadas y de fácil acceso. Generalmente se emplea la encía y el interior del labio en los perros y la encía y el paladar en los gatos. Las mucosas deben tener un color rosado. Cambios que pueden apreciarse en el color de las mucosas:

  - **Mucosas pálidas** (rosa muy pálido): aparecen por una baja concentración de hemoglobina en sangre o por una vasoconstricción arterial muy marcada (p. ej.: fármacos, frío, hipovolemia).

  - **Mucosas congestivas** (rosa muy oscuro): aparecen por excesiva vasodilatación (p. ej.: fármacos, *shock* séptico).

  - **Cianosis** (color azulado): aparece por alteraciones de la hemoglobina (metahemoglobinemia) o por una excesiva cantidad de desoxihemoglobina (baja $SatO_2$ de la hemoglobina). Se debe tener en cuenta que para observar color cianótico debe haber una cantidad suficiente de desoxihemoglobina en sangre (aproximadamente 5 g/dl), y que, por tanto, los animales muy anémicos podrían presentar una hipoxemia marcada sin que se llegue a observar este color cianótico de las mucosas.

PACIENTE CON INESTABILIDAD HEMODINÁMICA

Habitualmente se ha relacionado directamente la inestabilidad hemodinámica con hipotensión. Sin embargo, hoy en día se sabe que la presión arterial es solo uno de los componentes de la estabilidad hemodinámica, y que pueden existir situaciones de hipoperfusión tisular con una presión arterial normal. El aparato cardiovascular incluye la macrocirculación y la microcirculación. Las dos partes de este aparato tienen como objetivo llevar una cantidad suficiente de O_2 hasta los tejidos para satisfacer las necesidades de consumo metabólico. Generalmente, la evaluación del aparato cardiovascular se ha centrado en el componente macrohemodinámico: gasto cardiaco (GC), frecuencia cardiaca (FC) y presión arterial (PA). Pero un paciente puede tener un buen GC, una FC normal e incluso una buena PA y, sin embargo, tener una disfunción capilar que impediría la llegada correcta del O_2 hasta las células y, por tanto, podría haber hipoperfusión tisular (desacoplamiento macro/microhemodinámico, ver capítulo 6).

Evaluación de la inestabilidad hemodinámica

Puede realizarse una evaluación de la inestabilidad hemodinámica de diferentes formas:

- **Signos clínicos:** la exploración previa a la anestesia es fundamental para evaluar el estado general del paciente. Los signos clínicos que pueden indicar cierto grado de inestabilidad hemodinámica son:
  - Nivel de consciencia (decaimiento o postración).
  - Deshidratación.
  - Extremidades frías.
  - Palidez de las mucosas.
  - Taquicardia.
  - Taquipnea.
  - Pulso débil.
- **Presión arterial:** siempre que sea posible debe realizarse una medición de la PA, aunque sea mediante métodos no invasivos. La presión arterial media (PAM) es un componente fundamental de la presión de perfusión; no obstante, un valor normal de PAM no indica siempre buena perfusión en todos los tejidos, ya que hay otros factores que están implicados a nivel local y microcirculatorio.
- **Índice de *shock* (IS):** este índice se calcula como FC/PAS (presión arterial sistólica). Se ha estudiado que si el IS está por encima de 0,9-1 podría ser un buen indicador de un estado de *shock* hemorrágico (Peterson *et al.*, 2013). Este índice tiene una buena sensibilidad en este tipo de *shock* en la especie canina; sin embargo, no se ha probado en otros tipos de *shock* ni en la especie felina.

- **Auscultación y electrocardiograma (ECG):** la aparición de arritmias puede ser una causa de inestabilidad cardiovascular. La presencia de fibrilación atrial o taquicardia ventricular son algunas de las arritmias frecuentes en los pacientes críticos que deben tratar de estabilizarse antes de la anestesia.
- **Ecografía:** mediante la evaluación ecográfica se puede estudiar el estado hemodinámico de una forma no invasiva. La ecografía ofrece información sobre el estado de la volemia, dependencia de la precarga, contractilidad, presencia de líquido libre en cavidades o derrames pleurales (ver capítulo 5).
- **Análisis sanguíneos:** pueden estudiarse varios parámetros en sangre para evaluar la gravedad de los pacientes:
  - Saturación venosa central o yugular (SvO_2): la saturación venosa central (como sustituto de la saturación venosa mixta) se obtiene de una muestra de sangre de un catéter central y es un indicador del equilibrio entre el aporte y el consumo de O_2. Si no es posible extraerla de un catéter central, podría obtenerse de la vena yugular, siendo la información que ofrece similar a la saturación venosa central. Los valores deben estar por encima del 65-70 %.
  - pH y defecto de bases (DB): el pH sanguíneo debe estar entre 7,35 y 7,45; sin embargo, es muy frecuente ver acidosis o alcalosis en pacientes críticos que deben ser anestesiados. Estas alteraciones del equilibrio ácido-básico deberían corregirse antes de la anestesia. El DB es un biomarcador sensible a estados de glucólisis anaeróbica e hipoperfusión. Cuanto más negativo sea este valor, mayor gravedad estará indicando.
  - Lactato: también es un indicador de gravedad y suele estar elevado en situaciones de hipoxia tisular global y también en sepsis debido a alteraciones microcirculatorias. Puede emplearse como valor pronóstico (hasta 2,4 mmol/l son valores normales y por encima de 4 mmol/l indican mayor mortalidad) y también para guiar la fluidoterapia y la terapia de vasopresores instauradas en los pacientes críticos. Se considera que una reducción del lactato en sangre del 20-40 % en las primeras 12-24 horas es un buen pronóstico para el paciente.
  - Hematocrito (Hto) y hemoglobina (Hb): la medición seriada del valor de Hto es un buen método para evaluar la evolución de una hemorragia. Por otro lado, conocer la Hb es de vital importancia, ya que es un determinante fundamental del aporte de O_2.

CONCEPTOS DE DO_2 Y VO_2

El **aporte de O_2 (DO_2)** es la cantidad total de O_2 que se puede entregar a los tejidos, medida como ml/min (flujo). Este DO_2 depende del GC y del contenido total de O_2 en sangre arterial (CaO_2). El CaO_2 depende a su vez de la Hb, de la $SatO_2$ de la Hb y de la PaO_2. El intervalo normal de DO_2 en los perros en reposo es de 20-35 ml/kg/min (Mellema, 2001) y puede triplicarse en situaciones de ejercicio extremo (fórmula 1). El concepto de DO_2 es fundamentalmente macrohemodinámico, y hace referencia a la capacidad de transporte de O_2 por parte del sistema macrocirculatorio (corazón y arterias). Idealmente debería medirse la cantidad de O_2 transportado hasta la microcirculación, pero esto resulta muy difícil en la clínica diaria.

El **consumo de O_2 (VO_2)** es la cantidad total de oxígeno que es captado (consumido) por un animal por minuto. Este VO_2 puede variar mucho desde la situación de reposo (o anestesia) de un animal sano (aproximadamente 4 ml/kg/min) a una situación de estrés, dolor, sepsis o fiebre (donde puede llegar a 11 ml/kg/min) (fórmula 2).

COEFICIENTE DE EXTRACCIÓN DE O_2 (CEO_2) Y DO_2 CRÍTICO

El **coeficiente de extracción de oxígeno por parte de los tejidos (CEO_2)**, es la relación entre el consumo y el aporte de oxígeno [(VO_2/DO_2)×100]. El valor normal es de 0,2 a 0,3 (20-30 %); es decir, que solo el 20-30 % del oxígeno entregado a los capilares llega hasta los tejidos. Esta extracción de oxígeno puede aumentar hasta un 60-70 %, en función de las necesidades tisulares y sobre todo por un descenso del aporte de oxígeno (DO_2), con el fin de mantener estable el VO_2. Sin embargo, cuando el DO_2 alcanza unos niveles muy bajos, el CEO_2 ya no puede subir más y entonces el VO_2 descenderá de forma proporcional al descenso del DO_2. Este punto se conoce como **DO_2 crítico o CEO_2 crítico**. Es a partir de este punto cuando el VO_2 se vuelve dependiente del DO_2, y a partir del cual la producción energética (producción de ATP) de las células queda limitada por el O_2. Esta dependencia patológica VO_2/DO_2 se asocia con un mal pronóstico y se ha relacionado con el aumento de marcadores de hipoperfusión tisular como el lactato (fig. 3).

Formula 1. Cálculo del aporte de O_2 (DO_2).

$$DO_2 = GC \times CaO_2 \times 10$$

$$CaO_2 = (Hb \times SaO_2 \times 1,39) + (PaO_2 \times 0,0031)$$

Donde:
GC: gasto cardiaco
CaO_2: contenido arterial de O_2
SaO_2: % de saturación arterial de la hemoglobina (Hb)
PaO_2: presión arterial de O_2

Formula 2. Cálculo del consumo de O_2 (VO_2).

$$VO_2 = GC \times (CaO_2 - CvO_2) \times 10$$

Donde:
VO_2: consumo metabólico de O_2
GC: gasto cardiaco
CaO_2: contenido arterial de O_2
CvO_2: contenido venoso de O_2

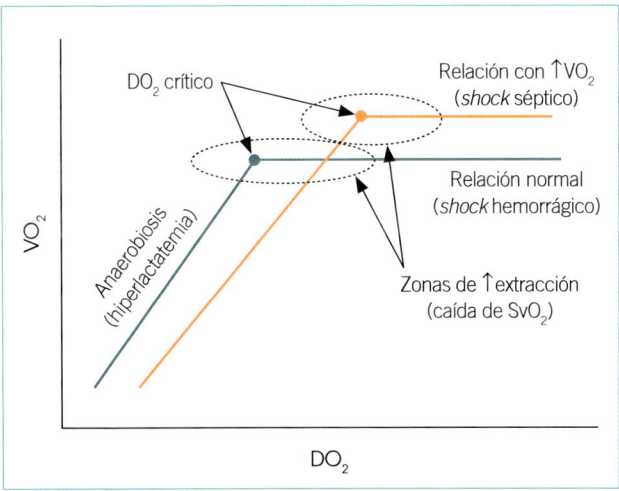

FIGURA 3. Relación entre el aporte de O_2 (DO_2) y el consumo de O_2 (VO_2) en los animales sanos (línea verde) y durante el *shock* séptico (línea naranja). En los dos casos sigue una relación bifásica: el VO_2 se mantiene estable en las fases iniciales donde el DO_2 es alto (VO_2 independiente del DO_2), y a partir del DO_2 crítico el VO_2 desciende de forma proporcional al DO_2 (VO_2 dependiente de DO_2). En los pacientes sépticos está aumentado el VO_2 desde el primer momento, por lo que el DO_2 crítico aparece antes. En la fase de VO_2 dependiente de DO_2 aparece el metabolismo anaeróbico, la hiperlactatemia y la muerte celular. SvO_2, saturación venosa central o yugular.

ESTADO DE *SHOCK*

DEFINICIÓN Y DIAGNÓSTICO

A lo largo de la historia la definición del *shock* ha ido cambiando. Originalmente se definía el *shock* como un estado de incompetencia del aparato circulatorio, basándose sobre todo en variables macrohemodinámicas como la FC y la PA. La definición que recibe el *shock* hoy en día parte del consenso de la Sociedad Europea de Cuidados Intensivos en medicina humana (European Society of Intensive Care Medicine —ESICM—).

> ***Shock***: alteración circulatoria aguda que se produce cuando el aparato cardiovascular no es capaz de entregar una cantidad de oxígeno (DO_2) suficiente para satisfacer las necesidades metabólicas de consumo de los tejidos (VO_2), lo que origina una disfunción de la perfusión tisular.

Por tanto, para diagnosticar adecuadamente el estado de *shock* debería poder medirse tanto la PA como el DO_2 y VO_2, para reconocer el momento en el que se rebasa el DO_2 crítico y el paciente está en situación de disoxia o hipoxia tisular. Como la medición de la entrega y el consumo de O_2 es difícil de hacer en pacientes despiertos, generalmente se diagnostica por los signos clínicos de inestabilidad hemodinámica o hipoperfusión (estados alterados de consciencia, FC, PA, taquipnea e IS) y por los biomarcadores que indican que se ha rebasado ese DO_2 crítico (acidosis, hiperlactatemia y SvO_2).

Por otro lado, se debe identificar en qué fase del *shock* se encuentra el animal, para adecuar la terapia de soporte farmacológico a la situación hemodinámica. En la fase inicial del *shock* suele aparecer un estado hiperdinámico (con aumento de la FC y del GC), por liberación de catecolaminas que tratan de mantener el DO_2 en niveles normales o por encima de lo normal, especialmente en el *shock* séptico. En estas fases tempranas podría incluso estar indicado el empleo de betabloqueantes como el esmolol, para tratar de reducir el efecto deletéreo que tiene la liberación sostenida de catecolaminas. Sin embargo, en las fases más avanzadas del *shock*, se produce un agotamiento de catecolaminas y suele ser imprescindible el empleo de catecolaminas exógenas (vasopresores e inotrópicos positivos) para mantener las constantes macro- y microhemodinámicas del paciente.

TIPOS DE *SHOCK*

Dependiendo de la causa que esté originado el estado de *shock* se puede clasificar en:

- *Shock* **hipovolémico**: se produce por una pérdida de líquidos intravasculares, como suele ocurrir en las hemorragias.
- *Shock* **obstructivo**: se debe a una obstrucción mecánica del flujo de salida del ventrículo. Entre sus causas se encuentran las lesiones congénitas, como la estenosis valvular aórtica grave, además de ciertas afecciones adquiridas (p. ej.: miocardiopatía hipertrófica).
- *Shock* **cardiogénico**: se produce por una anomalía de la función miocárdica y se manifiesta como una disminución de la contractilidad miocárdica y del GC.
- *Shock* **distributivo**: esta mala distribución del flujo suele deberse a anomalías del tono vascular. La causa más frecuente es la sepsis.
- *Shock* **disociativo**: se refiere a las situaciones en las que, con una perfusión tisular normal, las células no son capaces de utilizar el O_2 debido a que la Hb tiene una afinidad alterada por el O_2, lo que impide su liberación a los tejidos. Esto puede ocurrir en pacientes con metahemoglobinemia o carboxihemoglobinemia.

El tratamiento debe ser individualizado para el tipo de *shock* y la fase en la que se encuentre. Los tratamientos pueden ser: vasopresores, inotrópicos positivos, betabloqueantes, soluciones de fluidoterapia y, en algunos casos, incluso procedimientos más invasivos como punciones o cirugía para tratar de reparar daños y restaurar la funcionalidad del aparato cardiovascular.

EFECTOS DE LOS FÁRMACOS ANESTÉSICOS SOBRE LOS PACIENTES CRÍTICOS

En pacientes críticos la técnica anestésica debe individualizarse, teniendo en cuenta los efectos farmacológicos de cada agente y su posible respuesta anormal en animales con alteraciones orgánicas importantes.

La anestesia general en animales en estado de *shock* constituye un importante reto para el anestesiólogo, ya que existe un desequilibrio importante entre el transporte circulatorio y el consumo regional de O_2. Por otro lado, los anestésicos pueden alterar la microcirculación, que ya podría estar alterada en animales con disfunción multiorgánica.

En el estado de *shock* el organismo prioriza la circulación de la sangre al cerebro, a expensas de la circulación de intestino, hígado y músculos. Esto da como resultado concentraciones cerebrales elevadas y efectos más rápidos y profundos de los fármacos. Además, se disminuye el tamaño del compartimiento central y el aclaramiento sistémico para la mayoría de los fármacos anestésicos, lo que también eleva las concentraciones plasmáticas.

PREMEDICACIÓN

Los principales objetivos de la premedicación en animales son permitir un adecuado manejo sin estrés (cateterización de venas y arterias y preoxigenación antes de la inducción) y dar analgesia preventiva para la cirugía. En muchas ocasiones estos animales críticos están decaídos o estuporosos, por lo que estos objetivos pueden conseguirse solamente con la administración de una dosis baja de un opioide, como metadona, morfina o fentanilo. Como en estos animales la perfusión periférica puede estar disminuida, será preferible la administración intravenosa (IV) a la vía intramuscular (IM) o subcutánea (SC). Si el paciente está más nervioso o ansioso, pueden emplearse combinaciones de opioides junto con sedantes más potentes. La dexmedetomidina es un agonista de los receptores α_2 con efectos de sedación, analgesia y relajación muscular. Los agonistas α_2 se han contraindicado para su uso en pacientes críticos en veterinaria por los efectos de vasoconstricción, bradicardia y reducción del GC. Sin embargo, recientes publicaciones indican que el empleo de dexmedetomidina en infusión continua en pacientes sépticos permite mantener la PA y la FC de forma adecuada, conservando la microcirculación (Nagashima *et al.*, 2022). La acepromacina puede ser otra opción en animales que requieran sedación, pero esta no produce analgesia ni una sedación tan potente como los agonistas α_2. Además, produce vasodilatación por bloqueo de los receptores α_1, que en animales críticos o sépticos podría llevar a una hipotensión muy marcada. Las benzodiacepinas, como el midazolam o el diazepam, pueden ser una buena opción en estos animales, ya que tienen escasos efectos cardiovasculares y producen cierto grado de sedación en animales previamente deprimidos (y la aparición de excitación paradójica es rara en estos casos).

INDUCCIÓN

Los requerimientos de anestésicos IV disminuyen en traumatismos y hemorragias debido a que se disminuye el volumen de distribución y existe una dilución de proteínas séricas (sobre todo después de la reanimación con cristaloides), y, por tanto, se une menos fármaco y hay más fármaco libre y activo disponible. También se debe a que el flujo sanguíneo al cerebro y al corazón está bien conservado, a pesar del mal riego de otros órganos.

El propofol es conocido por su acción rápida y breve, además de tener efectos neuroprotectores. Sus efectos cardiovasculares son dependientes de la dosis: vasodilatación e hipotensión y, en menor medida, reducción de la contractilidad cardiaca.

> Debido a que los pacientes en *shock* hipovolémico presentan una disminución de la velocidad circulatoria, los efectos esperados del inductor pueden retrasarse hasta más de 90 segundos tras la administración.

La alfaxalona tiene unos efectos similares al propofol sobre el sistema nervioso central (SNC). En el aparato cardiovascular también produce una vasodilatación dependiente de la dosis, pero a diferencia del propofol, la alfaxalona suele conservar mejor la respuesta simpática de aumento de la FC ante la bajada de la PA que suele originar.

El etomidato es un anestésico imidazólico de acción corta con efectos respiratorios y cardiovasculares mínimos y ha sido durante mucho tiempo el inductor de elección en perros con miocardiopatía, hipovolemia o hipertensión intracraneal. La principal desventaja del etomidato es que, tras su uso, aparece una supresión de la síntesis de cortisol durante al menos 3 horas, incluso después de un único bolo. Además, el etomidato produce excitación, mioclonías, dolor en la inyección y vómitos tras su administración. Cuando se han comparado los efectos cardiovasculares de la alfaxalona y del etomidato (Rodriguez *et al.*, 2012) se ha visto que no hay una diferencia clínica entre ambos fármacos para la inducción.

El empleo de coinductores tales como el midazolam, el fentanilo o la lidocaína se ha estudiado para reducir los efectos cardiovasculares de los inductores primarios. Aunque la dosis total de propofol o alfaxalona para inducir la anestesia general se ve reducida por el uso de estos coinductores, no hay una mejoría en el perfil hemodinámico cuando se emplean, incluso en pacientes críticos (Aguilera *et al.*, 2020; Covey-Crump y Murison, 2008). Por tanto, si se administran coinductores en esta fase, debería justificarse por otras acciones de estos fármacos tales como analgesia, relajación muscular o efecto antitusígeno.

HALOGENADOS FRENTE A ANESTESIA TOTAL INTRAVENOSA

Los efectos de los anestésicos inhalatorios están regulados por los aparatos respiratorio, cardiovascular y por el SNC. Debido a que estos sistemas pueden estar gravemente enfermos, es difícil predecir los efectos de los agentes halogenados sobre el órgano diana, que es la corteza cerebral. Teóricamente, los agentes IV, como no necesitan el aparato respiratorio para llegar al aparato circulatorio, deberían tener efectos más predecibles y podrían ser más fáciles de dosificar en los pacientes críticos. Sin embargo, cuando se ha comparado los efectos cardiovasculares del propofol frente a los halogenados en pacientes con *shock* hipovolémico o séptico se ha visto que el isoflurano y el sevoflurano conservan mejor los parámetros macrocirculatorios y microcirculatorios (Turek *et al.*, 2009). También se ha visto que el propofol genera una respuesta inflamatoria mayor que el isoflurano o el sevoflurano en pacientes sépticos (Beck-Schimmer *et al.*, 2017). Además, los animales bajo anestesia general inhalatoria responden mejor a las terapias vasomotoras durante la vasodilatación (Lima *et al.*, 2022). Y, por último, se ha visto una reducción de la mortalidad en sepsis con el empleo de anestesia inhalatoria con respecto al propofol en animales de experimentación (Schläpfer *et al.*, 2015).

Por todas estas razones, probablemente sea más adecuado mantener la anestesia con agentes halogenados que con propofol en los pacientes críticos (fig. 4).

DISEÑO DE ESTRATEGIAS ANESTÉSICAS

Cuando se habla de "protocolo de anestesia" generalmente se refiere a los fármacos que se van a emplear, pero el éxito de un procedimiento anestésico incluye muchos otros factores que deben tenerse en cuenta. Por esta razón, se debería hablar de "estrategias anestésicas", donde se diseñe un plan de trabajo desde que el animal es ingresado en la clínica u hospital hasta que es dado de alta.

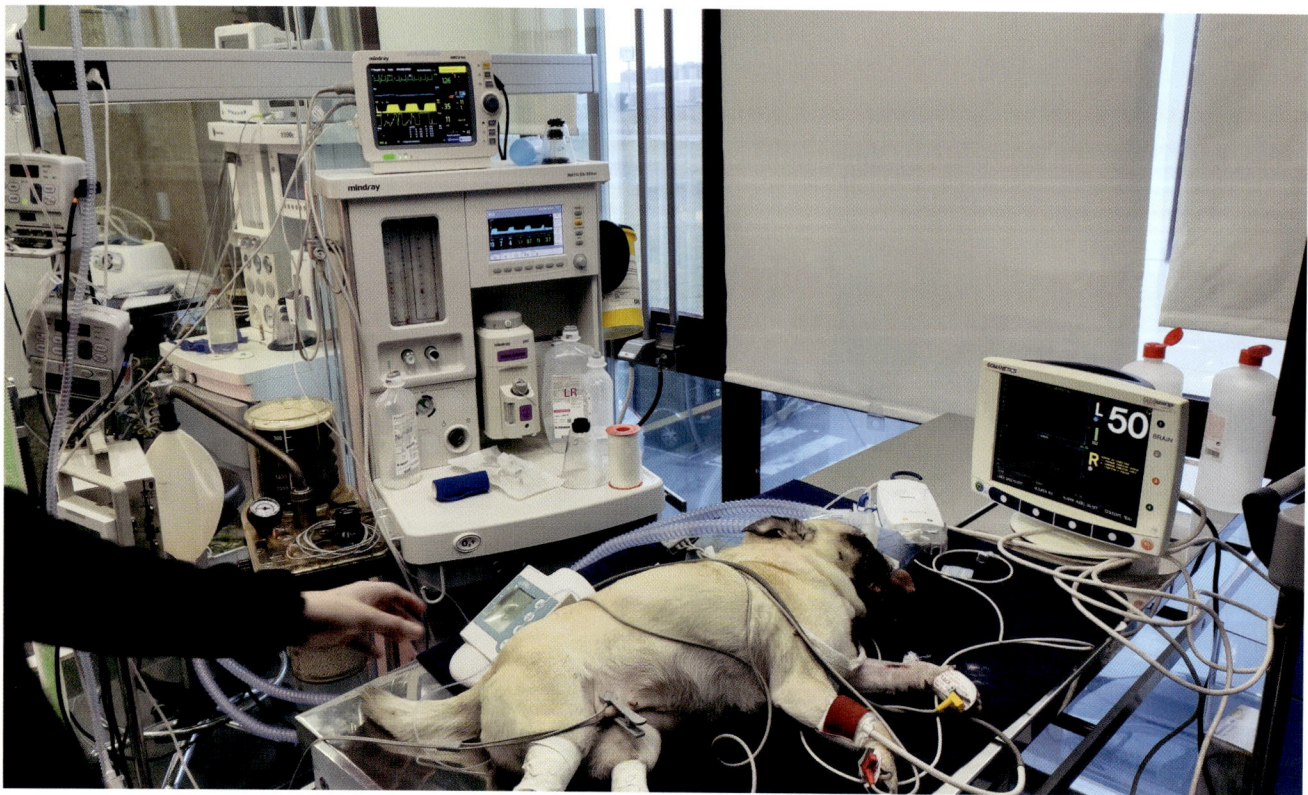

FIGURA 4. Anestesia general inhalatoria en un paciente crítico con monitorización avanzada de la perfusión.

Aspectos que debe incluir la estrategia anestésica

- Estabilización previa:
  - Medicación.
  - Analgesia preventiva.
- Diseño de protocolo farmacológico:
  - Premedicación.
  - Inducción.
  - Mantenimiento.
- Ventilación mecánica/soporte ventilatorio.

- Técnicas de anestesia/analgesia locorregional:
  - Periodo intraoperatorio.
  - Periodo posoperatorio.
- Plan de fluidoterapia:
  - Antes de la cirugía.
  - Durante la cirugía.
  - Periodo posoperatorio.
- Periodo de recuperación anestésica y UCI.

02

EVALUACIÓN Y MONITORIZACIÓN PERIANESTÉSICA DEL PACIENTE HEMODINÁMICAMENTE INESTABLE

Ignacio Sández Cordero, Manuel Ignacio Monge García

INTRODUCCIÓN

Uno de los objetivos primarios del aparato cardiovascular es proporcionar el oxígeno (O_2) necesario a los tejidos conforme a su demanda metabólica. Para alcanzar este objetivo se precisa, por un lado, un transporte de O_2 (DO_2) suficiente para satisfacer las necesidades de consumo (VO_2) y, por otro, una adecuada presión de perfusión que permita la autorregulación local del flujo a los tejidos de acuerdo con sus requerimientos metabólicos. Por tanto, el bienestar y buen funcionamiento del organismo se sustenta en estos dos pilares básicos: DO_2 y presión de perfusión. Estos son también los dos objetivos fundamentales de la reanimación hemodinámica.

INESTABILIDAD HEMODINÁMICA E HIPOPERFUSIÓN

Aunque no existe una definición precisa, la inestabilidad hemodinámica se refiere habitualmente a una condición anormal del aparato cardiovascular que compromete su capacidad de mantener un flujo sanguíneo y una presión de perfusión adecuados para el funcionamiento óptimo de los órganos y tejidos. De no corregirse, esta condición podría ocasionar una disfunción orgánica y, en su forma más grave, la aparición de *shock*. La hipotensión arterial es un signo clínico frecuentemente empleado para evaluar la inestabilidad hemodinámica, pero no es el único.

No hay que confundir la inestabilidad hemodinámica con el *shock* (ver capítulo 1), ya que, si bien la inestabilidad hemodinámica puede ser una manifestación clínica del *shock*, este puede estar enmascarado por los mecanismos fisiológicos de compensación o por un soporte terapéutico externo, como los vasopresores.

PRESIÓN ARTERIAL Y REGULACIÓN DEL FLUJO TISULAR

En condiciones fisiológicas, el flujo sanguíneo tisular está principalmente determinado por las necesidades metabólicas locales y no por la presión arterial (PA) sistémica. Cuando estas necesidades se modifican, como ocurre durante el ejercicio físico, se producen cambios locales en el tono muscular de las arteriolas que permiten adaptar el flujo sanguíneo tisular para satisfacer las nuevas demandas metabólicas (Klabunde, 2011). De esta manera, los tejidos tienen la capacidad intrínseca de autorregular su flujo sanguíneo y mantenerlo constante a pesar de las variaciones de la PA sistémica. Sin embargo, dado que la demanda metabólica es específica para cada órgano y, por tanto, muy variable, es preciso mantener el nivel adecuado de PA sistémica que asegure la autorregulación de todos los tejidos. La existencia de una presión arterial media (PAM) relativamente elevada asegura que esta presión de perfusión esté siempre garantizada en condiciones normales.

No obstante, esta capacidad de autorregulación tiene sus límites. En situaciones extremas, como durante la hipotensión, el tono vascular arteriolar no permite garantizar un flujo sanguíneo tisular adecuado, lo que da como resultado la pérdida del mecanismo de autorregulación. En estos casos, el flujo sanguíneo hacia los tejidos no está definido exclusivamente por su demanda metabólica, sino también por el nivel de PA. El desarrollo de hipoperfusión tisular estará determinado por la gravedad y duración de la hipotensión arterial, así como por la susceptibilidad individual de cada órgano a la pérdida del mecanismo de autorregulación.

FISIOPATOLOGÍA DE LA HIPOTENSIÓN ARTERIAL

La hipotensión arterial es la expresión clínica más frecuente de la inestabilidad hemodinámica y puede ser la consecuencia final de múltiples procesos fisiopatológicos, como se ilustra en la figura 1. Estos procesos están estrechamente relacionados con la naturaleza de la PA, que surge como resultado de la interacción entre el flujo generado por el corazón y el sistema arterial. Cualquier alteración que afecte a alguno de estos determinantes puede ser la causa subyacente de la hipotensión arterial. Por un lado, la hipotensión puede originarse por una disminución en el flujo cardiaco, ya sea debido a una reducción en la contractilidad del corazón o a una disminución en el volumen sanguíneo circulante. Por otro lado, una reducción en el tono vasomotor arterial, como resultado de una vasodilatación excesiva (ya sea de origen farmacológico o patológico), o una disminución en la resistencia vascular periférica también pueden causar hipotensión arterial. Por último, se debe considerar que la aparición de algunas arritmias (p. ej.: bradicardias, bloqueos atrioventriculares, fibrilación atrial, taquicardia ventricular) puede originar hipotensión.

Los procesos fisiopatológicos de la hipotensión arterial no son excluyentes y a menudo coexisten en diferentes situaciones clínicas. La comprensión detallada de estos procesos es crucial para el diagnóstico y el manejo adecuado de la hipotensión arterial, ya que permite abordar las causas subyacentes y aplicar estrategias terapéuticas específicas para cada caso (ver anexo).

MONITORIZACIÓN HEMODINÁMICA

MONITORIZACIÓN DE LA PRESIÓN ARTERIAL

La PA es la fuerza que ejerce la sangre sobre la pared de los vasos arteriales; por tanto, refleja, por un lado, el volumen cardiaco eyectado y, por otro, las propiedades mecánicas de la pared arterial. Esta presión no es constante durante el ciclo cardiaco, sino que oscila entre un valor máximo y uno mínimo. Se denomina presión arterial sistólica (PAS) a la máxima presión ejercida durante el ciclo cardiaco, que depende fundamentalmente de la eyección cardiaca y de la distensibilidad arterial. La presión arterial diastólica (PAD) es la mínima presión durante la fase diastólica, que depende en gran medida del tono vascular y la duración del ciclo cardiaco. La PAM supone el valor promedio medido durante un ciclo cardiaco completo, y puede calcularse integrando el área bajo la curva de la PA o estimarse mediante la fórmula 1.

Fórmula 1. Cálculo de la presión arterial media (PAM).

$$PAM = PAD + \frac{PAS - PAD}{3}$$

Donde:
PAD: presión arterial diastólica
PAS: presión arterial sistólica

La presión de pulso (PP) es la diferencia entre la PAS y la PAD y depende fundamentalmente del volumen de eyección sistólico y de la distensibilidad arterial. Se ha tratado de relacionar la fuerza del pulso palpable en las arterias periféricas (pulso fuerte o débil) con estados de normotensión o hipotensión; sin embargo, por la propia definición de la PP, una PP elevada puede presentarse en situaciones de hipotensión, normotensión o hipertensión.

Se han estudiado los valores de PA considerados normales en pacientes despiertos mediante diversos métodos, tanto invasivos como no invasivos. Sin embargo, es importante tener en cuenta que estos valores pueden variar ampliamente en diferentes situaciones de estrés, enfermedad o bajo la influencia de fármacos anestésicos y analgésicos.

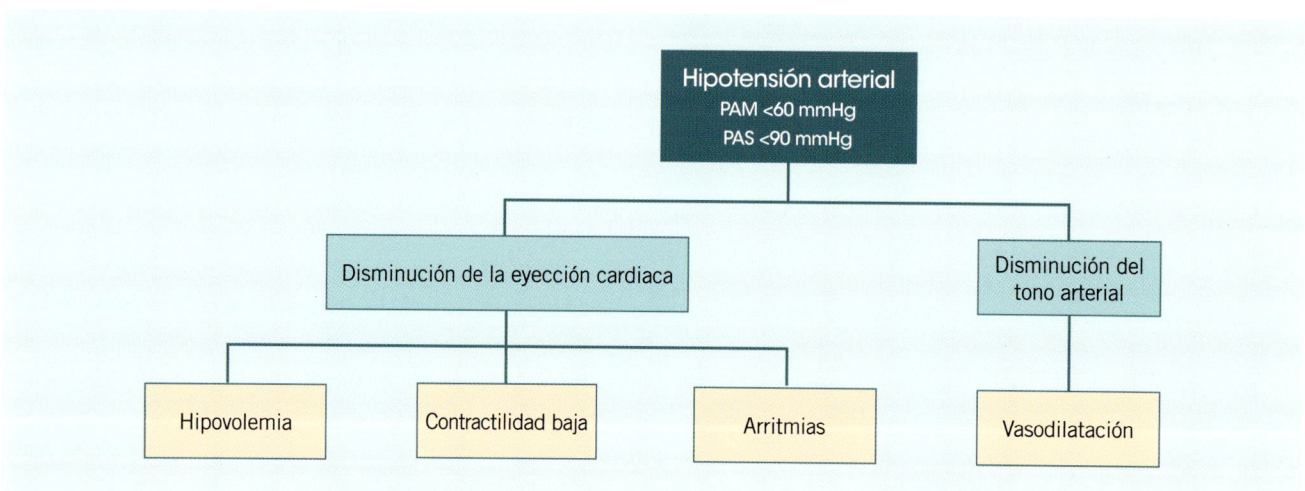

FIGURA 1. Causas más frecuentes de hipotensión en la anestesia.

En el caso de los pacientes caninos sanos y despiertos, se suelen aceptar como normales los siguientes intervalos de PA (Bodey y Michell, 1996):

- PAS: 114-130 mmHg.
- PAM: 80-98 mmHg
- PAD: 60-75 mmHg.

Los valores de PAS, PAM y PAD considerados normales en gatos sanos son muy similares.

En la anestesia de pacientes críticos, los objetivos terapéuticos de PA suelen ser inferiores, dado que se pretende mantener una PA mínima que garantice el funcionamiento normal del mecanismo de autorregulación y evite así la aparición de hipoperfusión tisular. Los valores de PA habitualmente empleados para definir el riesgo de hipoperfusión asociado a hipotensión son de 60 mmHg para la PAM y de 90 mmHg para la PAS. No obstante, en algunas ocasiones estos valores pueden ser inadecuados para mantener una presión de perfusión adecuada de los tejidos. Por ejemplo, en caso de hipertensión intracraneal, puede requerirse una PAM más alta para garantizar una presión de perfusión cerebral adecuada. Del mismo modo, si la presión intraabdominal está incrementada debido a dolor, abdomen agudo, neumoperitoneo laparoscópico o dilatación intestinal o gástrica, la PA sistémica requerida para garantizar una adecuada perfusión de los órganos abdominales puede ser mayor.

Con respecto a la PP, aunque no está bien estudiado cuál es el valor normal en animales, se sugiere que una PP por debajo de 25 mmHg podría indicar estados de bajo flujo sistólico o alteraciones de la distensibilidad arterial.

> En la anestesia de pacientes críticos, los objetivos terapéuticos de presión arterial suelen ser inferiores porque se pretende mantener una presión arterial mínima que garantice el funcionamiento normal del mecanismo de autorregulación y evite la aparición de hipoperfusión tisular.

Monitorización no invasiva de la presión arterial

La monitorización no invasiva de la presión arterial puede realizarse de forma manual o automática. En ambos casos es necesario colocar un manguito, ya sea en el antebrazo, en el metatarso o en la cola (Fujiyama *et al.*, 2017). El ancho del manguito debe ser un 40 % de la circunferencia de la región o apéndice empleado para la medición. Se utilizan dos métodos:

- **Método oscilométrico:** la medición se basa en las oscilaciones producidas en la pared arterial durante el ciclo cardiaco en la zona de compresión, que son registradas por un amplificador para su posterior procesado. El punto en el que estas oscilaciones son máximas equivale a la PAM, por lo que este valor es el más fiable de este método. La nueva generación de dispositivos oscilométricos de alta definición (HDO) presentan una mayor sensibilidad y una menor tasa de artefactos. Tienen la capacidad de medir vibraciones en animales de pequeño tamaño y con frecuencias cardiacas de hasta 500 latidos por minuto (Seliškar *et al.*, 2013).
- **Método Doppler:** en esta técnica, tras localizar la arteria periférica, se coloca un transductor de alta frecuencia que transforma la energía del paso de los eritrocitos en una señal sonora. Como en el método oscilométrico manual, se insufla un manguito hasta sobrepasar la PAS estimada (el sonido desaparece) y se va deshinchando hasta recuperar el sonido del Doppler. La presión a la que comienza a oírse de nuevo el sonido es una presión próxima a la PAS en perros de tamaño mediano y grande, aunque en perros de menos de 5 kg y en gatos este sonido puede corresponder a un punto intermedio entre la PAS y la PAM. La PA medida mediante el método Doppler tiene una mala concordancia con la PA invasiva; sin embargo, los valores obtenidos pueden servir para evaluar las tendencias durante la anestesia (Moll *et al.*, 2018).

Monitorización invasiva de la presión arterial

La monitorización invasiva es el método más preciso para la medición de la PA. Se obtiene de forma continua y permite evaluar no solo los valores de PA, sino también el trazado de la onda de la curva de PA (que ofrece una información adicional). Es de especial interés en procedimientos en los que los cambios hemodinámicos son mayores o más rápidos, particularmente en los pacientes críticos o con inestabilidad hemodinámica. El acceso más habitualmente utilizado es la arteria metatarsiana dorsal, introduciendo el catéter por la cara medial del metatarso. Otras opciones son la arteria caudal de la cola, la carpiana, la femoral o la sublingual.

La onda de PA que se registra consta de una elevación rápida (fase anacrótica) y un descenso más lento con una muesca dicrótica, que refleja el fin de la sístole (fig. 2). La forma de la onda de PA es variable y ofrece una gran cantidad de información. El ancho de la onda informa acerca del estado

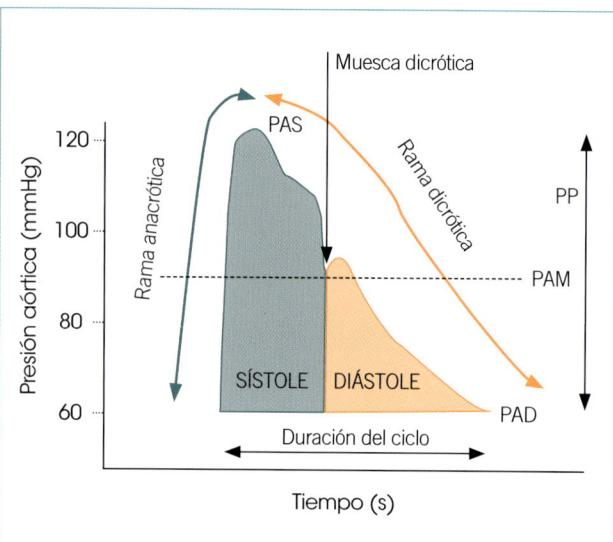

FIGURA 2. Curva de la presión arterial (medición invasiva). PAD, presión arterial diastólica; PAM, presión arterial media; PAS, presión arterial sistólica; PP, presión de pulso.

de la contractilidad miocárdica o del volumen de eyección, mientras que la posición de la muesca dicrótica puede reflejar el estado del tono vasomotor. Una muesca dicrótica en una posición tardía y baja se asocia habitualmente a vasodilatación periférica.

Para que la medición de la PA sea correcta y fiable y así poder tomar una decisión diagnóstica o terapéutica, se deben realizar unos pasos previos, que son:

■ **Cero arterial:** para eliminar el efecto de la presión hidrostática, el transductor de PA debe calibrarse colocándolo a la altura del atrio izquierdo (punto flebostático). El cero de referencia para la medición de la PA se lleva a cabo permitiendo que uno de los puertos de la llave de tres vías del sistema arterial quede en contacto con el ambiente y, por tanto, con la presión atmosférica.

■ **Prueba de lavado rápido o *fast-flush test*:** esta prueba es importante para determinar si el nivel de amortiguación del sistema de medición de PA es adecuado. Para ello, se debe someter al sistema de medición a una presión muy elevada (normalmente realizando un lavado corto y brusco del sistema), y se comprueba el número de espículas que se producen en la curva de PA tras este incremento de la presión. Si la señal de presión está infraamortiguada (*underdamped*), habitualmente aparecerán múltiples espículas en la señal de presión; la PAS estará sobrestimada, la PAD infraestimada y la PP será mayor que el valor real. Si, por el

contrario, la señal de presión está sobreamortiguada (*overdamped*), no se apreciarán espículas en la curva de presión y esta disminuirá exponencialmente. En este caso, la PAS estará infraestimada, la PAD sobrestimada y la PP será menor que el valor real (fig. 3).

EVALUACIÓN DE LA VOLEMIA

La hipovolemia, ya sea absoluta (cuando hay una disminución real del volumen intravascular; p. ej.: por pérdida de sangre, vómitos, poliuria sin polidipsia adecuada) o relativa (cuando el volumen intravascular no cambia, pero existe un descenso del volumen "efectivo"; p. ej.: vasodilatación), es uno de los principales mecanismos de inestabilidad hemodinámica.

Para determinar si un animal está hipovolémico lo ideal es complementar el examen de los signos clínicos (cuadro 1) con la información obtenida mediante otros métodos instrumentales, como los siguientes:

■ **Radiografía:** sigue siendo de gran utilidad para evaluar la sobrecarga hídrica; sin embargo, no es tan sensible para diagnosticar hipovolemia ni puede realizarse de forma intraoperatoria. En animales hipovolémicos puede verse un corazón de tamaño disminuido (microcardia), una vena cava caudal y una arteria pulmonar craneal de pequeño tamaño, así como una imagen hepática más pequeña.

> La radiografía todavía es de gran utilidad para evaluar la sobrecarga hídrica, aunque no es tan sensible como otras técnicas para diagnosticar hipovolemia ni puede realizarse de forma intraoperatoria.

CUADRO 1. Signos clínicos de hipovolemia.

■ Disminución del nivel de consciencia (decaimiento o postración).
■ Deshidratación.
■ Extremidades frías.
■ Mucosas pálidas.
■ Taquicardia/taquipnea.
■ Pulso débil.

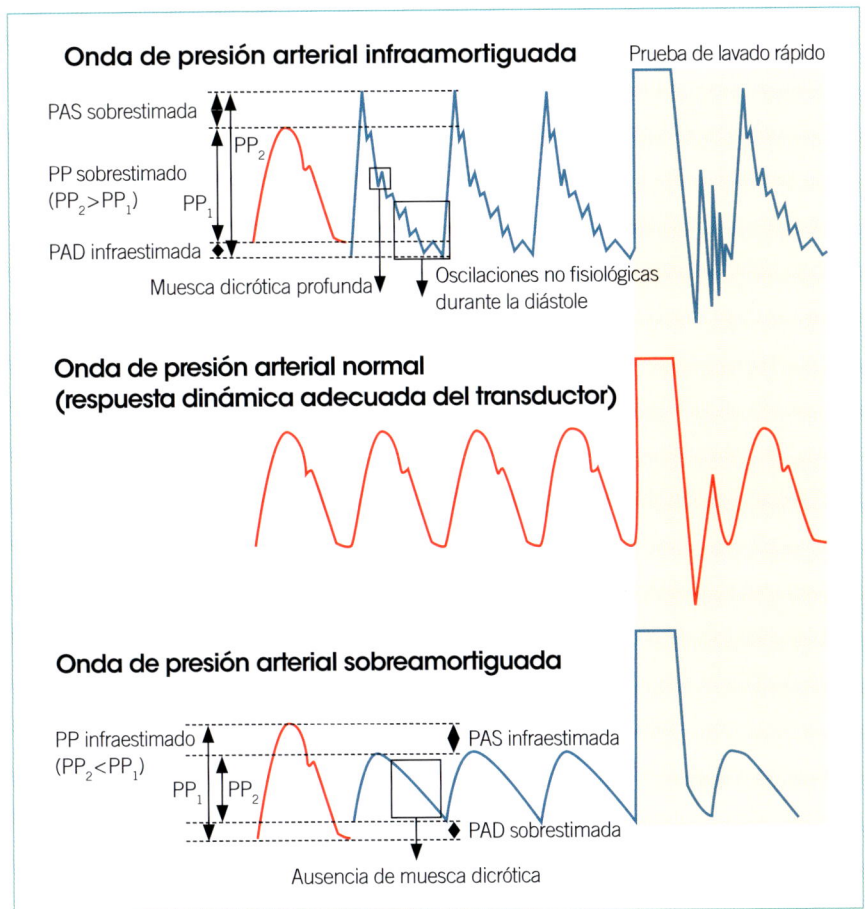

Onda de presión arterial infraamortiguada

Prueba de lavado rápido

PAS sobrestimada

PP_2

PP sobrestimado
($PP_2 > PP_1$)

PP_1

PAD infraestimada

Muesca dicrótica profunda

Oscilaciones no fisiológicas
durante la diástole

**Onda de presión arterial normal
(respuesta dinámica adecuada del transductor)**

Onda de presión arterial sobreamortiguada

PP infraestimado
($PP_2 < PP_1$)

PP_1 PP_2

PAS infraestimada

PAD sobrestimada

Ausencia de muesca dicrótica

FIGURA 3. Cambios característicos de la forma de la onda de la presión sanguínea arterial en caso de infraamortiguación y sobreamortiguación tras la prueba de lavado rápido. La onda roja es una onda de presión normal, no distorsionada y con una prueba de lavado rápido normal (una o dos oscilaciones tras la prueba), mientras que las ondas azules representan una señal arterial infraamortiguada (más de dos oscilaciones tras la prueba) o sobreamortiguada (sin oscilaciones tras la prueba). PAS, presión arterial sistólica; PAD, presión arterial diastólica; PP, presión de pulso.

- **Ecografía:** es la técnica más empleada para evaluar el estado hemodinámico en el paciente despierto o fuera de quirófano, aunque puede resultar complicado realizarla durante el periodo intraoperatorio. Ofrece información no solo del estado de la precarga, sino también de la contractilidad (ver capítulo 5).

- **Presión arterial:** la hipovolemia puede producir hipotensión, un descenso de la PP y un tiempo de eyección corto normalmente asociado a taquicardia. Sin embargo, dado que la PA depende también del sistema arterial, evaluar la presencia de hipovolemia mediante la inspección de la PA puede ser difícil.

- **Índice de *shock* (IS):** se calcula dividiendo la frecuencia cardiaca entre la PAS. Un valor superior a 0,9 se ha relacionado con la presencia de *shock* hemorrágico y con una mayor mortalidad en perros (Peterson *et al.*, 2013). También se correlaciona con la pérdida sanguínea durante la anestesia (Talbot *et al.*, 2023). Es un índice sencillo de obtener en cualquier momento, pero se debe tener en cuenta que en algunas ocasiones el valor de la PAS no es muy fiable debido a errores en los métodos de medición, ya sean invasivos

(errores por infra- o sobreamortiguación) o no invasivos (estos generalmente sobrestiman la PAS real). También se debe considerar que este índice podría ser menos fiable durante la anestesia porque algunos fármacos pueden modificar tanto la PAS como la frecuencia cardiaca.

- **Lactato:** durante el *shock* hemorrágico en perros hay un incremento de la concentración de lactato en sangre (>2,5 mmol/l), incluso desde las primeras fases, por lo que podría ser un buen indicador temprano de hipoperfusión por hipovolemia. Sin embargo, cabe recordar que, además de la hipoxia tisular, hay otros muchos factores que pueden contribuir a la aparición de hiperlactatemia (cuadro 2).

- **Producción de orina:** una producción menor de 1 ml/kg/h debe considerarse como oliguria, y una de las causas podría ser la hipovolemia y una mala perfusión renal. Debido a que la colocación de una sonda en la vejiga de la orina puede ser origen de infecciones del aparato urinario y que, además, la oliguria no solo ocurre cuando hay hipovolemia, la producción de orina no debería emplearse para descartar la presencia de hipovolemia.

CUADRO 2. Causas de acidosis láctica.

Acidosis láctica tipo A (debida a hipoxia tisular)

- Hipoperfusión tisular.
- Tono vascular o permeabilidad alterada.
- Insuficiencia ventricular izquierda.
- Hipoxemia.

Acidosis láctica tipo B (no debida a hipoxia tisular)

- Sepsis.
- Insuficiencia hepática.
- Insuficiencia renal.
- Toxinas y fármacos (p. ej.: cianuro, salicilatos, etilenglicol, lactulosa, alimentación parenteral, teofilina, catecolaminas).
- Ejercicio muscular extremo.
- Convulsiones.
- Fallos metabólicos congénitos (enfermedades mitocondriales).

- **Presión venosa central (PVC):** se corresponde con la presión en el atrio derecho o en la vena cava craneal. Está determinada por la interacción entre la precarga cardiaca y la función ventricular derecha (Monge García y Santos Oviedo, 2017). La PVC puede entenderse, por tanto, como el resultado del balance entre el retorno venoso y la capacidad del corazón para eyectar este volumen. Aunque la PVC se ha empleado clásicamente para evaluar el estado de la volemia, puede verse afectada por múltiples factores no relacionados directamente con la volemia, como son la ventilación mecánica, la distensibilidad pulmonar, la elasticidad de los grandes vasos o la contractilidad cardiaca. De esta manera, los valores puntuales de PVC se deben tomar solo como una referencia, y emplear, sobre todo, las variaciones de la PVC como un dato más fiable.

> Aunque la presión venosa central se ha empleado para evaluar el estado de la volemia, este parámetro puede verse afectado por múltiples factores no relacionados directamente con la volemia, como son la ventilación mecánica, la distensibilidad pulmonar, la elasticidad de los grandes vasos o la contractilidad cardiaca.

- **Presión de oclusión de la arteria pulmonar (POAP):** se obtiene mediante la colocación de un catéter de arteria pulmonar o Swan-Ganz, introducido normalmente a través de la vena yugular hasta la arteria pulmonar. Cuando se produce el enclavamiento de la punta del catéter en una arteria pulmonar se puede evaluar la POAP, estimándose de forma indirecta la presión en el atrio izquierdo. La POAP se ha usado tradicionalmente para evaluar el estado de la volemia, pero al igual que ocurre con la PVC, es una presión intravascular y, por tanto, puede verse afectada por el efecto de factores externos, como la ventilación mecánica. Esta técnica además requiere un entrenamiento e interpretación adecuados y, en determinados casos, puede presentar complicaciones graves (Itami *et al.*, 2016).

MONITORIZACIÓN DEL GASTO CARDIACO

El gasto cardiaco (GC) es uno de los determinantes fundamentales del aporte de oxígeno a los tejidos (ver capítulo 1) y, por tanto, su medición se considera un parámetro esencial en la evaluación del estado hemodinámico del paciente crítico en anestesia. En el perro y el gato sanos y despiertos, el valor de GC en reposo oscila en torno a los 120-200 ml/kg/min. Estos valores pueden variar por el efecto farmacológico de diversos agentes anestésicos y por la aparición de diferentes procesos patológicos, como trastornos de la volemia o de la contractilidad. Por este motivo, idealmente la monitorización del GC debería realizarse de forma continua para poder detectar dichos cambios.

El gasto cardiaco es uno de los principales determinantes del aporte de oxígeno a los tejidos. Se considera un parámetro crucial para la evaluación del estado hemodinámico del paciente crítico en anestesia.

Desafortunadamente, aunque en la actualidad existe una gran variedad de métodos para determinar el GC, en el ámbito veterinario son pocos los que tienen una utilidad clínica real. A continuación, se describen algunos de estos métodos empleados en anestesia veterinaria:

- **Termodilución transcardiaca (mediante catéter de Swan-Ganz):** esta técnica se considera el método de referencia para medir el GC, tanto en medicina humana como en veterinaria. Tras la colocación de un catéter de Swan-Ganz, se inyecta una cantidad conocida de suero a una temperatura inferior a la de la sangre, lo que produce una reducción de la temperatura que se registra a través de un termistor que se encuentra en la parte distal del catéter. El GC se estima usando la fórmula de Stewart-Hamilton, siendo este inversamente proporcional al área bajo la curva del cambio de temperatura inducido por el bolo de suero frío.
- **Termodilución/litiodilución transpulmonar:** para la termodilución transpulmonar se requiere un catéter central convencional colocado en la vena yugular interna para la inyección del bolo frío y un catéter en la arteria femoral con el termistor para el registro de los cambios de temperatura. Este método se basa en el mismo principio de Stewart-Hamilton que en el caso de la termodilución transcardiaca, y los valores de GC obtenidos por ambos métodos son muy similares (Itami *et al.*, 2016). Sin embargo, el tiempo de tránsito del indicador hasta el termistor es significativamente mayor, lo que lo hace menos sensible a potenciales fluctuaciones respiratorias. Este método permite, además, obtener un valor de referencia para el calibrado de la medición continua del GC mediante

el contorno de pulso, así como otros parámetros de interés como el agua y permeabilidad pulmonar, el volumen global telediastólico o la fracción de eyección global. Una variación de este método es la litiodilución, en la que se emplea el litio como indicador, aunque en animales de pequeño tamaño la cantidad de litio empleada en medidas repetidas podría suponer cierto riesgo de toxicidad (Mason *et al.*, 2001).

- **Doppler aórtico:** mediante este método, basado en el principio de Doppler, se mide la velocidad sanguínea en la aorta descendente a través de una sonda transtorácica o transesofágica. La obtención de la integral de la curva velocidad-tiempo de la señal Doppler (VTi), junto con la estimación o medición del área de sección de la aorta, permite estimar el volumen sistólico izquierdo (Paranjape *et al.*, 2023) y, por tanto, el GC. De igual manera, la VTi, o distancia sistólica, multiplicada por la frecuencia cardiaca permite obtener la distancia minuto (DM), es decir, la distancia que recorre la sangre en un minuto (que puede usarse para evaluar los cambios en el GC) (fig. 4). Aunque la ecografía transtorácica es la que más se ha empleado para realizar esta evaluación Doppler del flujo aórtico, la monitorización con un Doppler transesofágico permite estimar de forma continua el GC, además de otros parámetros hemodinámicos de interés, de una forma fiable durante la anestesia (Paranjape *et al.*, 2023). Además, los valores obtenidos mediante ecografía Doppler transtorácica y los del monitor de Doppler transesofágico han demostrado una buena correlación y concordancia, por lo que pueden emplearse de forma indistinta en el perro (Sández *et al.*, 2022).

La obtención de la integral de la curva velocidad-tiempo de la señal del Doppler aórtico y la estimación o medición del área de sección de la aorta permiten estimar el volumen sistólico izquierdo y, por tanto, el gasto cardiaco.

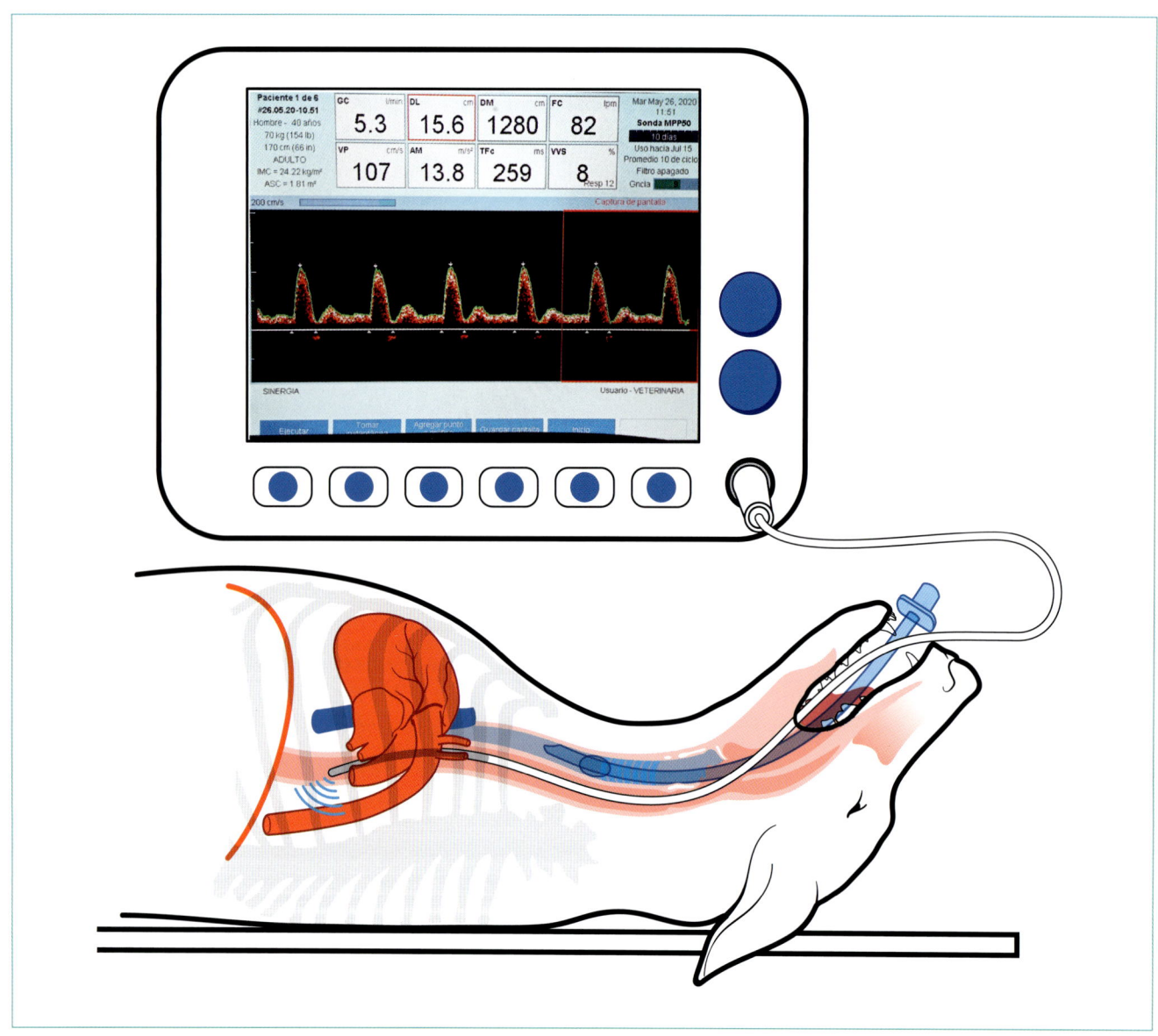

FIGURA 4. Colocación de la sonda del monitor de Doppler esofágico en un perro y valores mostrados por el monitor en pantalla. GC, gasto cardiaco; DL, distancia sistólica o VTi; DM, distancia minuto; FC, frecuencia cardiaca; VP, velocidad pico de la sangre en aorta; AM, aceleración media de la sangre en aorta; TFc, tiempo de flujo sistólico; VVS, variabilidad de volumen sistólico durante el ciclo respiratorio.

03

FLUIDOTERAPIA PERIOPERATORIA EN EL PACIENTE CRÍTICO

Carlos Pizarro del Valle, Ignacio Sández Cordero

INTRODUCCIÓN

La fluidoterapia es un pilar básico del tratamiento del paciente en urgencias y una parte esencial de los cuidados intensivos para mantener una volemia, una perfusión y una homeostasis apropiadas. Debido a que el paciente crítico suele presentar alteraciones fisiopatológicas, electrolíticas o bioquímicas, es necesario adaptar cuidadosamente la fluidoterapia en estos casos elaborando una estrategia individualizada (ver cuadro "Planificación y estrategias de fluidoterapia").

El agua corporal total, estimada en un 60-70 % del peso corporal y componente principal del líquido del organismo, se reparte entre los compartimentos intracelular, intersticial e intravascular en una proporción aproximada del 66 %, 25 % y 8 %, respectivamente (fig. 1). Los procesos fisiológicos regulan el movimiento de líquido entre los compartimentos, con el espacio intersticial como intermediario. Sin embargo, en los pacientes críticos se puede producir un desequilibrio en los procesos regulatorios a consecuencia de estados inflamatorios, hemorragias o alteraciones del tono vascular, lo que puede propiciar la acumulación de líquido en las cavidades, la formación de un edema pulmonar o intersticial o la reducción del volumen circulante e hipoperfusión. De ahí la importancia de evaluar adecuadamente al paciente e identificar la pérdida de líquido intersticial (deshidratación), el déficit intravascular (hipovolemia) o la reducción de líquido intracelular, y así adecuar el tipo y la estrategia de fluidoterapia a cada paciente.

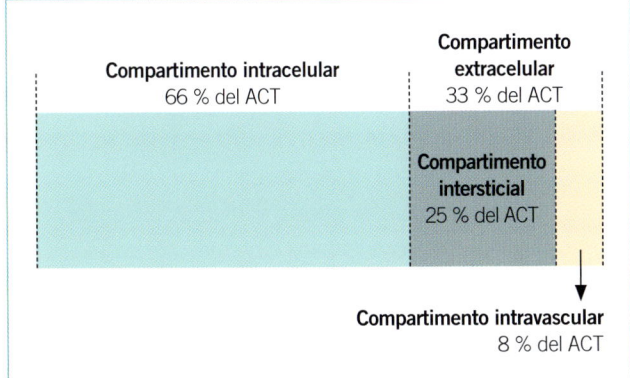

FIGURA 1. Diagrama de Darrow-Yannet, o representación gráfica de la división del agua corporal total (ACT). El compartimento intracelular se separa del extracelular por las membranas celulares, y el movimiento de líquido entre ellos se produce por gradientes osmóticos. El compartimento extracelular se compone de los compartimentos intersticial (75 %) e intravascular (25 %), y el movimiento de líquido entre ellos está dictado por las fuerzas de Starling modificadas.

Planificación y estrategias de fluidoterapia

La decisión sobre la estrategia y la duración de la fluidoterapia así como la composición y el volumen de las soluciones administradas debe personalizarse y ajustarse a cada paciente en función de su estado general, condición corporal y espacio intravascular. Para ello, se necesita elaborar una prescripción detallada para cada caso en particular. Esta administración de soluciones se puede diseñar, comparándola con la prescripción propuesta para otros fármacos, teniendo en cuenta las **cuatro D** (Malbrain *et al.*, 2018):

Droga (o medicación). Se refiere al tipo de solución elegida para administrar al paciente según sus necesidades, considerando estas sustancias como cualquier otra medicación, con sus indicaciones, contraindicaciones y efectos secundarios.

Dosis. La cantidad o volumen de solución que se debe administrar depende en gran medida, por un lado, de la evaluación del volumen del espacio intravascular del paciente y, por otro, de la farmacocinética de la solución en cuestión, influenciada por el volumen de distribución, la osmolaridad, la tonicidad, la presión coloidosmótica y la función renal.

Duración. La duración de la fluidoterapia debe ajustarse a las necesidades del paciente para compensar el déficit y las pérdidas de líquido. Para ello, generalmente se establecen unos objetivos fisiológicos que deben alcanzarse, medidos por parámetros estáticos o dinámicos, y se cambia de estrategia cuando se han cumplido.

Desescalada. Identificar cuándo se ha cumplido el objetivo inicial de la fluidoterapia y cambiar a una estrategia que cubra los requerimientos específicos del paciente es fundamental para evitar los efectos adversos de la administración de soluciones, como puede ser la sobrecarga hídrica.

FISIOLOGÍA Y REGULACIÓN DE LOS LÍQUIDOS CORPORALES

El movimiento de agua entre los espacios intra- y extracelular se produce de forma libre por ósmosis debido al gradiente osmótico, o sea, la diferencia de concentración de partículas osmóticamente activas a ambos lados de la membrana celular. Por su parte, el movimiento de líquido entre el espacio intravascular y el intersticial a través del endotelio capilar está influenciado por las fuerzas de Starling (fig. 2), definidas como la diferencia entre las presiones hidrostáticas y coloidosmóticas de ambos compartimentos, y descritas mediante la ecuación de Starling revisada (fórmula 1) (Erstad, 2020).

De todo ello, se puede concluir que son varios los factores que contribuyen al adecuado equilibrio y movimiento de líquido entre los diferentes compartimentos, entre los que cabe destacar la osmolaridad, la presión coloidosmótica, la tonicidad y el glicocálix. Se debe evaluar cómo estos factores pueden estar alterados en cada paciente crítico en función del estado de enfermedad, ya que es de vital importancia a la hora de decidir la necesidad y el tipo de fluidoterapia.

> Factores como la osmolaridad, la presión coloidosmótica, la tonicidad y el glicocálix contribuyen al adecuado equilibrio y movimiento de líquido entre los diferentes compartimentos hídricos corporales.

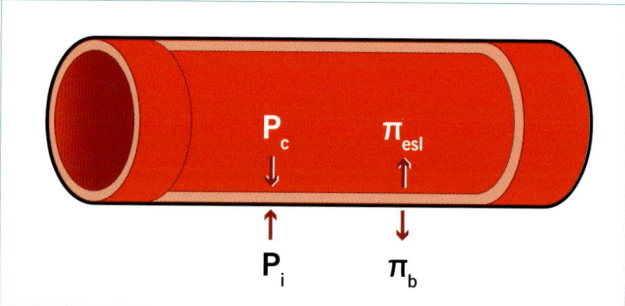

FIGURA 2. Fuerzas de Starling. La presión hidrostática capilar (P_c) y la presión coloidosmótica subendotelial (π_b) tienden a forzar la salida de líquido desde el espacio intravascular a través del endotelio capilar. La presión hidrostática intersticial (P_i) y la presión coloidosmótica endotelial (π_{esl}, capa superficial del endotelio) se oponen a las anteriores, lo que hace que el líquido tienda a ir hacia dentro del vaso. La suma de estas fuerzas determina el flujo neto de filtración y la dirección del flujo, de modo que si el resultado es positivo, habrá una salida de líquido desde los capilares hacia el espacio intersticial, mientras que uno negativo supone lo contrario (reabsorción hacia los capilares).

de las sustancias disueltas que ejercen mayor influencia, es decir, el sodio, el potasio, la glucosa y la urea (fórmula 2).

Fórmula 1. Ecuación de Starling revisada por Erstad (2020).

$$Jv = L_p \times (P_c - P_i) - \sigma \times (\pi_{esl} - \pi_b)$$

Donde:
Jv: flujo de líquido filtrado (la dirección del movimiento del líquido depende de si el valor es negativo o positivo)
L_p: coeficiente de permeabilidad hidráulico o de filtración
P_c: presión hidrostática capilar
P_i: presión hidrostática intersticial
σ: coeficiente de reflexión (eficacia de la pared capilar para impedir el paso de proteínas)
π_{esl}: presión coloidosmótica sobre la capa superficial endotelial con el glicocálix
π_b: presión coloidosmótica bajo la capa superficial endotelial (subglicocálix), anteriormente designada como presión oncótica intersticial (π_i)

Fórmula 2. Cálculo de la osmolaridad sérica.

$$2 \times \big([Na^+]\,(mEq/l) + [K^+]\,(mEq/l)\big) +$$

$$+ \frac{[Glucosa]\,(mg/dl)}{18} + \frac{[Urea]\,(mg/dl)}{2{,}8}$$

La osmolaridad del suero en condiciones normales es de 290-310 mOsm/l en el perro y de 310-320 mOsm/l en el gato. La alteración de la cantidad de los solutos disueltos en la sangre durante estados de enfermedad, y por ende de la osmolaridad del suero, puede causar el movimiento de líquido entre los compartimentos y afectar al equilibrio hídrico. La fluidoterapia en estos pacientes debe orientarse a normalizar la osmolaridad sérica de forma lenta y transitoria para evitar movimientos bruscos de agua entre los compartimentos. Sin embargo, la osmolaridad depende de la permeabilidad de los solutos a través de las membranas, y ciertas sustancias, como la urea, que pueden difundir libremente a través de las membranas de forma rápida, ejercen una **osmolaridad inefectiva**, es decir, su efecto osmolar dura hasta llegar al equilibrio entre los compartimentos. Por ello, se cuestiona la inclusión de la urea en la fórmula para el cálculo de la osmolaridad.

OSMOLARIDAD

La osmolaridad, de forma breve, se refiere a la cantidad de solutos en disolución en un líquido y al efecto osmolar o movimiento de atracción de agua que estos ejercen en función del compartimento donde se encuentren. En el caso de la sangre, el plasma o el suero, la osmolaridad se puede calcular por medio

TONICIDAD

Las sustancias como la glucosa o el sodio no difunden libremente a través de las membranas, por lo que sus concentraciones en los diferentes compartimentos no están en equilibrio. Estos solutos ejercen una **osmolaridad efectiva**, o tonicidad, al provocar el movimiento de agua desde otros compartimentos con menor concentración de los mismos. La tonicidad, en condiciones normales, se atribuye principalmente al sodio presente en el compartimento extracelular, por ser el soluto predominante. Una variación aguda de la concentración de sodio plasmático mayor de 0,5 mEq/kg/h o 10-12 mEq/kg en 24 horas, provocada, por ejemplo, por estados de enfermedad o por el uso de fluidoterapia, puede alterar la tonicidad del plasma y producir el movimiento de líquido entre los diferentes compartimentos, con el riesgo de causar un edema cerebral o una desmielinización neuronal debido a la deshidratación celular.

Es esencial evaluar si las pérdidas de líquido son hipotónicas o isotónicas para administrar la fluidoterapia de restitución apropiada. Las pérdidas hipotónicas, como las que ocurren en la diabetes insípida, aumentan la concentración de sodio en la sangre, lo que provoca una deshidratación celular por la salida de agua hacia el espacio extracelular. En los pacientes con hipernatremia y normovolemia, se recomienda una terapia con soluciones hipotónicas para restablecer el equilibrio. En casos con hipernatremia e hipovolemia, deben administrarse soluciones isotónicas o ligeramente hipertónicas para evitar cambios bruscos de la tonicidad plasmática. Por otro lado, las pérdidas isotónicas, como las debidas a vómitos o diarreas, afectan al volumen extracelular con un impacto mínimo en la osmolaridad, por lo que su efecto en el espacio intracelular es menor.

PRESIÓN COLOIDOSMÓTICA

La presión coloidosmótica, tradicionalmente llamada presión oncótica, también participa en la regulación del movimiento de agua, dictado en este caso no por la concentración de los solutos, sino por el tamaño de las moléculas en la disolución. Las moléculas de gran tamaño que no atraviesan las membranas de forma libre ejercen sobre el líquido una fuerza de atracción hacia el compartimento donde se encuentran. Este efecto coloidal es especialmente importante entre los espacios intravascular e intersticial. Las proteínas plasmáticas, por su gran tamaño, son esenciales en el mantenimiento de la dinámica de fluidos y la filtración transcapilar. La albúmina, en concreto, tiene un papel principal a la hora de mantener la presión coloidosmótica

intravascular (contribuye al 80 % del total). En los pacientes críticos con hipoalbuminemia, la presión coloidosmótica disminuida dificulta la retención de líquido en el compartimento intravascular. Además, la instauración de fluidoterapia en estos casos provoca un aumento de la presión hidrostática intravascular y favorece la salida de líquido hacia el compartimento intersticial, con el riesgo de formación de edemas.

> La albúmina es fundamental para mantener la presión coloidosmótica intravascular. En caso de hipoalbuminemia, esta presión está disminuida y no se retiene adecuadamente el líquido en el compartimento intravascular. Además, la administración de soluciones provoca un aumento de la presión hidrostática intravascular y favorece la salida de agua hacia el compartimento intersticial, con el riesgo de formación de edemas.

GLICOCÁLIX Y CAPA SUPERFICIAL ENDOTELIAL

El **glicocálix endotelial** se compone de un entramado de sustancias, mayormente proteoglicanos, glucosaminoglicanos y glicoproteínas, que recubre la pared luminal del endotelio. Conforma, junto a otros componentes móviles o solubles del plasma (como la albúmina, los factores de la coagulación y la trombina) la **capa superficial endotelial**. Esta tiene diversas funciones primordiales, entre las que destacan la modulación de la inmunidad, el transporte y la distribución de los leucocitos, la regulación y el equilibrio de los factores procoagulantes y anticoagulantes, la iniciación de la cascada de la coagulación y, de forma esencial, el control de la permeabilidad del endotelio (y, por tanto, del volumen intravascular). El correcto funcionamiento del glicocálix y de la capa superficial endotelial depende de su conformación e integridad. Esta puede verse alterada en caso de estados inflamatorios, alteración de la inmunidad, sepsis y otras afecciones frecuentes en los pacientes críticos, lo que produce alteraciones de la coagulación, de la respuesta inmunitaria, de la permeabilidad vascular y de la respuesta a la fluidoterapia (fig. 3). Por este motivo, la reanimación con fluidoterapia suele ser ineficaz en estos casos y se forman edemas.

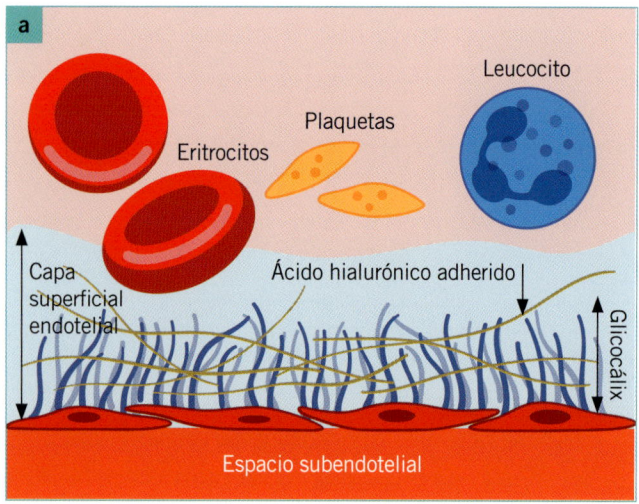
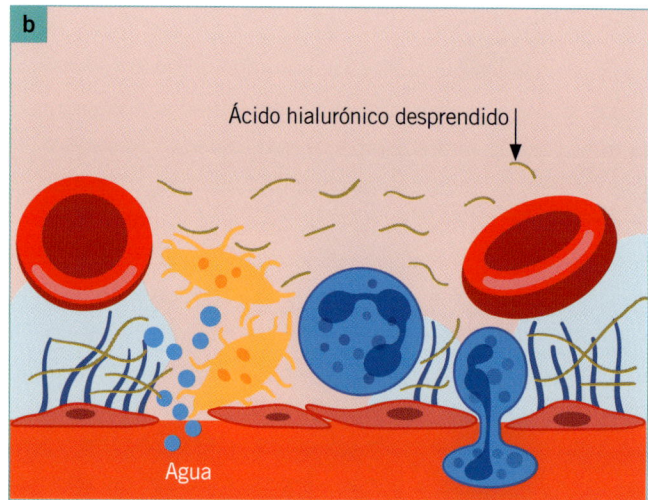

FIGURA 3. Composición del endotelio y el glicocálix en pacientes sanos (a) y en pacientes enfermos (b).

TIPOS Y CLASIFICACIÓN DE LAS SOLUCIONES PARA FLUIDOTERAPIA

Existen diferentes tipos de soluciones para fluidoterapia, cada una con una composición, unas indicaciones, una osmolaridad y una tonicidad diferentes (tabla 1). Estas características permiten clasificar las distintas soluciones en función de su indicación o su composición.

TIPOS DE SOLUCIONES SEGÚN SU INDICACIÓN

Las indicaciones para instaurar una fluidoterapia se dividen principalmente en tres categorías:

- Reanimación, para expandir el volumen intravascular.
- Rehidratación, para restituir el volumen extracelular.
- Mantenimiento, para proporcionar un volumen de líquido base que mantenga el equilibrio hídrico.

TIPOS DE SOLUCIONES SEGÚN SU COMPOSICIÓN

Las soluciones para fluidoterapia se dividen en dos grupos principales en función de su composición: coloides y cristaloides. Por otro lado, pueden clasificarse como soluciones equilibradas o no equilibradas.

Cristaloides

Los cristaloides se componen principalmente de agua y glucosa o sodio. Pueden tener además otros solutos de bajo peso molecular, generalmente electrolitos o compuestos tampón (amortiguadores),

que pueden cruzar la pared del endotelio con relativa facilidad y equilibrarse en el compartimento extracelular. Por ello, y debido a que carecen de efecto coloidosmótico, el movimiento de agua entre los compartimentos se produce de forma rápida; alrededor del 25 % del volumen de un cristaloide queda en el compartimento intravascular después de unos 30 minutos de la administración. El resultado del movimiento neto de líquido entre los compartimentos vendrá determinado por la diferencia de tonicidad entre los mismos, así como por la del cristaloide administrado.

Son las soluciones más ampliamente usadas en la clínica diaria y de urgencias para tratar la deshidratación, el *shock*, el déficit de agua libre o los desequilibrios electrolíticos. Se subclasifican atendiendo a su tonicidad con respecto a la del plasma en isotónicas, hipotónicas e hipertónicas.

> Los cristaloides producen un movimiento rápido de agua entre los compartimentos. Transcurridos 30 minutos de su administración, solo alrededor del 25 % del volumen queda dentro de los vasos.

Cristaloides isotónicos

Los cristaloides isotónicos tienen una osmolaridad y una cantidad de sodio similares a las del plasma y el líquido extracelular, por lo que no provocan un movimiento significativo de agua entre los compartimentos. Son la solución de elección para expandir el volumen intravascular y tratar el *shock* hipovolémico,

Solución	Osmolaridad (mOsm/l)	Na+ (mEq/l)	K+ (mEq/l)	Cl- (mEq/l)	Mg2+ (mEq/l)	Ca2+ (mEq/l)	Lactato (mmol/l)	Acetato (mmol/l)	Gluconato (mmol/l)
NaCl al 0,9 % (solución salina isotónica)	308	154	0	154	0	0	0	0	0
Lactato de Ringer o solución de Hartmann	273	130	4	109	0	3	28	0	0
Plasmalyte 148	295	140	5	98	3	0	0	27	23
NaCl al 0,45 %	150	77	0	77	0	0	0	0	0
NaCl al 0,45 % + dextrosa al 2,5 %	203	77	0	77	0	0	0	0	0
Dextrosa al 5 % en agua (D5W)	252	0	0	0	0	0	0	0	0
NaCl al 7,5 % (solución salina hipertónica)	2.566	1.283	0	1.283	0	0	0	0	0

TABLA 1. Composición y características de las soluciones (cristaloides) más habitualmente usadas en fluidoterapia.

aunque también se usan habitualmente para tratar la deshidratación intersticial, ya que las pérdidas de líquidos corporales suelen ser isotónicas o hipotónicas.

Algunos ejemplos de cristaloides isotónicos son el lactato de Ringer, la solución de Hartmann y el plasmalyte 148 (tabla 1), que además se consideran soluciones equilibradas. La solución salina fisiológica (NaCl al 0,9 %) se considera un cristaloide isotónico, pero su contenido de cloro (154 mEq/l) es más alto que la concentración normal en el plasma canino y felino. Esto puede llevar a la acumulación de cloro y a la consecuente acidosis metabólica hiperclorémica por un uso continuado, especialmente si existe disfunción renal. Por tanto, la solución salina isotónica está indicada para corregir los estados de hipocloremia.

> La solución salina fisiológica (NaCl al 0,9 %) se considera un cristaloide isotónico, pero su contenido de cloro es más alto que la concentración normal en el plasma de los perros y los gatos, lo que puede provocar una acidosis metabólica hiperclorémica por un uso continuado, especialmente si existe disfunción renal.

Cristaloides hipotónicos

Los cristaloides hipotónicos tienen una osmolaridad y una tonicidad (concentración de sodio) significativamente menor que el plasma y el líquido extracelular. Como su proporción de agua libre es mayor, están indicados para tratar la hipernatremia o para reponer el déficit de agua libre por pérdidas de líquido hipotónicas.

Estas soluciones se distribuyen por los compartimentos extracelular e intracelular. Comparados con los cristaloides isotónicos, tienen una menor permanencia en el espacio extracelular y, por tanto, producen una expansión del volumen intravascular significativamente menor. Esto hace que su uso esté indicado y sea seguro en los pacientes con enfermedad renal, cuya excreción de sodio puede estar alterada, o en los pacientes con cardiopatías, que tienen peor tolerancia a la hipervolemia o están predispuestos a sufrir una insuficiencia cardiaca congestiva.

Debido a estas características, este tipo de cristaloides no debe utilizarse para la reanimación o la reposición rápida del volumen intravascular en urgencias, ya que su baja osmolaridad en comparación con el plasma producirá una bajada aguda de la osmolaridad sérica, una rápida redistribución del agua entre los compartimentos (con riesgo de que aparezca un edema cerebral) y una expansión insuficiente del volumen circulante.

Cristaloides hipertónicos

La osmolaridad y la concentración de sodio altas de los cristaloides hipertónicos les confiere un efecto hiperosmolar (hipertónico) de atracción del agua libre. Esto provoca el movimiento del líquido intracelular hacia el compartimento extracelular, cuyo volumen se expande de manera casi inmediata entre tres y cinco veces el volumen administrado. La solución salina hipertónica tiene, además, efectos cardiovasculares beneficiosos, como una mejora transitoria del gasto cardiaco (GC) y de la perfusión tisular mediada por la vasodilatación arteriolar, un efecto inotrópico débil y una reducción del edema endotelial. También ejerce efectos inmunomoduladores y antiinflamatorios que pueden resultar ventajosos en los pacientes politraumatizados.

> Los cristaloides hipertónicos tienen una alta osmolaridad y concentración de sodio. Este efecto hiperosmolar de atracción del agua libre provoca el movimiento del líquido intracelular hacia el compartimento extracelular, cuyo volumen se expande casi inmediatamente de tres a cinco veces el volumen administrado.

Entre sus indicaciones principales se encuentra el tratamiento del *shock* hipovolémico, la reposición de líquidos en caso de traumatismo, el control de la hiponatremia grave y la terapia hiperosmolar para el tratamiento de la hipertensión intracraneal como alternativa al manitol. En el caso del tratamiento del *shock* hipovolémico, tienen una especial relevancia en las estrategias de **reanimación hipotensiva**, como se recomienda en el *shock* por hemorragia grave. Estas estrategias pretenden situar los valores de perfusión en la parte baja del intervalo de referencia, sin una normalización completa. Se fija generalmente como objetivo el aumentar la presión arterial media hasta los 60-65 mmHg, ya que una presión superior o la normalización total podría reactivar o empeorar una hemorragia parcialmente activa. El uso de solución salina hipertónica en dosis bajas permite expandir el volumen intravascular administrando poca cantidad, así que puede considerarse junto a un volumen muy conservador de cristaloides isotónicos como parte de esta estrategia de reanimación hipotensiva en los pacientes con un *shock* hemorrágico (Morrison *et al.*, 2011).

> La administración de solución salina hipertónica en dosis bajas permite la expansión del volumen intravascular empleando poca cantidad. Por tanto, su uso, junto a un volumen muy conservador de cristaloides isotónicos, puede considerarse en los pacientes con un *shock* hemorrágico como parte de una estrategia de reanimación hipotensiva.

Los cristaloides hipertónicos (p. ej.: NaCl al 7,5 %) son una alternativa ideal al manitol para el tratamiento de la hipertensión intracraneal al producir un efecto hiperosmolar intravascular. Aunque ambos son igualmente efectivos e intercambiables, y a pesar del uso más extendido del manitol, estos cristaloides tienen un especial interés en los casos con hipertensión intracraneal secundaria a un traumatismo craneoencefálico, ya que han demostrado ser superiores en la disminución de la presión intracraneal y la mejora de la presión de perfusión cerebral (Mangat *et al.*, 2020). En esta estrategia, se combinan bolos de suero salino hipertónico en dosis alta seguidos de cristaloides isotónicos a una velocidad superior a la de mantenimiento. A diferencia de la reanimación hipotensiva en el *shock* hemorrágico, en caso de traumatismo craneoencefálico con hipertensión intracraneal, el objetivo es una presión arterial media superior a 90 mmHg para asegurar una perfusión cerebral adecuada.

Los efectos adversos principales de la administración de cristaloides hipertónicos son la hipernatremia y la hipercloremia. Para evitarlos, su uso debe limitarse a una dosis de 2-4 ml/kg en inyección intravenosa lenta (10-15 minutos) y siempre junto al empleo de cristaloides isotónicos, nunca como terapia única. Además, su uso repetido puede provocar flebitis y hemólisis si se administran por vía periférica.

Coloides

Los coloides contienen moléculas hidrofílicas de gran tamaño (>10.000 Da) dispersas en una suspensión de cristaloides. Estas moléculas no atraviesan la pared del endotelio vascular, sino que permanecen en el espacio intravascular, por lo que ejercen un efecto coloidosmótico que favorece el movimiento de agua hacia la luz de los capilares. Estas propiedades hacen de las soluciones coloidales una posible opción en los pacientes con hipoalbuminemia o con un aumento de la permeabilidad vascular. Se subclasifican en coloides sintéticos y naturales.

Coloides sintéticos

Entre los coloides sintéticos se incluyen las gelatinas, los almidones, los dextranos y los polisacáridos complejos, que se diferencian por el tipo y peso de la molécula sintética. Los más usados son los almidones, que se caracterizan por su concentración de partículas coloidales en solución, el peso molecular medio y otras características propias.

Se usan como expansores del volumen intravascular por su efecto de aumento de la presión coloidosmótica, que es variable según el tipo de coloide sintético. Sin embargo, estos coloides han caído en desuso en los últimos años debido a que, en medicina humana, se les atribuyen diversos efectos adversos, como coagulopatías, sobrehidratación o efecto proinflamatorio, y además se asocian con el desarrollo de daño renal agudo.

Coloides naturales

Los productos sanguíneos alogénicos pueden ser una buena opción para reponer el volumen circulante intravascular debido a que aportan una presión coloidosmótica mayor. El uso de sangre entera es apropiado en casos de hemorragia aguda y grave. El plasma, ya sea congelado o fresco congelado, también es útil para reponer el volumen con un efecto coloidosmótico mayor y para aportar factores de la coagulación en los pacientes con coagulopatías. Sin embargo, el plasma no es el coloide natural más efectivo en presencia de hipoalbuminemia; es necesario un gran volumen (26-30 ml/kg) para aumentar la concentración de albúmina 0,5 g/dl y conseguir incrementar la presión oncótica. En estos casos, la transfusión de albúmina humana o canina corrige de forma más eficiente la hipoalbuminemia y aumenta la presión coloidosmótica con mucho menor volumen.

Soluciones equilibradas y no equilibradas

El término *soluciones equilibradas* designa las soluciones que tienen una composición química similar a la del compartimento extracelular. Por lo general, estas soluciones incluyen sistemas tampón, como el lactato (solución de Hartmann, lactato de Ringer), el acetato o el gluconato (plasmalyte 148), para ayudar a mantener el equilibrio ácido-base. Realmente, el único cristaloide no equilibrado es la solución salina isotónica (NaCl al 0,9 %), incorrectamente llamada suero salino, ya que solo tiene sodio y cloro disueltos en agua; es decir, su composición no es químicamente similar a la del plasma. Esto puede llevar a la acumulación de cloro y al desarrollo de una acidosis metabólica hiperclorémica.

Se ha demostrado que el uso de soluciones equilibradas da como resultado una menor mortalidad por cualquier causa y una menor incidencia de disfunción renal que cuando se usa solución salina isotónica (Semler *et al.*, 2018). Aunque esto aún no se ha demostrado en veterinaria, se sabe que la hipercloremia tiene un efecto vasoconstrictor directo sobre el riñón. El aumento de la concentración de cloro en el túbulo renal causa un incremento de la absorción de cloro en la mácula densa. Esto provoca la constricción de la arteriola renal aferente y la retención de agua y cloro en el espacio intersticial, lo que puede precipitar un descenso de la producción de orina, una reducción de la perfusión renal, una acidosis metabólica hiperclorémica y, finalmente, contribuir a una insuficiencia renal y una disfunción multiorgánica. Por estos motivos, y por una posible mayor sensibilidad de los pacientes críticos a las alteraciones del cloro y la función renal, en general se recomienda el uso de soluciones equilibradas.

EVALUACIÓN DEL VOLUMEN INTRAVASCULAR

En los pacientes hemodinámicamente inestables, lo más habitual es instaurar una fluidoterapia para tratar de aumentar el GC. Sin embargo, una administración excesiva de soluciones, de la misma manera que una insuficiente, se asocia con una mayor morbilidad y mortalidad tanto en medicina humana como en veterinaria (Hansen, 2021). Por tanto, se deben evaluar dos aspectos importantes durante la reposición de líquidos. Por un lado, la **evaluación del estado de la volemia** intenta determinar si el volumen circulatorio de un paciente está disminuido, normal o aumentado en un momento concreto o estático de la enfermedad (ver capítulo 2). Por otro lado, la **capacidad de respuesta a la fluidoterapia** considera una cuestión dinámica: ¿la administración de una cantidad determinada de soluciones de forma rápida producirá un aumento proporcional del volumen sistólico (VS) y, por lo tanto, del GC?

> La capacidad de respuesta a la fluidoterapia evalúa si administrar una cantidad determinada de soluciones de forma rápida producirá un aumento proporcional del volumen sistólico y, por tanto, del gasto cardiaco.

DEPENDENCIA DE LA PRECARGA

Una vez que se ha determinado la presencia de hipovolemia en un paciente, el tratamiento más habitual es la administración de soluciones intravenosas. Sin embargo, se deben cumplir unas condiciones cardiovasculares para que este tratamiento sea eficaz: las soluciones aportadas deben ser capaces de producir un aumento de la precarga cardiaca, y este aumento debe poder incrementar el VS.

Para comprender por qué algunos pacientes no responden de manera efectiva a la instauración de una fluidoterapia, es importante conocer los conceptos básicos sobre la fisiología cardiovascular que se explican a continuación.

Curvas de Frank-Starling y de Marik-Philips

La presión venosa es la fuerza que ejerce la sangre venosa contra la pared de una vena (intraluminal), mientras que la presión transparietal es la diferencia de presión a ambos lados de la pared (dentro y fuera) de un vaso. La precarga y el retorno venoso están determinados por el gradiente de presión entre las venas y el atrio derecho. Además, el sistema venoso está compuesto por vasos muy distensibles y de alta capacidad que contienen la mayor parte del volumen sanguíneo. Estas venas requieren un volumen circulante de sangre suficiente para evitar colapsarse (es decir, para evitar que la presión transparietal sea negativa). Este volumen de sangre mínimo para que no haya colapso venoso se denomina **volumen no estresado**. Cualquier cantidad de sangre que se agregue al sistema más allá del volumen no estresado ejercerá una fuerza sobre la pared de las venas, las cuales se distenderán (presión transparietal positiva). Este volumen de sangre adicional se denomina **volumen estresado**.

El VS es la cantidad de sangre expulsada del corazón con cada latido y depende de la precarga (tensión de la pared ventricular al final de la diástole), de la contractilidad y la de poscarga (tensión de la pared al final de la sístole). En determinadas condiciones, un aumento del retorno venoso (y de la precarga) producirá un estiramiento de los miocitos, que posteriormente se contraerán con más fuerza, lo que aumentará el VS (ley de Frank-Starling). Sin embargo, este aumento proporcional del VS por el aumento de la precarga o del retorno venoso está limitado por las propiedades contráctiles del corazón. Así, se establecen dos zonas en la relación precarga-VS (curva de Frank-Starling): una zona dependiente de la precarga, en la que un aumento del retorno venoso produce un incremento proporcional del VS, y una zona independiente de la precarga, en la que el aumento del retorno venoso no causa un incremento del VS. Teniendo esto en cuenta, se pueden diferenciar dos tipos de pacientes: los **respondedores** (en la zona dependiente de la precarga) y los **no respondedores** a la administración de soluciones (en la zona independiente de la precarga) (fig. 4a). Las condiciones contráctiles propias del corazón también determinan la forma de la curva de Frank-Starling, siendo más baja en aquellos con una menor contractilidad (tendrán una zona dependiente de la precarga más pequeña) (fig. 4b).

> La curva de Frank-Starling será más aplanada en aquellos pacientes cuyo corazón sea menos contráctil; por tanto, la zona dependiente de la precarga será más pequeña.

La curva de Marik-Philips describe la relación entre el aumento de la precarga y el agua pulmonar extravascular. Cuando esta curva se representa junto a la curva de Frank-Starling, se puede entender muy fácilmente el riesgo de que un paciente desarrolle edemas durante la fluidoterapia (fig. 4c). La extravasación de líquido puede producir un edema intersticial, lo que dificultaría la llegada del oxígeno a las células (por el aumento de la distancia intercapilar). Esta situación de hipervolemia podría tener las mismas consecuencias que la hipovolemia; por tanto, es importante conocer en qué punto de la curva de Frank-Starling se encuentran los pacientes en cada momento para determinar si la administración de soluciones será beneficiosa o perjudicial.

> La extravasación de líquido puede producir un edema intersticial, lo que dificultaría la llegada del oxígeno a las células (por el aumento de la distancia entre los capilares). Esta situación de hipervolemia podría tener las mismas consecuencias que la hipovolemia.

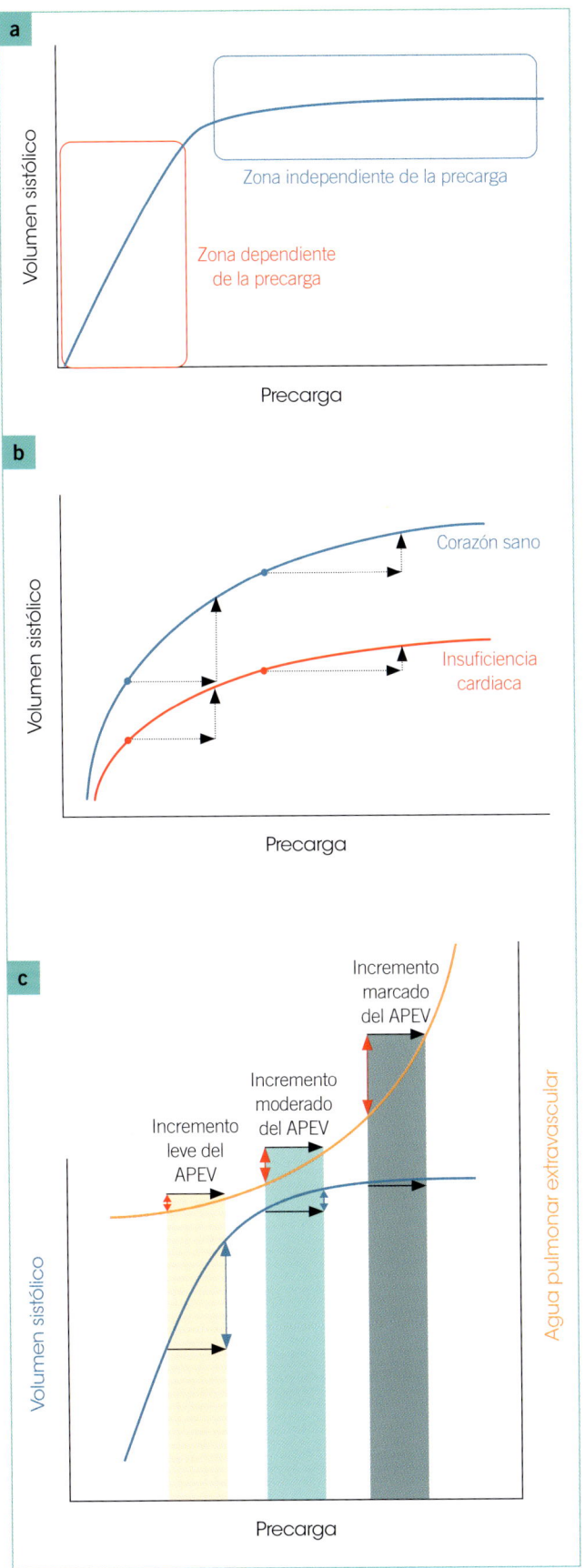

Evaluación de la dependencia de la precarga

Para saber si un paciente es o no respondedor al aporte de soluciones pueden evaluarse diferentes parámetros, que en general pueden clasificarse en estáticos o dinámicos. Los parámetros estáticos (p. ej.: presión venosa central, presión arterial media, lactato) permiten evaluar el estado volémico en un momento concreto de la enfermedad (ver capítulo 2). No son capaces de determinar en qué fase de la curva de Frank-Starling se encuentra un paciente, pero pueden usarse para saber si se debe parar la terapia que se está aplicando o si está siendo eficaz.

Los parámetros estáticos se usan más fuera del entorno del quirófano y en animales no anestesiados ni ventilados. Los métodos que se suelen emplear habitualmente en los pacientes anestesiados o ventilados son los parámetros dinámicos.

Parámetros dinámicos de dependencia de la precarga

Desafío de volumen (*fluid challenge*)

Basándose en la premisa de que solo los pacientes que se encuentren en la zona dependiente de la precarga en la curva de Frank-Starling son capaces de aumentar el VS tras la administración de soluciones, se puede realizar una carga rápida (10 minutos) y posteriormente evaluar si el VS ha aumentado de forma significativa. Esta carga se puede hacer con cristaloides (10-20 ml/kg) o con coloides (5-10 ml/kg) (Skouropoulou *et al.*, 2021). Si el resultado de la prueba es positivo, se puede seguir administrando más bolos hasta que ya no se produzca un aumento del VS. La principal dificultad de este método es que se debe disponer de herramientas para evaluar de forma precisa el VS (o el GC). Pueden emplearse parámetros sustitutos del VS, como los parámetros de flujo sistólico evaluados por Doppler transtorácico o transesofágico: la integral velocidad-tiempo (VTi) o la distancia sistólica (DS) sustituyen al VS, y la distancia minuto (DM) al GC (Paranjape *et al.*, 2023a). Además, cabe tener en cuenta que la administración de un bolo de 10-20 ml/kg a un paciente en la zona independiente de la precarga podría tener consecuencias deletéreas.

FIGURA 4. Curva de Frank-Starling, que relaciona la precarga con el volumen sistólico (a). Diferentes curvas de Frank-Starling en función de la capacidad contráctil del miocardio (b). Curvas de Marik-Philips (en naranja) y de Frank-Starling (en azul) (c). Puede observarse cómo, a partir del punto de inflexión de la curva de Frank-Starling, el aumento de la precarga produce un incremento exponencial del agua pulmonar extravascular (APEV); es decir, los pacientes que se encuentran en la zona de independencia de la precarga tienen un mayor riesgo de tener un edema pulmonar.

Minidesafío de volumen (*mini fluid challenge*)

Este método es muy similar al anterior, pero se administra menos volumen, generalmente cristaloides (3-5 ml/kg) o coloides (1-3 ml/kg), y en menos tiempo (1-5 minutos) (Skouropoulou *et al.*, 2021). Aunque para hacer esta prueba también es necesario determinar el VS o el GC, el riesgo de extravasación de líquido al espacio intersticial es menor, ya que se emplea un volumen total más pequeño. Además, es una prueba más rápida que la anterior y podría emplearse para tomar decisiones rápidas durante la anestesia (vídeo 1).

Elevación pasiva de los miembros posteriores (*virtual fluid challenge*)

Se ha demostrado que esta prueba, empleada desde hace tiempo en medicina humana, permite evaluar de forma eficaz el estado de la precarga. Recientemente se ha publicado su uso en el perro, elevando el tercio posterior 30° sobre la línea horizontal de la mesa (Paranjape *et al.*, 2023b). Esto hace que un volumen de sangre se desplace hacia el compartimento central y se eleve el GC en los pacientes en la zona dependiente de la precarga. La gran ventaja de este método es que no se requiere administrar líquidos exógenos y, por tanto, puede hacerse tantas veces como sea necesario. Sin embargo, como ocurre con las pruebas anteriores, se debe poder medir el GC para realizarla.

Interacción corazón-pulmón

Recientemente ha crecido el interés por el desarrollo de parámetros dinámicos de evaluación de la dependencia de la precarga basados en el análisis de la interacción que existe entre los aparatos cardiovascular y respiratorio durante la ventilación mecánica, ya que son capaces de predecir de forma fiable la respuesta a la fluidoterapia sin la necesidad de administrar soluciones. Este método consiste en evaluar las pequeñas variaciones en la precarga que ocurren durante las fases de la ventilación debido a las diferentes presiones intratorácicas que se generan durante el ciclo respiratorio. Para ello, el paciente debe estar recibiendo ventilación mecánica, ya que las variaciones de presión intratorácica durante la ventilación espontánea son muy pequeñas (±1-3 cmH$_2$O).

Durante la ventilación mecánica la presión intratorácica en la fase inspiratoria suele ser superior a 10 cmH$_2$O. Esto comprime el circuito pulmonar y hace que su contenido sea empujado hacia el ventrículo izquierdo, cuya precarga y volumen de eyección se incrementan durante la fase inspiratoria. Esta compresión afecta también a los grandes vasos (sobre todo a la vena cava), lo que produce una reducción de la precarga

VÍDEO 1. Minidesafío de volumen (*mini fluid challenge*) mediante la administración de hidroxietilalmidón (HES).

del ventrículo derecho y, una vez completada la circulación derecha, una reducción de la precarga del ventrículo izquierdo, que producirá una disminución del volumen y de la presión de eyección sistólica.

> Durante la ventilación mecánica, la alta presión intratorácica en la inspiración hace que el circuito pulmonar se comprima y la sangre sea empujada hacia el ventrículo izquierdo, cuya precarga y volumen de eyección aumentan. Esta compresión afecta también a los grandes vasos (especialmente a la vena cava), de forma que se reduce la precarga del ventrículo derecho y, unos latidos después, la del izquierdo, lo que disminuye el volumen y la presión de eyección sistólica.

En resumen, puede decirse que la ventilación mecánica con presión positiva produce cambios cíclicos en el VS del ventrículo izquierdo: primero, un ligero incremento y, después, una disminución (fig. 5). En un paciente hipovolémico este fenómeno se observará de forma más clara, especialmente por la compresión sobre la vena cava, que se comprimirá con una mayor facilidad. A mayor grado de hipovolemia, mayor compresión de los grandes vasos y mayor diferencia entre unos latidos y otros.

Pueden evaluarse los cambios físicos en el VS, en la VTi, en la velocidad del flujo aórtico, en la presión sistólica, en la presión de pulso, en la onda pletismográfica o en el diámetro de la vena cava (fig. 6). Cada uno de estos parámetros tiene un porcentaje de corte a partir del cual un paciente se considera respondedor a la fluidoterapia, pero es importante reproducir de la forma más exacta posible las condiciones del estudio en el que se obtuvo el porcentaje de variabilidad para cada parámetro. En general, en todos los estudios se empleó la ventilación controlada por volumen o por presión, con una presión de la vía aérea que no superaba los 15 cmH$_2$O, una frecuencia respiratoria de 10-20 rpm y una presión positiva al final de la espiración (PEEP)

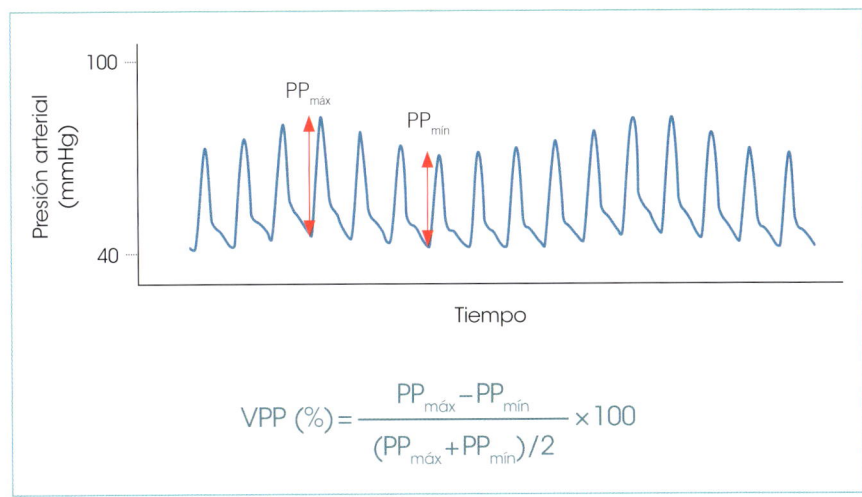

$$VPP\ (\%) = \frac{PP_{máx} - PP_{mín}}{(PP_{máx} + PP_{mín})/2} \times 100$$

FIGURA 5. Representación gráfica y fórmula para calcular la variabilidad de la presión de pulso (VPP) durante el ciclo respiratorio en un paciente bajo ventilación mecánica. $PP_{máx}$, presión de pulso máxima; $PP_{mín}$, presión de pulso mínima.

de 0-5 cmH_2O. En la tabla 2 se detallan los valores de corte de cada parámetro.

Otras limitaciones de los parámetros dinámicos que evalúan la interacción corazón-pulmón son la existencia de asincronías entre el ventilador y el paciente, la presencia de arritmias y el empleo de vasopresores (p. ej.: noradrenalina, dexmedetomidina) que podría reducir el porcentaje de variabilidad de algunos de los parámetros (índice de variabilidad pletismográfica, variabilidad de la presión de pulso).

Ecografía focal (POCUS, *point of care ultrasound*)

La POCUS se ha extendido enormemente para la evaluación del paciente crítico y de urgencias, en parte debido a la mayor disponibilidad de equipos portátiles y asequibles, así como por la diversidad de estudios recientes que demuestran su utilidad. Entre sus aplicaciones, la estimación de la volemia y la respuesta a la fluidoterapia merecen una mención especial en este capítulo. Mediante la POCUS se pueden evaluar parámetros estáticos como el diámetro de la vena cava caudal (CVCd) o la relación entre el atrio izquierdo y la aorta (LA:Ao), que dan información de la presencia tanto de hipovolemia como de hipervolemia. El CVCd se correlaciona con la volemia y con la presión venosa central, pero aún no se han publicado valores de referencia para el perro. En cuanto a los parámetros dinámicos, el índice de colapsabilidad de la vena cava caudal (ICVCC) refleja el porcentaje de variación del CVCd máximo y mínimo durante el ciclo respiratorio (fig. 7). Un estudio ha demostrado una buena predicción de la respuesta a la fluidoterapia en los pacientes con un ICVCC superior al 27 % (Donati *et al.*, 2020).

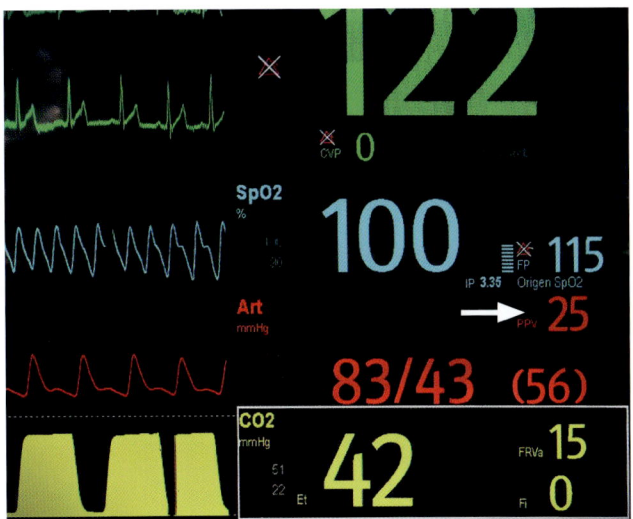

FIGURA 6. Paciente hipotenso con una variabilidad pletismográfica elevada (curva azul) y una variabilidad de la presión de pulso del 25 % (flecha). Esto indica que el paciente se encuentra en la zona dependiente de la precarga.

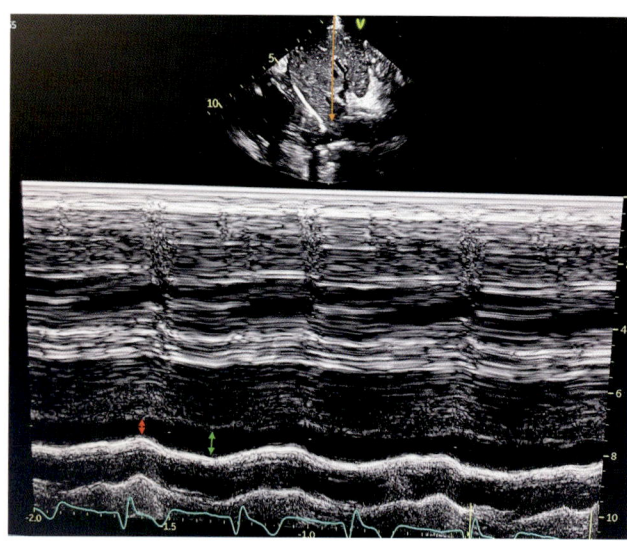

FIGURA 7. Medición del índice de colapsabilidad de la vena cava caudal (ICVCC). Ecografía transtorácica en modo B de la transición entre el tórax y el abdomen (arriba). La cavidad torácica está a la izquierda y la abdominal arriba y a la derecha, reconocible por el aspecto ecográfico característico del hígado. El diafragma se observa como una estructura hiperecogénica que separa ambas cavidades. Se aprecia la vena cava como una estructura tubular anecogénica con flujo (flecha naranja) que, desde el abdomen y a través del diafragma, se continúa en la cavidad torácica. Ecografía en modo M en la posición de la flecha naranja (abajo). Se observa la vena cava y el cambio de diámetro máximo (flecha verde) y mínimo (flecha roja) dependiente del ciclo cardiaco.

TABLA 2. Parámetros dinámicos para evaluar la dependencia de la precarga en el perro.

Parámetro	Fórmula	Método de evaluación	Valor de corte (%)
Variabilidad del volumen sistólico (VVS)	$\dfrac{VS_{máx}-VS_{mín}}{(VS_{máx}+VS_{mín})/2}\times100$	■ Análisis de contorno de pulso	14,7[a]
Variabilidad de la integral velocidad-tiempo en la aorta (VVTi)	$\dfrac{VTi_{máx}-VTi_{mín}}{(VTi_{máx}+VTi_{mín})/2}\times100$	■ Ecografía Doppler transtorácica ■ Doppler esofágico	10,6[b]
Variabilidad de la velocidad pico del flujo aórtico (VVp)	$\dfrac{Vp_{máx}-Vp_{mín}}{(Vp_{máx}+VP_{mín})/2}\times100$	■ Ecografía Doppler transtorácica ■ Doppler esofágico	10,1[b]
Variabilidad de la presión sistólica (VPS)	$\dfrac{PS_{máx}-PS_{mín}}{(PS_{máx}+PS_{mín})/2}\times100$	■ Presión arterial invasiva	4,1[a]
Variabilidad de la presión de pulso (VPP)	$\dfrac{PP_{máx}-PP_{mín}}{(PP_{máx}+PP_{mín})/2}\times100$	■ Presión arterial invasiva	13,8[a]
Índice de variabilidad pletismográfica (PVI)	$\dfrac{PI_{máx}-Pi_{mín}}{PI_{máx}}\times100$	■ Pulsioximetría	14[a]
Índice de colapsabilidad de la vena cava caudal (ICVCC)	$\dfrac{CVCd_{máx}-CVCd_{mín}}{CVCd_{máx}}\times100$	■ Ecografía (modo M)	27[c]

[a] Skouropoulou *et al.*, 2021.
[b] Gonçalves *et al.*, 2020.
[c] Donati *et al.*, 2020.

RELACIÓN ENTRE LA PRESIÓN ARTERIAL Y LA DEPENDENCIA DE LA PRECARGA

El objetivo principal de la fluidoterapia en los pacientes críticos e hipovolémicos es restablecer el volumen circulante y, de esta forma, mejorar la perfusión de los tejidos. Sin embargo, para que la perfusión tisular sea adecuada debe serlo también la presión arterial.

La administración de soluciones a los pacientes en la zona dependiente de la precarga siempre producirá un incremento del VS, pero no siempre provocará un aumento de la presión arterial. Esto se debe, principalmente, a que durante el estado de *shock* (y especialmente en el *shock* séptico) suele originarse una vasoplejia importante que produce un desacople entre el ventrículo y las arterias. Este fenómeno determina la existencia de pacientes respondedores a la fluidoterapia que no van a responder con un incremento de la presión tras la carga de volumen. Por esta razón, en la mayoría de los animales críticos, para normalizar la presión arterial será necesario administrar conjuntamente soluciones y vasopresores, para así mejorar la precarga y aumentar el tono vasomotor.

Para evaluar el tono vasomotor puede emplearse la elastancia arterial (Ea) como un parámetro global de la poscarga (la elastancia es el cociente entre la presión y el volumen, es decir, el inverso de la compliancia). La Ea relaciona la presión arterial y el VS. El empleo de fármacos vasopresores incrementará la Ea y permitirá que la carga de soluciones produzca un aumento de la presión arterial de forma más eficaz. Para conocer de antemano si la presión arterial subirá o no tras una carga de soluciones, puede emplearse la elastancia arterial dinámica (Ea_{din}), que es el cociente entre la variabilidad de la presión de pulso y la variabilidad del volumen sistólico. En humanos, un valor de Ea_{din} igual o superior a 0,9 predice de forma eficaz que la presión arterial de un paciente aumentará tras un bolo, mientras que si el valor es inferior a 0,9, puede ser necesario administrar vasopresores para que la presión suba después de la carga de soluciones (Monge García *et al.*, 2011).

FLUIDOTERAPIA EN EL PACIENTE CON *SHOCK*: PROTOCOLO ROSE

En los pacientes con *shock* y estados inflamatorios con afectación de la microcirculación, hay un desequilibrio en los tejidos entre el aporte y el consumo de oxígeno, es decir, hipoperfusión, y existe un mayor riesgo de sobrecarga de líquidos, ineficacia de la fluidoterapia y efectos adversos asociados. Esto se observa de forma más acusada en los pacientes con *shock* séptico. En estos casos, es de especial importancia ajustar la fluidoterapia a los requerimientos del paciente y a cada etapa del *shock* (fig. 8). El modelo conceptual ROSE de administración de soluciones a los pacientes críticos con *shock* da un enfoque dinámico a la fluidoterapia para maximizar los beneficios y minimizar los efectos adversos. Comprende cuatro fases, reanimación (R), optimización (O), estabilización (S, del inglés *stabilization*) y evacuación (E), cada una con unos objetivos diferentes adaptados a las fases del *shock* (fig. 9).

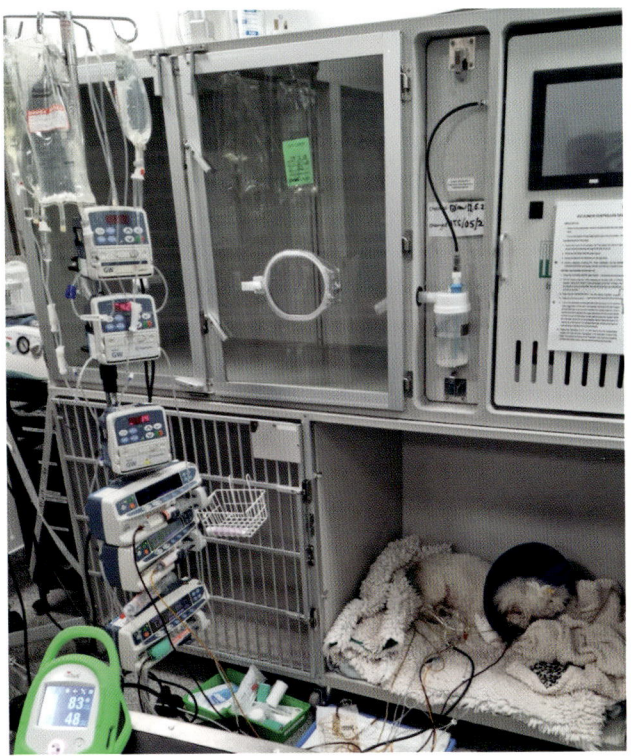

FIGURA 8. Paciente en estado crítico recibiendo fluidoterapia.

R FASE DE REANIMACIÓN

La primera fase tiene como objetivo rescatar al paciente, recuperar la perfusión y corregir los estados de *shock* o de inflamación grave. La reanimación se debe realizar en minutos, mediante estrategias rápidas y tempranas para administrar las soluciones adecuadas según el paciente. La reposición de líquidos con las denominadas dosis de *shock* (60-90 ml/kg en el perro, 30-60 ml/kg en el gato) es una práctica en desuso hoy día dado el alto riesgo de sobrecarga de líquidos, formación de edemas y daño multiorgánico. Actualmente se opta por administrar bolos más pequeños (5-20 ml/kg) e ir monitorizando al paciente mediante el empleo de parámetros dinámicos de dependencia de la precarga (ver arriba), hasta conseguir mejorar los objetivos de perfusión. Esto se denomina **fluidoterapia guiada por objetivos**. En esta fase se busca conseguir un balance de líquidos positivo para reponer los déficits, permitir el movimiento de agua entre los diferentes compartimentos y recuperar así el equilibrio hídrico en las fases posteriores.

O FASE DE OPTIMIZACIÓN

La fase de optimización se centra en recuperar las funciones orgánicas en las horas siguientes tras el rescate inicial y en evitar que el paciente vuelva a un estado de *shock*. En esta fase se debe considerar disminuir el volumen de soluciones administrado, buscando un balance neutro (equilibrio) o de mantenimiento que permita una perfusión tisular estable y el mantenimiento de la función de los órganos. El volumen de optimización dependerá de las necesidades metabólicas, del estado de enfermedad y de la compensación de las pérdidas continuas que pueda tener el paciente.

S FASE DE ESTABILIZACIÓN

La fase de estabilización tiene como objetivo mantener el estado de los órganos en los días siguientes después de la optimización, procurando un aporte de nutrientes, agua y electrolitos apropiado para asegurar la normalización de las funciones orgánicas.

E FASE DE EVACUACIÓN

La fase de evacuación pretende eliminar cualquier exceso de agua que se haya podido producir tras la recuperación de la diuresis y de la función de los órganos, así como restablecer el equilibrio hídrico normal. En esta fase hay que evaluar cuándo se debe detener la fluidoterapia y de qué manera, para evitar, por un lado, provocar la acumulación de agua en el tercer espacio y la formación de edemas por una administración innecesaria y, por otro, causar una hipoperfusión por una discontinuación temprana o brusca.

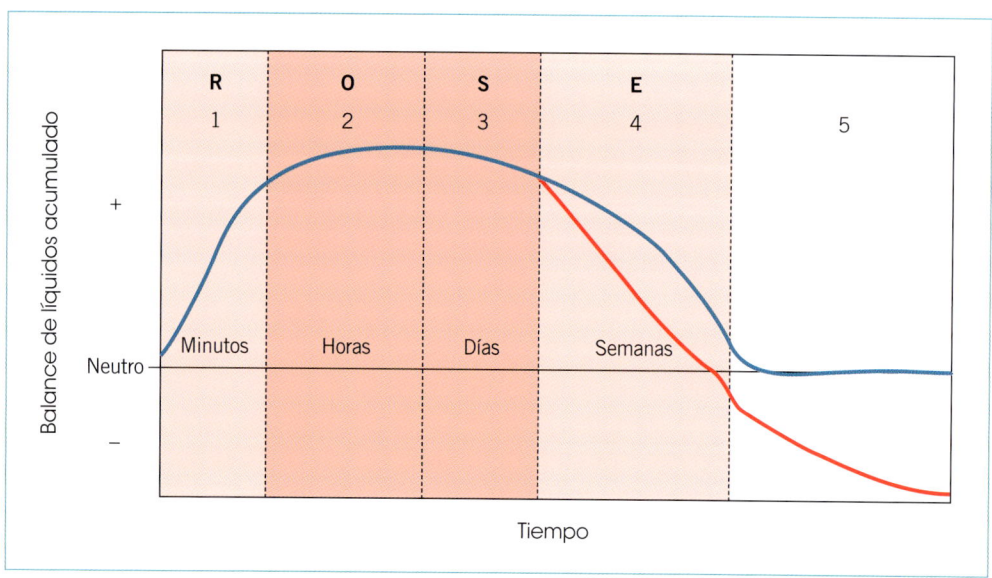

FIGURA 9. Modelo ROSE de administración de soluciones para la reanimación de los pacientes con *shock*. La gráfica representa el balance de líquidos acumulado a lo largo del tiempo en las cuatro fases del modelo: reanimación (1), optimización (2), estabilización (3) y evacuación (4). En la fase 5 se pretende haber recuperado el equilibrio hídrico (línea azul), pero puede aparecer de nuevo hipoperfusión si la administración de soluciones se detiene de forma temprana o brusca en la fase 4 (línea roja).

04

EMPLEO DE FÁRMACOS VASOPRESORES Y SIMPATICOMIMÉTICOS EN ANESTESIA

Lydia Marqués Sánchez, Ignacio Sández Cordero

INTRODUCCIÓN

El uso de fármacos vasopresores y simpaticomiméticos es muy habitual en el paciente crítico, especialmente en animales bajo anestesia, ya que en ocasiones los fármacos anestésicos inhiben los mecanismos compensatorios del organismo. El empleo de estos fármacos puede ayudar a aumentar la presión arterial media (PAM), así como a mejorar la contractilidad del miocardio y a incrementar el gasto cardiaco (GC). Para entender bien el mecanismo de acción de estos fármacos, primero se debe conocer los tipos de receptores con los que interactúan y la localización de estos.

SISTEMA NERVIOSO AUTÓNOMO: VÍAS Y RECEPTORES

El sistema nervioso autónomo (SNA) es el encargado de regular los procesos de homeostasis y tiene un papel crítico ante situaciones de estrés (respuesta de huida o lucha). Sus funciones fisiológicas incluyen: regulación de la frecuencia cardiaca (FC), contractilidad cardiaca, distribución del flujo de sangre visceral y cutánea, motilidad y digestión gastrointestinal, fisiología de la reproducción y regulación endocrina y de los procesos urogenitales.

El SNA consta de componentes aferentes, centrales y eferentes. Dentro de los eferentes, el sistema nervioso visceral está subdividido en dos grandes ramas, el sistema parasimpático y el sistema simpático. Además, el SNA actúa sobre diferentes receptores, que incluyen los receptores colinérgicos (nicotínicos y muscarínicos) y los receptores adrenérgicos, en función del neurotransmisor que actúe.

SISTEMA NERVIOSO SIMPÁTICO

El sistema nervioso simpático (SNS) regula la mayoría de los órganos y controla la homeostasis en respuesta a situaciones de estrés. Los cambios en la funcionalidad se inician y se mantienen debido a la liberación de neurotransmisores en los nervios terminales posganglionares. Los nervios se originan en las células de la columna torácica (secciones espinales desde T1 hasta L2) y en los ganglios. Dependiendo de si las neuronas son preganglionares o posganglionares y de su tipo de neurotransmisor existen varios tipos de receptores adrenérgicos.

La inervación de los diferentes órganos por parte del sistema nervioso simpático y parasimpático se muestra en la figura 1.

Receptores adrenérgicos y dopaminérgicos

Los receptores adrenérgicos se dividen en dos grandes categorías: alfa (α) y beta (β). Dentro de los **receptores α** hay dos tipos: α_1, con subcategorías α_{1A}, α_{1B} y α_{1D}; y α_2, con subcategorías α_{2A}, α_{2B} y α_{2C}. Los **receptores β** están divididos en β_1, β_2 y β_3. También existen los **receptores dopaminérgicos,** que se dividen en D_1 y D_2.

Tanto las catecolaminas endógenas como los fármacos simpaticomiméticos producen respuestas fisiológicas al unirse a estos receptores (tabla 1). Pertenecen al grupo de receptores acoplados a proteína G.

Los **receptores α_1** activan la fosfolipasa C mediante la unión con **proteínas Gq**, lo que genera inositol-1,4,5-trisfosfato (IP3) y libera el calcio intracelular. Su activación mediará diversas reacciones fisiológicas como vasoconstricción, dilatación pupilar y contracción del músculo liso genitourinario.

Los **receptores α_2** se regulan de manera inhibitoria por la **proteína Gi**; esto, a su vez, inhibe la actividad de la adenilato-ciclasa y reduce los niveles de adenosina-monofosfato cíclico (AMPc) intracelulares. Su activación inducirá vasoconstricción, agregación de plaquetas y diversas reacciones en el sistema nervioso central (SNC), dependiendo de su localización.

Los **receptores β**, al activarse, estimulan la adenilato-ciclasa e incrementan el AMPc mediado por la unión a la **proteína Gs.** Los receptores β_1 median más las funciones cardiacas, tales como el incremento de la FC y el aumento de la contractilidad. Los receptores β_2 actúan en el músculo liso del aparato respiratorio, lecho vascular y músculo detrusor de la vejiga (junto con los receptores β_3). La activación de estos receptores contribuye a la vasodilatación, broncodilatación, disminución de la resistencia vascular y relajación de la vejiga.

SISTEMA NERVIOSO PARASIMPÁTICO

El sistema nervioso parasimpático (SNP) está compuesto fundamentalmente por las fibras que provienen del nervio vago y de las fibras sacras, y su principal neurotransmisor es la acetilcolina, que actúa sobre los receptores nicotínicos y muscarínicos. La mayoría de los órganos están inervados por fibras del SNP; la estimulación del SNP tiene, generalmente, unos efectos contrarios a los del SNS.

El SNP desempeña un papel fundamental en el control de la FC (produciendo bradicardia) y, por tanto, del GC. Muchos de los pacientes anestesiados pueden sufrir una estimulación parasimpática debida a la manipulación quirúrgica o a la administración de fármacos anestésicos y analgésicos, que provocará una reducción en la FC, el GC y la presión arterial (PA).

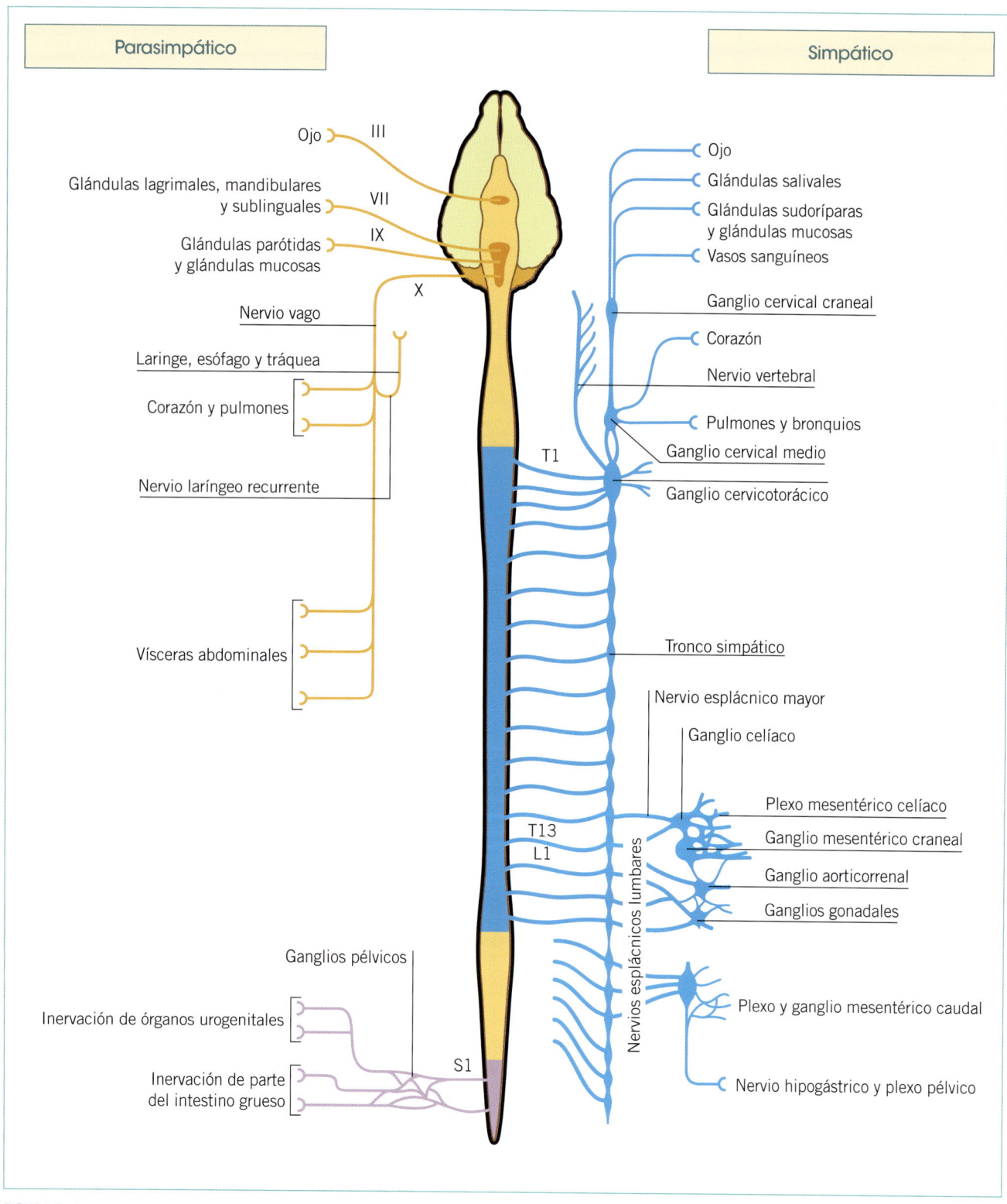

FIGURA 1. Representación esquemática de la inervación de los diferentes órganos por parte del sistema nervioso simpático y parasimpático.

TABLA 1. Distribución de subtipos de receptores adrenérgicos y dopaminérgicos, y efectos fisiológicos producidos en respuesta a su activación.

Receptores		Localización	Respuesta generada
Adrenérgicos	α_1	Músculo liso vascular	Contracción
		Músculo pupilar	Contracción (dilatación de la pupila)
		Cápsula esplénica	Contracción
		Músculo liso uretral	Contracción
	α_2	Neuronas del SNC postsinápticas	Diferente según la localización
		Plaquetas	Agregación
		Nervios terminales adrenérgicos y colinérgicos	Inhibición de la liberación de neurotransmisores
		Músculo liso vascular periférico	Contracción
	β_1	Corazón	Aumento de la frecuencia cardiaca y de la contractilidad
		Células yuxtaglomerulares	Incremento de la liberación de renina
	β_2	Aparato respiratorio, útero y músculo liso vascular	Vasodilatación y relajación
		Hígado	Gluconeogénesis
	β_3	Adipocitos	Activación de la lipólisis
Dopaminérgicos	D_1	Músculo liso vascular	Dilatación de determinados vasos sanguíneos
	D_2	Nervios terminales del SNA	Modulación de la liberación de neurotransmisores

El empleo de fármacos anticolinérgicos (p. ej.: atropina, glicopirrolato) puede resultar de gran utilidad para resolver situaciones de inestabilidad hemodinámica en las que exista bradicardia e hipotensión de forma conjunta y debe considerarse como una alternativa al empleo de fármacos simpaticomiméticos.

FÁRMACOS SIMPATICOMIMÉTICOS

Los fármacos simpaticomiméticos se pueden clasificar en tres grupos según su **mecanismo de acción**:

- **Agonistas de acción directa:** se incluyen las catecolaminas endógenas (p. ej.: noradrenalina, adrenalina) y algunos fármacos simpaticomiméticos (p. ej.: fenilefrina, dobutamina). Estos neurotransmisores se unirán directamente al receptor adrenérgico y lo activarán.
- **Agonistas de acción indirecta:** estos fármacos median respuestas fisiológicas que incrementan la concentración de catecolaminas endógenas mediante tres mecanismos diferentes:
  - Reducción de la descomposición metabólica de las catecolaminas al bloquear o antagonizar farmacológicamente las enzimas endógenas involucradas en el metabolismo de la noradrenalina y adrenalina. (p. ej.: inhibidores de las enzimas monoaminooxidasa y de la catecol-*O*-metiltransferasa).
  - Inhibición de los procesos fisiológicos involucrados en la recaptación de noradrenalina (p. ej.: cocaína).
  - Potenciación de la liberación de catecolaminas en las terminaciones nerviosas posganglionares simpáticas (p. ej.: tiramina, anfetamina).
- **Actividad mixta agonista:** son fármacos que tienen la capacidad de activar directamente los receptores adrenérgicos y también de aumentar la liberación de noradrenalina (p. ej.: efedrina).

Tanto las catecolaminas endógenas como los fármacos simpaticomiméticos pueden tener una mayor afinidad por uno o más subtipos de receptores. Esto hace que tengan diferentes acciones en los órganos diana y, por tanto, los efectos fisiológicos también puedan ser muy diversos en función de la dosis y del individuo (Rowe *et al.*, 2018).

A continuación se describen los fármacos simpaticomiméticos más usados. En las tablas 2 y 3 se resume su acción sobre los receptores, sus efectos y las dosis recomendadas.

ADRENALINA

La adrenalina (o epinefrina), abreviada como ADR, se sintetiza y se almacena en las células de la médula adrenal, donde se libera si hay una estimulación del SNS. Es un potente agonista de los receptores α_1, α_2, β_1 y β_2, cuyos efectos son dependientes de la dosis.

En dosis bajas predominan los efectos β_1 y β_2, lo que produce un incremento de la FC, un aumento de la contractilidad de miocardio y, generalmente, un aumento del GC. También puede tener actividad sobre el marcapasos ventricular ectópico, así como provocar la relajación del músculo liso bronquial (broncodilatación) y vasodilatación (Skelding y Valverde, 2020). En dosis más altas tiene una acción más marcada sobre los receptores α; se observa entonces una vasoconstricción periférica, tanto de las arterias como de las venas.

Aunque no suele ser el fármaco de elección para el soporte cardiovascular dado que su empleo se asocia con una alta incidencia de taquicardia sinusal, arritmias ventriculares e incremento de los niveles de lactato (Silverstein y Hopper, 2014), puede emplearse en dosis de 5-20 µg/kg para situaciones de paro cardiaco, hipotensión por *shock* anafiláctico o cuando el resto de los vasopresores no consigan aumentar la PA.

En gatos anestesiados con isoflurano, la adrenalina en dosis de 0,125-2,0 µg/kg/min incrementó la FC, el volumen sistólico (VS) y el GC, y, a partir de 0,5 µg/kg/min, la PA aumentó un 20 % (Pascoe *et al.*, 2006).

NORADRENALINA

La noradrenalina es secretada por los nervios terminales posganglionares simpáticos y tiene acción agonista sobre los receptores adrenérgicos α_1, α_2 y β_1, pero no sobre los β_2. Su efecto sobre los receptores α es más potente, por lo que consigue una vasoconstricción en arterias y venas periféricas intensa, excepto en las arterias coronarias. En comparación con la adrenalina su efecto β_1 será menor, por lo que, aunque en ocasiones aumente la FC y la contractilidad cardiaca, es frecuente que por efecto de los barorreceptores se observe bradicardia en respuesta al aumento de la PA. Puede ser mal tolerada en animales con insuficiencia del ventrículo izquierdo, dado que incrementa el retorno venoso y produce vasoconstricción pulmonar (Skelding y Valverde, 2020). Respecto al GC tiene un efecto variable, debido al volumen efectivo circulante del paciente, la contractilidad miocárdica y la distensibilidad y resistencia venosas:

- En los animales con vasodilatación, pero euvolémicos, la noradrenalina aumenta el GC por la venoconstricción.

- Sin embargo, los animales hipovolémicos suelen encontrarse ya en un estado de vasoconstricción potente y, por tanto, un aumento de las resistencias vasculares puede producir una disminución importante del GC (Silverstein y Hopper, 2014).

En perros sanos bajo anestesia general inhalatoria se ha demostrado que la noradrenalina produce un aumento de la PA y del GC dependiente de la dosis. En dosis bajas provoca un aumento del VS, mientras que en dosis altas aumentan tanto el VS como la FC (Kojima *et al.*, 2021). En un estudio de perros anestesiados con *shock* endotóxico (dosis de noradrenalina de 0,1-1,5 µg/kg/min) aumentó la PAM, el VS y el GC, sin incrementar las resistencias vasculares sistémicas (RVS) ni la FC (Melchior *et al.*, 1987).

FENILEFRINA

La fenilefrina es un agonista puro de los receptores α adrenérgicos, sin actividad demostrada sobre los receptores β. Su duración es mayor que la de la noradrenalina y su potente efecto sobre los receptores α_1 aumenta las RVS al producir vasoconstricción y disminución de la FC. El GC puede aumentar o disminuir por la venoconstricción y el aumento del retorno venoso, al igual que ocurre con la noradrenalina. En veterinaria también se ha usado como descongestivo tópico o midriático. Después de una administración nasal se han visto estos efectos cardiovasculares sistémicos en perros y en gatos, pero no en caballos. En infusión y en dosis de 0,125-2,0 µg/kg/min en gatos anestesiados se ha observado un aumento de las RVS y de la PA en función de la dosis (Pascoe *et al.*, 2006). El aumento del GC se debe al reclutamiento venoso y, también, a una acción directa sobre los receptores cardiacos (con un aumento de la contractilidad cardiaca) (Wodack *et al.*, 2019).

EFEDRINA

La efedrina es una amina con acción simpaticomimética que actúa sobre los receptores α_1, α_2, β_1 y β_2. Su efecto mixto se debe a que puede estimular los receptores adrenérgicos tanto directa como indirectamente, lo que incrementa las concentraciones de noradrenalina en los nervios terminales simpáticos al competir por su recaptación. Los efectos cardiovasculares son muy variados, dependiendo de la dosis, el paciente y del resto de los fármacos empleados durante la anestesia. Suele producir un aumento de la PA con una vasoconstricción periférica y también puede aumentar la contractilidad. Sobre la FC puede producir un aumento o una disminución.

Se puede administrar la dosis en bolos, dado que su efecto dura 15-20 minutos, y también en infusión continua. Las dosis repetidas de efedrina pueden dar como resultado una respuesta disminuida (taquifilaxia) debido a la disminución de catecolaminas o al reemplazo de la noradrenalina endógena por efedrina en las terminales de los nervios presinápticos, especialmente con altas dosis. Esto se debe a que la efedrina permanece más tiempo en la terminal nerviosa e impide la liberación de catecolaminas endógenas en los propios nervios o desde la glándula adrenal. La efedrina cruza la barrera hematoencefálica y puede tener un efecto analéptico. En perros anestesiados con isoflurano, se evaluó una dosis de 0,2 mg/kg y dio como resultado un aumento de la PAM, un incremento de la FC en los primeros 5 minutos y después también un incremento del VS, con aumento del GC y de la entrega de oxígeno; sin embargo, una segunda dosis tras 10 minutos demostró ser ineficaz para mejorar todos estos parámetros (Chen *et al.*, 2007). En otro estudio se empleó una dosis de efedrina de 0,1 mg/kg por vía intramuscular para tratar de prevenir la hipotensión en perros y gatos anestesiados. En perros no se observó ningún beneficio en su uso; sin embargo, en gatos sí se observó un incremento de la PA antes de la inducción, aunque después se observó una hipotensión a los 25 minutos (Egger *et al.*, 2009).

DOPAMINA

La dopamina es el precursor endógeno de la noradrenalina y también es un importante neurotransmisor en el SNC. Tiene acción agonista sobre los receptores α_1, α_2, β_1, β_2, D_1 y D_2. Los receptores D_1 están situados a nivel postsináptico y regulan el flujo sanguíneo renal, la filtración glomerular y la vasodilatación del lecho vascular. Los receptores D_2 están a nivel presináptico e inhiben la liberación de noradrenalina endógena, por lo que causan una vasodilatación.

La actuación de la dopamina está regulada por la velocidad de infusión:

- En dosis bajas (1-3 µg/kg/min) activa los receptores D_1 y D_2, por lo que tiene un efecto vasodilatador sobre las arterias coronarias, renales y mesentéricas. Durante un tiempo se empleó en bajas dosis para mejorar la funcionalidad renal debido a que la diuresis aumentaba. Actualmente se piensa que este aumento de la diuresis se debe al aumento del GC, pero no a una protección renal directa. Tampoco ha demostrado reducir la mortalidad en los pacientes críticos, por lo que su uso en este tipo de pacientes está cayendo en desuso (Debaveye y Van den Berghe, 2004).

- Si se emplean dosis más elevadas (3-10 µg/kg/min), la dopamina actúa sobre los receptores β, con efecto inotrópico y cronotrópico positivos.

- Su efecto en los receptores α se consigue con dosis más altas (>10 µg/kg/min), que provocan una vasoconstricción periférica.

En humanos sanos que recibieron una dosis idéntica, se han encontrado variaciones en las concentraciones plasmáticas. Esta diferencia farmacocinética individual puede hacer que sus efectos también sean variables. Este fenómeno también se ha demostrado en gatos anestesiados, en los que se ha observado hipotensión en aquellos que tuvieron una interrupción abrupta de la infusión del fármaco. Por lo tanto, se recomienda que la interrupción sea gradual (Pascoe *et al.*, 2006).

En perros anestesiados se observó que la infusión de 5 µg/kg/min durante 10 minutos no aumentó las RVS, pero el incremento de la velocidad a 10 µg/kg/min aumentó la PA significativamente, principalmente por su agonismo con el receptor adrenérgico α_1 (Chen *et al.*, 2007). Las dosis de infusión superiores a 15 µg/kg/min incrementan las RVS, pero también pueden causar taquicardia ventricular y arritmias. Se ha descrito que el uso de dopamina puede producir bradicardia grave con disminución de la PAM (reflejo de Bezold-Jarisch), que se resuelve con la administración de atropina (Tsompanidou *et al.*, 2013).

> El reflejo de Bezold-Jarisch es una respuesta ventricular a un aumento repentino de la contractilidad. Produce bloqueo de la respuesta simpática y ocasiona bradicardia, hipotensión, vasodilatación periférica y disminución del gasto cardiaco.

DOBUTAMINA

La dobutamina es un análogo sintético de la dopamina con una fuerte actividad agonista sobre los receptores β_1, con algunos efectos sobre los receptores β_2 y α_1, y sin efecto en los receptores dopaminérgicos. El fármaco tiene isómeros (−), que tienen más efecto α_1, e isómeros (+), que tienen actividad agonista adrenérgica β_2 y antagonista de los α_1, neutralizando el efecto del isómero (−), lo que ocasiona un efecto casi exclusivo sobre los receptores β_1 y β_2. Sus efectos cardiacos consisten en un aumento de la contractilidad y del GC, en función de la dosis.

Si se aumenta la velocidad de infusión, también tiene un efecto cronotrópico positivo, con un incremento de la FC y unos efectos vasculares más leves. Por la activación de los receptores β_2 se produce, además, una vasodilatación periférica y una ligera reducción de la presión de las arterias pulmonares. Un incremento en la FC puede indicar una dosis excesiva de dobutamina, que, aunque mejore el GC, podría dar como resultado una disminución de la PA (Skelding y Valverde, 2020).

En perros con hipotensión inducida por isoflurano, la administración de dobutamina en dosis de 1-8 µg/kg/min incrementó la FC, el VS y el GC, pero también produjo un descenso de las RVS y, como resultado, los pacientes no mejoraron su PAM (Rosati et al., 2007). Sin embargo, esta disminución de las RVS y de la poscarga reduce el trabajo del corazón, lo que puede ser beneficioso en cardiópatas. Un estudio demostró que, en perros anestesiados con isoflurano con insuficiencia de la válvula mitral, la dobutamina incrementó la contractilidad del miocardio, lo que contrarrestó los efectos de los halogenados y mejoró la PA (Goya et al., 2018). También se ha descrito el reflejo de Bezold-Jarisch (bradicardia) en un perro bajo anestesia general al administrar una infusión de dobutamina en dosis de 5 µg/kg/min (Hofmeister et al., 2005).

En gatos anestesiados con isoflurano también se ha observado un aumento de la FC, el VS y el GC en función de la dosis administrada, sin cambios en la demanda de oxígeno. Cuando se incrementaba la dosis de infusión se observó un descenso de las RVS, pero la PAM se mantuvo por encima de los 70 mmHg (Pascoe et al., 2006).

La dobutamina se ha empleado para mejorar la microcirculación en humanos en *shock* séptico, con un efecto de vasodilatación arteriolar y una reducción de la mortalidad (Ospina-Tascón y Calderón-Tapia, 2020). Aún no hay estudios que demuestren este efecto en veterinaria.

ISOPRENALINA (ISOPROTERENOL)

La isoprenalina (isoproterenol en la farmacopea estadounidense) es un potente fármaco agonista de los receptores adrenérgicos β_1 y β_2 (aunque menos selectivo que la dobutamina), sin actividad sobre los receptores α. Su activación de los receptores β_1 produce un aumento de la FC, del GC y de la contractilidad del miocardio. El efecto sobre los receptores β_2 disminuye las RVS y produce vasodilatación periférica, junto con una relajación del músculo liso respiratorio y broncodilatación. En veterinaria se ha utilizado para aumentar la FC en enfermedades como el bloqueo atrioventricular de tercer grado o el síndrome del seno enfermo hasta la implantación de marcapasos o para

el manejo anestésico de estos pacientes. Aunque es el simpaticomimético con más efectos cronotrópicos positivos, su acción también incluye una disminución de la PAM y un incremento en la demanda de oxígeno en el miocardio, por lo que se debe usar con cautela, monitorizar de manera efectiva la PA y proporcionar una correcta oxigenación al paciente. Una dosis de 0,03-0,04 µg/kg/min es suficiente para mantener estable la FC en pacientes con síndrome del seno enfermo. En el caso de que el paciente presente hipotensión (PAM <60 mmHg), sería ideal complementar con una infusión de un agonista puro de los receptores α como la fenilefrina, ya que el uso de otro tipo de simpaticomiméticos con efectos más variados en los receptores puede no ser eficaz (Mosing, 2007).

VASOPRESINA

La vasopresina no es un fármaco simpaticomimético, sino una hormona antidiurética con efectos vasopresores. La vasopresina se almacena y se libera en la parte posterior de la hipófisis (neurohipófisis). Hay tres subtipos de receptores de vasopresina: V_1, V_2 y V_3. Su acción sobre el receptor V_1, presente en el músculo liso, incrementa el calcio intracelular y aumenta el tono vasomotor. Al contrario que las catecolaminas, que son menos efectivas en ambientes ácidos, la vasopresina sí es capaz de aumentar la PA con acidemia. Sin embargo, este aumento de PA puede ser a expensas de la perfusión de tejidos periféricos y esplácnicos, especialmente en condiciones de hipovolemia (Holt y Haspel, 2010). Es un vasoconstrictor puro sin efecto directo en el corazón y su administración usualmente está asociada a un incremento de las RVS y la PA, y a una disminución de la FC por efecto reflejo de los barorreceptores, sin cambios en la contractilidad. Su uso puede ser útil en situaciones donde el resto de los vasopresores no han sido efectivos (Silverstein y Hopper, 2014).

EFECTOS NO CARDIOVASCULARES DE LOS FÁRMACOS SIMPATICOMIMÉTICOS

Debido a que las catecolaminas regulan muchas de las funciones del organismo, sus efectos pueden extenderse más allá del sistema cardiovascular:

- Todos los agonistas de los receptores α pueden incrementar la glucosa y disminuir la secreción de insulina.
- Los agonistas de los receptores β aumentarán el glucagón y la secreción de ACTH, así como la lipólisis, lo que aumentará también los niveles de glucosa.
- El lactato puede elevarse, particularmente con las infusiones de adrenalina.

TABLA 2. Fármacos simpaticomiméticos, acción sobre los receptores y efectos.										
Fármaco	**Receptor**						**Efecto**				
	α_1	α_2	β_1	β_2	D_1/D_2	V_1	**Contractilidad**	**Frecuencia cardiaca**	**Gasto cardiaco**	**Tono vasomotor**	**Presión arterial**
Adrenalina	++	++	+++	++	0	0	↑↑↑	↑↑↑	↑↑	↑↑↑	↑↑↑
Noradrenalina	+++	+++	++	0	0	0	↑	Variable	Variable	↑↑↑	↑↑↑
Fenilefrina	+++	?	±	0	0	0	0	↓	↓	↑↑↑	↑↑↑
Efedrina	++	++	+	+	0	0	↑	↑	↑	Variable	↑
Dopamina	++	?	+	+++	+++	0	↑↑	↑↑	Variable	↑↑	↑↑
Dobutamina	±	0	+++	+++	0	0	↑↑	↑	↑↑	↓	Variable
Isoprenalina (isoproterenol)	0	0	+++	+++	0	0	↑↑↑	↑↑↑	↑↑↑	↓↓↓	↓↓↓
Vasopresina	0	0	0	0	0	++	0	↓	↓	↑↑	↑↑

TABLA 3. Dosis recomendadas de los fármacos simpaticomiméticos.		
Fármaco	**Dosis para infusión**	**Dosis para bolo intravenoso**
Adrenalina	0,05-1,0 µg/kg/min	1-2 µg/kg
Noradrenalina	0,01-2,0 µg/kg/min	No se utiliza
Fenilefrina	0,5-2,0 µg/kg/min	1 µg/kg
Efedrina	10-20 µg/kg/min	0,05-0,2 mg/kg
Dopamina	1-10 µg/kg/min	No se utiliza
Dobutamina	1-10 µg/kg/min	No se utiliza
Isoprenalina (isoproterenol)	0,001-2,0 µg/kg/min	No se utiliza
Vasopresina	0,3-5,0 mU/kg/min	0,4 U/kg

■ La estimulación de los receptores β_2 incrementa la captación de potasio celular, lo que puede provocar una bajada del potasio en el plasma. Por tanto, debe vigilarse cautelosamente para evitar una hipopotasemia acusada.

■ Los simpaticomiméticos aumentan el consumo de oxígeno metabólico y, aunque normalmente el transporte de oxígeno también estará aumentado, se debe vigilar por si no se consiguiera aumentar lo suficiente el transporte como para satisfacer las necesidades de consumo metabólico.

CORTISOL EN EL PACIENTE CRÍTICO

El cortisol tiene un papel importante en la función reguladora de los nervios del SNS, las catecolaminas y el sistema cardiovascular. La insuficiencia suprarrenal del enfermo crítico (ISEC) implica bajos niveles de cortisol en respuesta al estrés, y se ha relacionado con peores tasas de supervivencia. Los signos que podemos observar son hipotensión intensa y disminución del GC y de la contractilidad. Por otro lado, la situación inflamatoria puede inducir la expresión de citocinas proinflamatorias que inhiben a los receptores agonistas α_1, la angiotensina II y la vasopresina, por lo que se disminuirá también la capacidad de respuesta vasomotora a los vasopresores endógenos y exógenos. El diagnóstico de ISEC es complejo, pero se cree que una diferencia de cortisol ≤3 µg/dl tras la estimulación con ATCH puede ser un marcador de gravedad de la enfermedad, aunque un resultado negativo de esta estimulación no descarta completamente que el paciente vaya a responder adecuadamente a la terapia con vasopresores (Creedon, 2015).

Los primeros estudios en medicina humana demostraron que la suplementación con corticoesteroides podía ser útil, pero estudios más recientes no apoyan la idea de que puedan mejorar la supervivencia. Recientemente se ha demostrado que su uso en pacientes con *shock* séptico puede mejorar la supervivencia si se sospecha de ISEC, aunque hoy en día su uso sigue siendo a juicio del clínico (Summers *et al.*, 2021). Las dosis, duración y tipo de corticoterapia son desconocidas en la literatura veterinaria. Los pacientes con sospecha de ISEC, refractarios a la reanimación con soluciones de fluidoterapia y vasopresores, pueden beneficiarse de dosis bajas de hidrocortisona (0,25-1 mg/kg cada 6 horas o infusión en dosis de 0,15 mg/kg/h). Si no se dispone de hidrocortisona, puede emplearse prednisona en dosis de 0,25-1,0 mg/kg IV o dexametasona en dosis de 0,04-0,40 mg/kg IV cada 24 horas (o también la mitad de la dosis cada 12 horas) (Martin, 2011).

CONSEJOS PRÁCTICOS EN EL EMPLEO DE FÁRMACOS SIMPATICOMIMÉTICOS

Existe una gran heterogeneidad en la respuesta de cada paciente a cada fármaco. Cada simpaticomimético tendrá acción sobre diferentes receptores, una distribución y unos efectos en función de la dosis, del paciente o, incluso, de otros fármacos empleados (p. ej.: anestésicos). Por tanto, la elección del fármaco que se debe emplear en cada caso debe ser individualizada, e incluso se debe considerar cambiar el fármaco si no se ve el efecto deseado en los primeros minutos o aparecen efectos adversos tras su administración.

A continuación, se mencionan algunos detalles prácticos de los fármacos más habitualmente empleados por los autores:

- **Noradrenalina:** es el simpaticomimético más empleado hoy en día en medicina humana y, probablemente, también en veterinaria en pacientes críticos. Se debe utilizar en infusión continua, empezando siempre por las dosis bajas

(0,05-0,10 µg/kg/min), e ir subiendo hasta obtener el efecto deseado sobre los parámetros de PA y perfusión tisular. Si la dosis necesaria es superior a 1 µg/kg/min, se debe considerar emplear otro fármaco o combinar con otras terapias. Las dosis bajas de noradrenalina podrían causar una venoconstricción y un reclutamiento venoso (aumento del retorno venoso), lo que ya podría aumentar el GC, sin aumentar la PA. En dosis medias (hasta 0,5 µg/kg/min) se produce un aumento de la PA de manera dependiente de la dosis, con reducción de la FC en algunas ocasiones (por el aumento de la PA), y ya, a partir de esa dosis, comienza a aumentar la FC y podrían aparecer arritmias.

- **Fenilefrina:** es el fármaco con mayor selectividad sobre los receptores α; por tanto, los efectos de vasoconstricción son muy potentes. Se puede emplear en bolo con unos efectos de corta duración (5-10 minutos) o en infusión continua (ver dosis en tabla 3). En algunos pacientes, el empleo en bolo puede originar una bradicardia intensa por activación de los barorreceptores, especialmente en los animales que hayan recibido agonistas α_2 durante la anestesia (p. ej.: medetomidina, dexmedetomidina).

- **Efedrina:** tiene unos efectos similares a la fenilefrina, con marcados efectos α, pero la principal ventaja es que puede emplearse en bolos, con una duración de unos 10-20 minutos. Es especialmente útil en casos de hipotensión por vasodilatación en animales sanos bajo anestesia general, en los que es necesario un soporte vasomotor de corta duración. Puede originar también bradicardia intensa como reflejo a la subida de la PA (fig. 2).

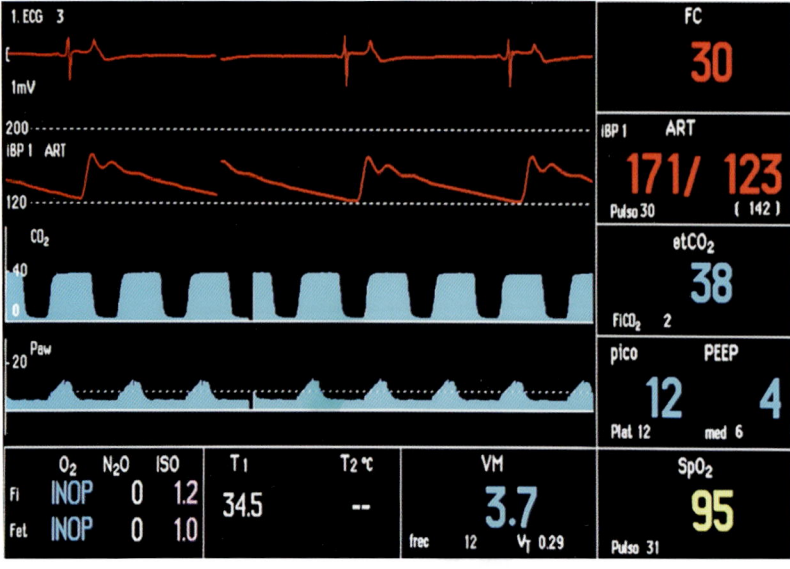

FIGURA 2. Bradicardia e hipertensión tras la administración de efedrina en un perro premedicado con dexmedetomidina.

- **Dopamina:** debe emplearse en infusión continua y sus efectos son muy variables en las diferentes dosis y los diferentes pacientes. Generalmente se produce un aumento de la PA, de la FC y del GC. Se debe empezar con dosis bajas (3-5 µg/kg/min) y seguir subiendo hasta alcanzar el efecto deseado. Si son necesarias dosis superiores a 10 µg/kg/min, se debe considerar emplear otro fármaco o combinar con otras terapias.

- **Dobutamina:** es el inotrópico positivo de elección, ya que tiene unos efectos muy predecibles en función de la dosis de mejora de la contractilidad. No suele producir un aumento de la PA tan evidente como los otros simpaticomiméticos; sin embargo, el aumento del GC es muy marcado, incluso con dosis bajas (2-3 µg/kg/min). A partir de 10 µg/kg/min suelen aparecer arritmias.

- **Adrenalina:** es el fármaco simpaticomimético más potente y debe emplearse solo en casos refractarios a otras catecolaminas. Puede emplearse en bolos de 1 µg/kg en situaciones de bradicardia e hipotensión muy marcadas para evitar la parada cardiorrespiratoria inminente, y en infusión continua en dosis de 0,1-0,5 µg/kg/min para mantener la PA durante la anestesia. Sin embargo, la aparición de arritmias es muy frecuente y puede provocar isquemia intestinal y renal.

Consejos generales para todos los fármacos simpaticomiméticos

Casi todos estos fármacos son fotosensibles, por lo que deben protegerse de la luz cuando se preparan infusiones continuas mediante vendaje de las preparaciones y conservarse en lugares oscuros (figs. 3 y 4).

Los cambios hemodinámicos pueden ser muy rápidos y marcados, por lo que se recomienda monitorizar la presión arterial de forma **invasiva** cuando se vayan a administrar simpaticomiméticos.

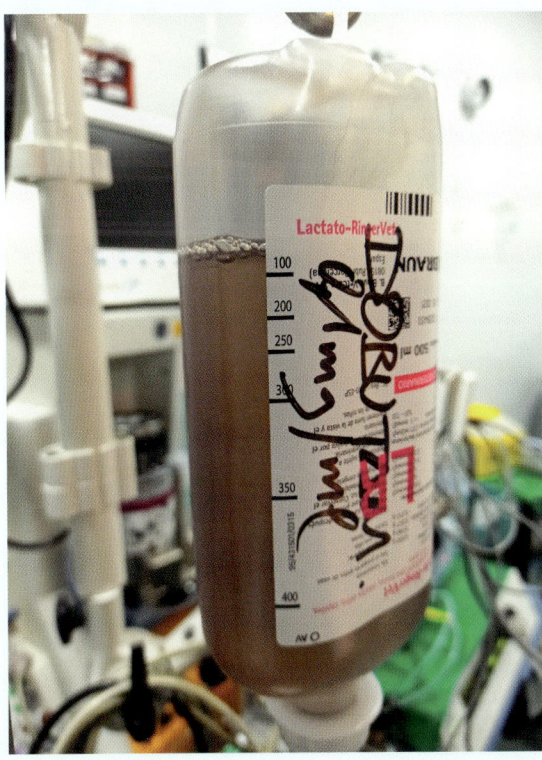

FIGURA 3. Infusión de dobutamina con cambio de color por exposición a la luz.

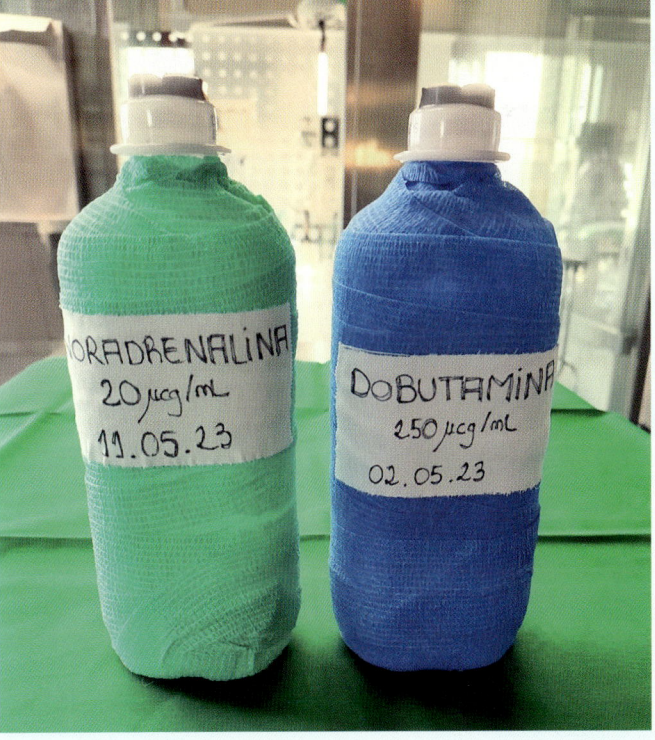

FIGURA 4. Infusiones de fármacos simpaticomiméticos debidamente etiquetadas y protegidas de la luz.

05

EVALUACIÓN PERIANESTÉSICA DEL PACIENTE CRÍTICO MEDIANTE ECOGRAFÍA

Martín Ceballos, Lisa Tarragona

INTRODUCCIÓN

La ecografía se ha convertido en una herramienta de uso cotidiano en anestesiología y medicina intensiva. En las últimas décadas, esta técnica ha demostrado ser un método diagnóstico seguro y accesible que, de manera rápida y no invasiva, aporta una información sólida del paciente y permite evaluar al instante la evolución de distintas enfermedades y tratamientos.

Una de las principales ventajas de esta herramienta es que no es invasiva. Además, si bien avanzar por la curva de aprendizaje requiere de cierto tiempo de entrenamiento y estudio, cualquier veterinario puede adquirir la competencia necesaria para lograr emplear esta herramienta de manera adecuada. Entre las desventajas cabe mencionar la dificultad de utilizar la ecografía durante ciertos procedimientos en los cuales la posición del paciente o la instrumentación quirúrgica dificultan el acceso con el transductor.

ECOGRAFÍA PULMONAR

La ecografía pulmonar permite diagnosticar enfermedades tan diversas como el neumotórax, el derrame pleural, las consolidaciones pulmonares o el síndrome intersticial. En veterinaria, se han propuesto varios protocolos de trabajo para el abordaje sistemático del tórax; entre ellos destacan las técnicas TFAST (*thoracic focused assessment with sonography for trauma*), Vet BLUE (*veterinary bedside lung ultrasound examination*) y PLUS (*pleura and lung ultrasound*). Los dos primeros emplean abordajes o ventanas relacionadas con determinadas estructuras anatómicas del paciente, mientras que el último propone un abordaje que contempla los límites pulmonares; es decir, las zonas donde el parénquima pulmonar se relaciona con las siguientes estructuras: diafragma, techo de la cavidad torácica, entrada al tórax, esternón y corazón.

PREPARACIÓN DEL EQUIPO Y DEL PACIENTE

Casi cualquier ecógrafo puede emplearse para evaluar los pulmones, ya que la interpretación de las imágenes suele basarse en la presencia de artefactos. Es suficiente con que el equipo permita ajustar la ganancia general, la frecuencia, la profundidad y el foco. Si bien se puede emplear el Doppler color o el modo M, la mayoría de las imágenes se obtienen en modo B. Puede utilizarse cualquier tipo de transductor, como los lineales

(6-15 MHz), los microconvexos (4-8 MHz) o los sectoriales (*phased array*) (2,8-8 MHz), pero los dos primeros son más adecuados para el examen pulmonar. Primero, con el transductor microconvexo, se evalúa globalmente la presencia de enfermedades que afecten a la pleura y a los pulmones, y luego se utiliza el transductor lineal para aportar una mayor resolución a la imagen. En líneas generales, la **profundidad** se ajusta hasta que la línea pleural quede a un tercio o un cuarto del extremo superior de la pantalla. La **ganancia** general debe modificarse con el propósito de que solo la línea pleural se vea hiperecoica. El **foco** debe colocarse por debajo de la línea pleural para aportar definición a esta zona (cuadro 1). Generalmente, no es necesario realizar una tricotomía de la zona, pero es primordial mejorar el acople del transductor a la piel empleando gel o alcohol.

Es importante considerar la posición en la que se va a colocar el paciente para realizar la ecografía pulmonar. Se debe tener en cuenta el bienestar del animal y asegurar una monitorización adecuada, el manejo de la ansiedad y oxigenoterapia para aportar seguridad durante la exploración ecográfica.

CUADRO 1. Configuración del ecógrafo para evaluar el pulmón.

- **Profundidad:** línea pleural a 1/3 o 1/4 de la parte superior de la pantalla.
- **Ganancia general:** ver hiperecoica solo la línea pleural.
- **Foco:** por debajo de la línea pleural.

ABORDAJES

Los abordajes empleados habitualmente en ecografía pulmonar son el intercostal y el subxifoideo.

Abordaje intercostal

El transductor contacta con la pared torácica lateral y se coloca en la dirección del eje mayor del tórax. Esta imagen ecográfica se denomina eje longitudinal y está compuesta por las costillas y la línea pleural. Es importante comenzar siempre la evaluación ecográfica pulmonar realizando un abordaje intercostal en el eje longitudinal. Desde esta posición, girando el transductor 90° en sentido horario se obtiene el eje corto, en el que se observa la línea pleural (fig. 1).

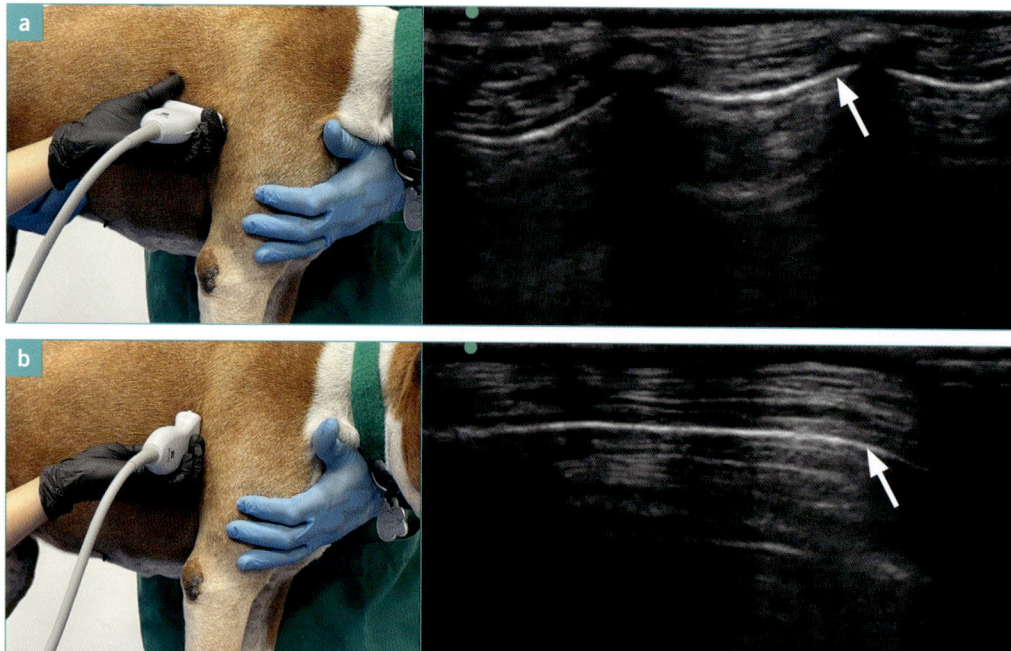

FIGURA 1. Colocación del transductor lineal para evaluar el pulmón mediante un abordaje intercostal. Eje longitudinal (a). Eje corto (b). La flecha indica la línea pleural.

Abordaje subxifoideo

El transductor se coloca sobre la pared abdominal ventral, caudalmente al cartílago xifoides, en el eje longitudinal, donde la imagen ecográfica esté compuesta por el diafragma y el hígado. La marca del transductor se coloca hacia la parte craneal del paciente.

ECOGRAFÍA DEL PULMÓN SANO

A continuación, se describen los signos o artefactos que pueden encontrarse en un pulmón sano ventilado de manera adecuada.

Línea pleural

La línea pleural se observa por debajo de las sombras costales. Es hiperecoica y está formada por las pleuras parietal y visceral. La forma de la línea pleural depende del transductor utilizado, siendo recta si se emplea un transductor lineal y curva con uno microconvexo. Se recomienda obtener una imagen adecuada de esta estructura, ya que todos los artefactos o signos comienzan en la línea pleural o la involucran.

Deslizamiento pulmonar

El deslizamiento pulmonar está relacionado con el movimiento de las dos pleuras durante cada ciclo respiratorio. Se genera por las diferencias de velocidad y dirección cuando ambas hojas pleurales se mueven. Posee una dirección (en la inspiración se mueve caudalmente) y un recorrido (0,5-1 espacio intercostal). Observar este signo suele ser difícil, por lo que se recomienda cambiar el ángulo de insonación de 90° a entre 60° y 75° o disminuir la frecuencia y la profundidad. Estos cambios hacen que la línea pleural se vuelva granular, lo que facilita la visualización del deslizamiento pulmonar (fig. 2; vídeo 1).

Líneas A

Las líneas A son un artefacto **horizontal** que se produce por la reverberación del haz ultrasónico cuando este llega a una superficie con una impedancia muy diferente (p. ej.: zona con aire). Por tanto, este signo se observa tanto en el pulmón normalmente aireado como en caso de neumotórax. La cantidad de líneas A es proporcional a la profundidad seleccionada y a la complexión del paciente. Se recomienda ajustar la profundidad para poder observar al menos dos líneas A.

Líneas B

Las líneas B son artefactos **verticales** hiperecoicos que se originan en la línea pleural (hoja visceral) y se mueven en sincronía con el deslizamiento pulmonar. Atraviesan las líneas A (las borran) y no presentan atenuación (se observan con la misma ecogenicidad). Están relacionadas con la presencia de líquido en el intersticio o con la pérdida de volumen alveolar. En el perro y en el gato, puede ser normal encontrar hasta tres líneas B por espacio intercostal (fig. 3).

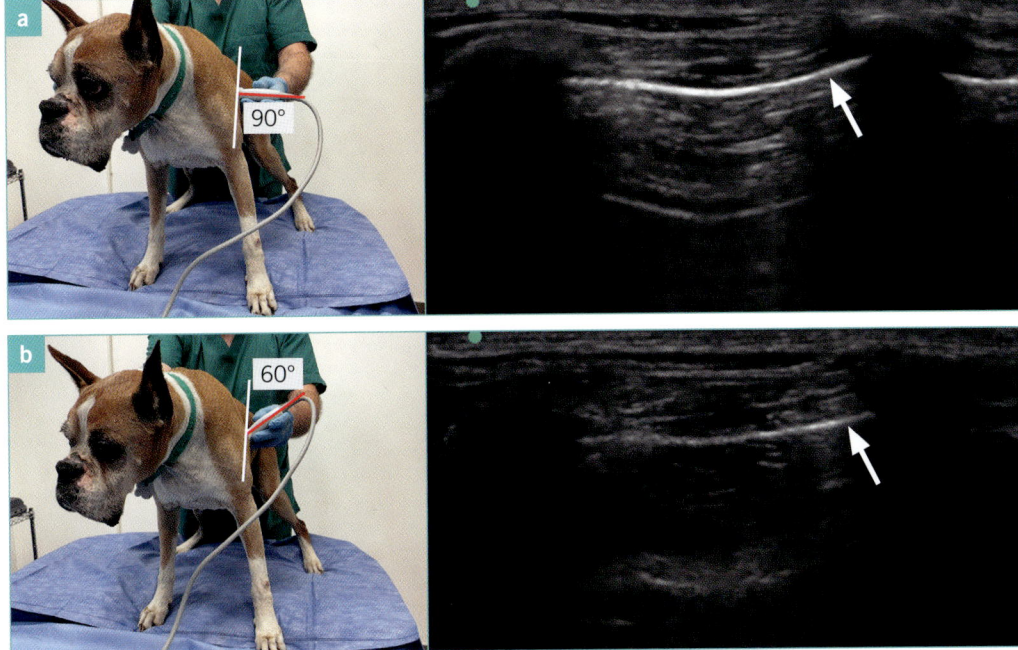

FIGURA 2. Evaluación ecográfica del deslizamiento pulmonar. Al cambiar el ángulo de insonación de 90° a 60°, la línea pleural (flecha) se vuelve granular y es más fácil identificar el deslizamiento pulmonar.

VÍDEO 1. Ecografía mostrando deslizamiento pulmonar.

Pulso pulmonar

El pulso pulmonar es un movimiento rítmico de la línea pleural ocasionado por la traslación del latido cardiaco, por lo que es más difícil de determinar en las zonas pulmonares alejadas del corazón. Este movimiento es secundario; es decir, su magnitud es menor que la del deslizamiento pulmonar.

Signo de la cortina

El signo de la cortina es dinámico y se observa cuando la superficie pulmonar cubre el diafragma y los órganos abdominales en el receso costofrénico durante el ciclo respiratorio. Por tanto, los órganos abdominales desaparecen de la imagen ecográfica cuando el animal inspira y vuelven a aparecer en la espiración. Este signo se evalúa tanto en el lado derecho como en el izquierdo, en los últimos espacios intercostales.

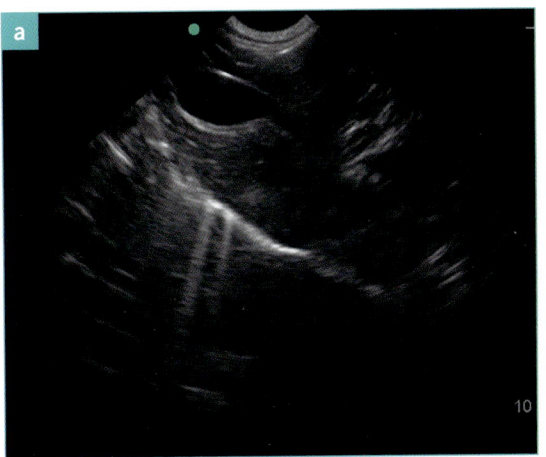
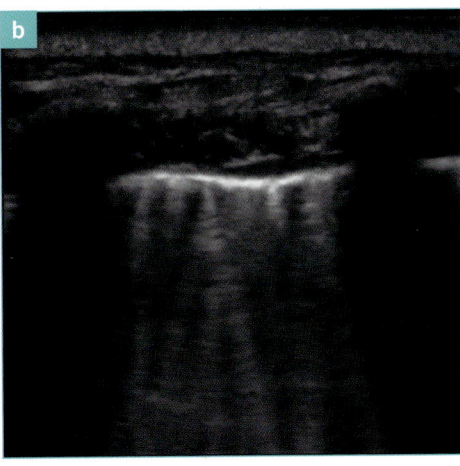

FIGURA 3. Visualización ecográfica de líneas B en el pulmón de un perro mediante los abordajes subxifoideo (a) e intercostal (b).

DIAGNÓSTICO ECOGRÁFICO DE LAS PRINCIPALES ENFERMEDADES PLEURALES Y PULMONARES

Derrame pleural

La ecografía es útil para diagnosticar el derrame pleural, aunque puede no detectarse si la cantidad de líquido es pequeña. La acumulación de líquido produce la separación de la pleura parietal de la visceral y, por tanto, la ausencia de deslizamiento pulmonar. Así, cuando se sospecha de un derrame pleural, el diagnóstico ecográfico debe centrarse en confirmar la pérdida del deslizamiento pulmonar, la presencia de líquido (anecoico o hipoecoico) entre las pleuras y una pleura visceral con bordes de aspecto irregular.

La exploración ecográfica puede realizarse con el paciente de pie o en decúbito lateral o esternal; si el animal está en decúbito dorsal, puede ser más difícil detectar pequeñas cantidades de líquido. Es importante tener en cuenta la posición del paciente, ya que el líquido se acumula en las zonas declives. Pueden emplearse dos abordajes para identificar el derrame pleural: el subxifoideo y el intercostal.

Abordaje subxifoideo

La ventana debe incluir el hígado y el diafragma, asegurando que en la imagen la curvatura diafragmática pueda evaluarse por completo. Cuando no existe derrame pleural, la interfase diafragmática genera una imagen en espejo debido al cambio de impedancia que produce el aire. Cuando el espacio pleural está ocupado por líquido, este crea una ventana acústica que transmite el haz ultrasónico hasta el pulmón, el cual presenta una atelectasia pasiva (fig. 4; vídeo 2).

VÍDEO 2. Ecografía mostrando derrame pleural.

Abordaje intercostal

Para una correcta evaluación en el abordaje intercostal, se coloca el transductor sobre el tórax, entre los tercios superior y medio del mismo, en el eje longitudinal, y se busca el deslizamiento pulmonar. Una vez encontrado, se desplaza el transductor por el espacio intercostal en dirección ventral hasta identificar una imagen compatible con derrame pleural. Este se puede cuantificar de forma aproximada definiendo si el líquido alcanza el tercio superior, medio o inferior del tórax con el paciente en estación. Después, se gira el transductor hasta que la marca apunte hacia el dorso del paciente para estimar el contenido y observar la interfase entre el derrame pleural y el parénquima pulmonar.

Si no se identifica un derrame pleural, se desliza el transductor desde la zona dorsal a la ventral, siguiendo la interfase diafragmática, hasta visualizar al mismo tiempo el corazón, el diafragma y el hígado (ventana pericardiodiafragmática). Esta vista permite encontrar pequeñas cantidades de líquido (fig. 4).

Neumotórax

Para el diagnóstico del neumotórax, se debe realizar un abordaje sistemático de las diferentes zonas pulmonares que tenga en cuenta los efectos gravitatorios, ya que el aire se desplaza a las zonas superiores.

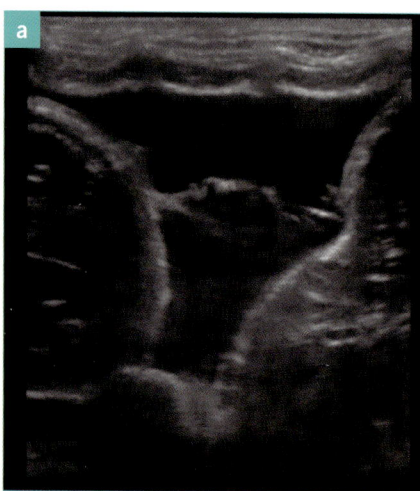
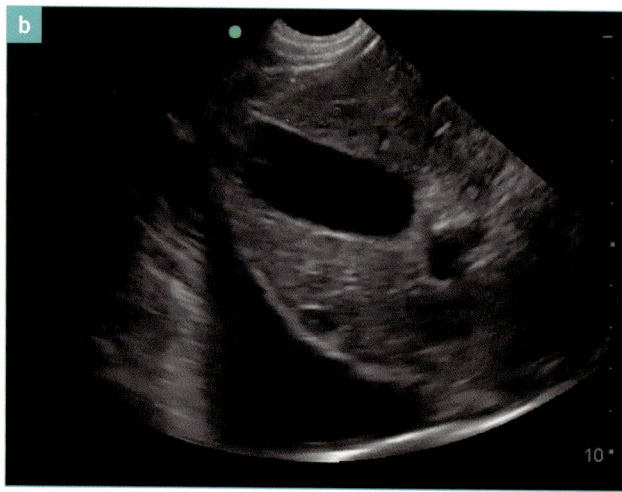

FIGURA 4. Presencia de derrame pleural en un perro evidenciada en los abordajes subxifoideo (a) e intercostal (b).

Si se observa deslizamiento pulmonar, líneas B y pulso pulmonar, puede afirmarse que las hojas pleurales se encuentran en contacto, lo que descarta el neumotórax. Por el contrario, la presencia de punto pulmonar y signo de la cortina asincrónico es sugerente de neumotórax (cuadro 2) (Boysen *et al.*, 2019).

El punto pulmonar es la zona en la cual el pulmón (pleura visceral) entra en contacto con la pleura parietal; es decir, es la transición entre las áreas con y sin neumotórax. Se recomienda colocar el transductor en el eje corto y con la marca apuntando hacia el dorso cuando el animal se encuentra en decúbito esternal. Es posible estimar el grado de neumotórax dividiendo el tórax en tercios, como se ha descrito anteriormente para el derrame pleural. Cabe destacar que el punto pulmonar solo aparece si el neumotórax es parcial.

El signo de la cortina es asincrónico (los órganos abdominales desaparecen de la imagen ecográfica en la espiración y aparecen en la inspiración) cuando hay aire libre cranealmente al receso costofrénico. Esto ocurre porque, durante la inspiración, la presión negativa creada por la expansión del tórax hace que el diafragma contacte con la pared torácica y desplaza el aire del neumotórax en dirección craneal, mientras que la contracción del diafragma empuja el contenido abdominal en dirección caudal.

Síndrome intersticial

El aumento del número de líneas B, denominado síndrome intersticial, en una o varias de las áreas pulmonares examinadas puede corresponder a un incremento del agua pulmonar extravascular o a una subinsuflación o colapso alveolar. Las líneas B

CUADRO 2. Signos ecográficos que descartan y confirman un neumotórax.	
Descarta:	**Confirma:**
■ Deslizamiento pulmonar. ■ Líneas B. ■ Pulso pulmonar.	■ Punto pulmonar. ■ Signo de la cortina asincrónico.

pueden ser simples, dobles o coalescentes. Es importante destacar que el número de líneas B es directamente proporcional a la cantidad de agua pulmonar extravascular.

El análisis de las características de la línea pleural puede orientar sobre el origen del incremento de las líneas B. La presencia de una línea pleural irregular, de aspecto engrosado y con deslizamiento pulmonar disminuido o ausente es frecuente en enfermedades neumogénicas (p. ej.: neumonía, contusión, enfermedad pulmonar inflamatoria). Por el contrario, un aumento de las líneas B con una línea pleural regular y deslizamiento pulmonar presente o aumentado sugiere una enfermedad cardiaca congestiva o una sobrecarga hídrica (tabla 1).

Por otro lado, el incremento de las líneas B puede tener una distribución diferente en el parénquima pulmonar:

■ Simétrica: se encuentra en ambos hemitórax, ya sea en forma difusa (insuficiencia cardiaca congestiva, sobrecarga hídrica) o regional (ahogamiento, intoxicación por humo).

■ Asimétrica: puede ser unilateral, si afecta a un hemitórax completo (contusión pulmonar), o regional. En este último

TABLA 1. Comparación entre los síndromes intersticiales cardiogénico y neumogénico.		
Parámetro	**Síndrome intersticial cardiogénico**	**Síndrome intersticial neumogénico**
Disposición de las líneas B	Septales	No septales
Características de las líneas B	Regulares	No regulares
Distribución	Difuso	Monofocal, multifocal
Deslizamiento pulmonar	Normal o aumentado	Reducido o ausente
Consolidación	No	Sí
Cambio de posición del paciente	Incremento de líneas B	Sin cambios en líneas B
Aumento de la precarga	Incremento de líneas B	Sin cambios en líneas B
Administración de diuréticos	Disminución de líneas B	Sin cambios en líneas B
Ejercicio	Incremento de líneas B	Sin cambios en líneas B

Adaptado de Soldati *et al.*, 2019.

caso, puede localizarse de forma focal (neoplasia, tromboembolismo pulmonar) o aparecer en las zonas pulmonares craneoventrales (neumonía por aspiración) o ventrales (hemorragia pulmonar, neumonía por aspiración, neoplasia).

El incremento de las líneas B puede tener una distribución simétrica, si se observa en ambos hemitórax, o asimétrica.

Consolidación pulmonar

Las consolidaciones pulmonares no son artefactos ecográficos, sino tejido pulmonar anormal en el que el aire ha sido reemplazado por agua, células o tejido. Se originan de la línea pleural. Toda consolidación puede caracterizarse según el contacto con la línea pleural y según la forma, las características y el borde de la consolidación propiamente dicha (fig. 5).

Atelectasias

La ecografía pulmonar puede ayudar al diagnóstico de las atelectasias. Sus características ecográficas, independientemente del mecanismo implicado en su desarrollo, son un incremento de las líneas B, la irregularidad de la pleura y el signo de fragmentación (fig. 6; vídeo 3).

Las atelectasias pueden clasificarse de la siguiente manera:
- Por reabsorción u obstructivas: debidas a una obstrucción completa de la vía aérea, lo que genera una consolidación translobar.
- Pasivas: son el resultado de la separación de las hojas pleurales (derrame pleural, neumotórax, hernias diafragmáticas).

Principales signos de consolidación pulmonar parcial de interés en el paciente crítico en el perioperatorio

- **Signo de fragmentación:** presenta una zona de transición entre la parte aireada y la consolidación, de forma irregular, como aserrada, e hiperecoica. En su interior hay estructuras hiperecoicas lineales o puntiformes (paredes de los bronquiolos) con aire (broncogramas aéreos estáticos) o líquido (broncogramas aéreos dinámicos). La presencia de un mayor número de broncogramas aéreos dinámicos se observa con más frecuencia en las neumonías, mientras que los estáticos predominan en las atelectasias. Este signo puede estar presente en los pacientes con neumonía, hemorragia, síndrome de dificultad respiratoria o contusión pulmonar.
- **Signo tisular:** el tejido pulmonar adquiere el aspecto ecográfico del hígado o del bazo. Ocurre cuando hay una consolidación pulmonar sin aireación. Las atelectasias o torsiones lobares pueden mostrar este signo.
- **Signo del nódulo:** es una consolidación hipoecoica o anecoica de forma circular u oval. En el borde distal hay un refuerzo posterior similar a las líneas B. Esta forma de consolidación está asociada a enfermedades neoplásicas primarias o metastásicas, abscesos o enfermedades granulomatosas (p. ej.: fúngicas).
- **Signo de la cuña:** asociado a infarto pulmonar. Usualmente presenta bordes regulares y en su interior puede haber una estructura hiperecoica central.

- Dependientes: ocurren en las zonas dependientes del pulmón por el efecto de la compresión del pulmón o del corazón (decúbito lateral) o por el diafragma (decúbito dorsal).

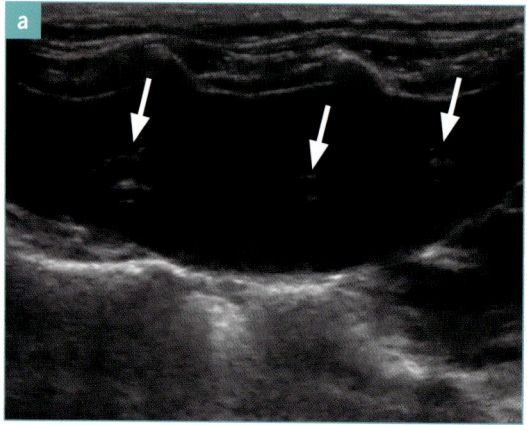
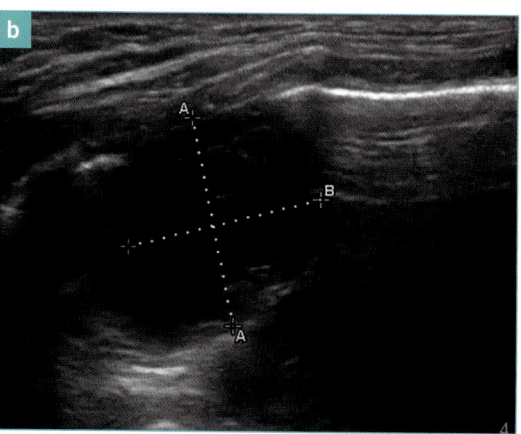

FIGURA 5. Imágenes ecográficas de consolidación pulmonar. Consolidación panlobular con broncogramas aéreos estáticos (flechas) en un gato (a). Signo del nódulo (entre cursores) en un perro (b).

Los hallazgos ecográficos que sugieren una atelectasia, independientemente del mecanismo implicado en su desarrollo, son un incremento de las líneas B, la irregularidad de la pleura y el signo de fragmentación.

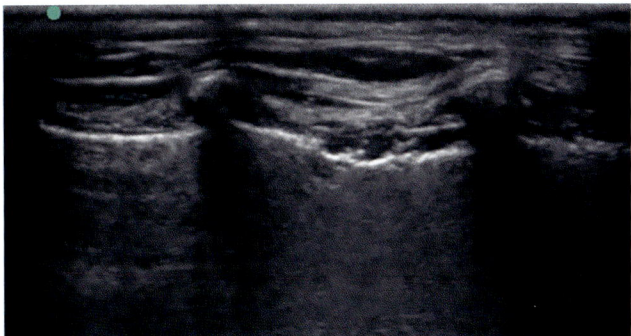

FIGURA 6. Imagen ecográfica de atelectasia pulmonar en un perro anestesiado. Se observa una línea pleural irregular y consolidación subpleural.

VÍDEO 3. Ecografía mostrando atelectasia pulmonar.

Evaluación del movimiento diafragmático

El diafragma, el principal músculo inspiratorio, está inervado por el nervio frénico, compuesto por las ramas ventrales de los nervios C5, C6 y C7, en el perro y en el gato. Diversas enfermedades o afecciones pueden predisponer a una disfunción diafragmática unilateral o bilateral en el paciente crítico (cuadro 3).

El abordaje recomendado para evaluar el diafragma en el perro es el paramediano longitudinal, que se relaciona con el punto medio del pilar izquierdo o derecho. Las imágenes deben incluir, en el lado derecho, la interfase diafragmática, el hígado y la vesícula biliar, y, en el izquierdo, el diafragma, el hígado y el estómago o el bazo. Generalmente, la evaluación es más sencilla en el lado derecho. Primero, en el modo B se observa la interfase diafragmática en toda su extensión durante el movimiento respiratorio, con el foco colocado por debajo de ella. Luego, se pasa al modo M, ajustando el cursor para que quede lo más perpendicular posible al diafragma. En este modo, el diafragma se acercará al transductor en la inspiración y se alejará en la espiración, describiendo un movimiento oscilatorio denominado excursión diafragmática. Como las ventilaciones del paciente no son uniformes, se recomienda realizar tres mediciones por cada hemidiafragma y calcular el promedio (fig. 7).

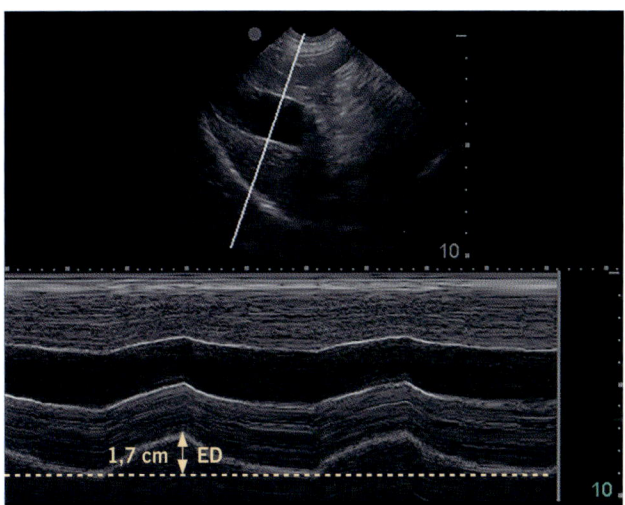

FIGURA 7. Evaluación ecográfica de la funcionalidad diafragmática en un perro. ED, excursión diafragmática.

CUADRO 3. Causas de disfunción diafragmática unilateral y bilateral en humanos.	
Unilateral:	**Bilateral:**
■ Anestesia regional (plexo axilar).	■ Polimiositis.
■ Neumotórax masivo.	■ Hipotiroidismo.
■ Derrame pleural.	■ Hiperadrenocorticismo.
■ Neoplasia mediastínica, pulmonar o linfoide.	■ Hipertensión abdominal.
■ Posoperatorio cirugía cardiaca o torácica.	■ Sepsis.
■ Inflamación.	■ Ventilación mecánica prolongada.

Vetrugno *et al.*, 2019.

El valor normal de excursión diafragmática en el perro oscila entre 0,5 y 1,5 cm, dependiendo de la conformación y peso del animal (Saisawart *et al.*, 2021). En el gato, aún no se han descrito valores de referencia, pero los autores suelen encontrar valores de 0,5 a 1 cm en esta especie.

ECOCARDIOGRAFÍA

La ecocardiografía y la ecografía Doppler promovieron un avance en el diagnóstico de las alteraciones cardiacas debido a que aportan una información más precisa del estado cardiovascular y hemodinámico del animal. En los últimos años, la ecografía cardiaca se ha ido incorporando a nuevos escenarios, como las unidades de cuidados críticos y el quirófano, no solo para evaluar al paciente cardiópata, sino también como una herramienta que permite supervisar el estado de la volemia y el equilibrio hemodinámico de los pacientes. Además, algunos de los parámetros de monitorización habituales, como la frecuencia cardiaca y la presión arterial, resultan a veces insuficientes si hay inestabilidad cardiovascular; estos casos pueden beneficiarse de una evaluación más exhaustiva del estado hemodinámico a través de la incorporación de la monitorización ecográfica.

La ecocardiografía enfocada (FoCUS) permite realizar una evaluación anatómica y funcional del corazón y del estado hemodinámico al mismo tiempo. A diferencia de la ecocardiografía completa, la FoCUS es un examen breve que investiga la causa de los signos clínicos de un paciente a fin de poder tomar decisiones inmediatas. Aporta información al anestesiólogo de manera rápida y no invasiva sobre la función contráctil del corazón, el volumen de sangre circulante y la necesidad de implementar terapias de reposición volémica o soporte inotrópico o vascular. Además, es una alerta precoz sobre posibles complicaciones, lo que permite anticiparse a desequilibrios hemodinámicos durante el periodo perioperatorio (cuadro 4).

PREPARACIÓN DEL EQUIPO Y DEL PACIENTE

Para examinar ecográficamente el corazón se pueden emplear transductores microconvexos o, mejor aún, sectoriales (*phased array*). Estos últimos trabajan con frecuencias de 2,8 a 8 MHz.

En el protocolo ecocardiográfico estándar, el marcador del transductor debe colocarse en el lado derecho de la pantalla. Se recomienda no usar la función *zoom*, a fin de obtener una imagen completa, y colocar el foco en la parte más distal de la silueta cardiaca para mejorar la resolución de la imagen e ir

---

CUADRO 4. Utilidades de la monitorización ecocardiográfica perioperatoria.

- Diagnóstico del riesgo de insuficiencia cardiaca.
- Determinación del estado inotrópico (contractilidad) y estimación de la función sistólica.
- Evaluación de los cambios en la descarga sistólica.
- Evaluación del estado de la volemia.
- Detección de posibles derrames (pleural o pericárdico) y masas.
- Evaluación de la respuesta a la fluidoterapia.

---

modificándolo en función de lo que se quiera evaluar. La profundidad debe ser la mínima necesaria para una visualización adecuada. Además, se debe ajustar la ganancia para lograr una imagen óptima haciendo uso de la compensación ganancia-tiempo, que permite un ajuste diferente a lo largo del haz de ultrasonidos. Se puede emplear la imagen armónica que tienen algunos ecógrafos para reducir el ruido y mejorar la resolución de contraste, lo que genera imágenes más nítidas y de mejor calidad.

CUADRO 5. Configuración del ecógrafo para evaluar el corazón.

- **Foco:** en parte más distal de la silueta cardiaca y modificarlo según lo que se quiera examinar.
- No usar *zoom*.
- **Profundidad:** mínima necesaria.
- **Ganancia:** usar compensación ganancia-tiempo.

La evaluación puede realizarse con el paciente despierto en estación o en decúbito lateral. En los animales anestesiados, se pueden emplear los decúbitos lateral, dorsal o esternal en función del procedimiento y el momento. El empleo de camillas fenestradas, colchonetas diseñadas para ecocardiografía o elementos elevadores de la parte craneal del tórax, que permiten maniobrar mejor con el transductor, facilitará el acceso para obtener la ventana acústica deseada. Si bien algunos autores sugieren rasurar la zona de trabajo, esto solo es necesario en los pacientes con un pelaje abundante. Para obtener un acople transductor-piel adecuado debe emplearse gel. El uso de alcohol antes de la aplicación del gel mejora el acople y, por tanto, la calidad de la imagen.

ABORDAJES MÁS HABITUALES PARA LA MONITORIZACIÓN ECOCARDIOGRÁFICA

Abordaje de la ventana paraesternal derecha

Se recomienda posicionar al paciente en decúbito lateral derecho. El transductor se coloca a la altura del 4.º o 5.º espacio intercostal. Para obtener imágenes del eje largo, el transductor se sitúa transversalmente al eje longitudinal de la parrilla costal y la marca apunta hacia la articulación escapulohumeral. Para las imágenes del eje corto, el transductor se gira 90° en sentido horario, apuntando con la marca hacia el tercio distal del húmero o el codo del animal (fig. 8).

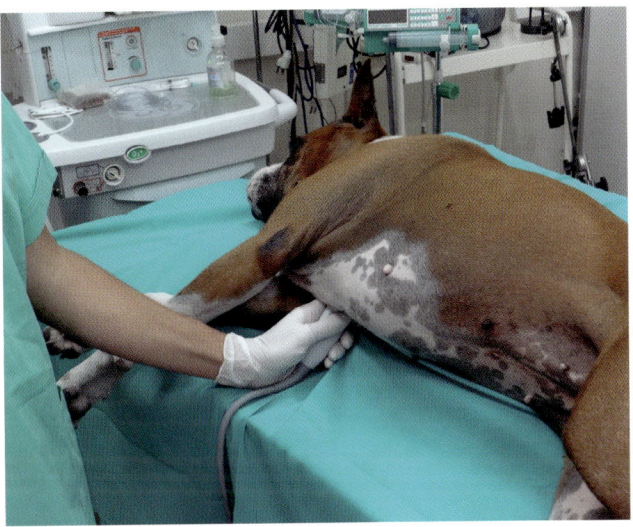

FIGURA 8. Posición recomendada para evaluar la ventana paraesternal derecha en el paciente anestesiado.

Eje largo

En el **eje largo**, interesa analizar las imágenes longitudinales de cuatro y de cinco cámaras (fig. 9; vídeo 4). En la imagen longitudinal de cuatro cámaras, se pueden distinguir claramente el atrio izquierdo (AI), el atrio derecho (AD), el septo interatrial, el ventrículo izquierdo (VI), el ventrículo derecho (VD), el septo interventricular y las válvulas mitral y tricúspide. Al dirigir ligeramente el plano en dirección ventrocraneal, se obtiene la imagen de cinco cámaras, que añade la aorta (Ao) a las estructuras visibles mencionadas antes. También puede evaluarse en esta imagen el tracto de salida del VI, la raíz de la Ao, el seno de Valsalva (seno aórtico) y el segmento proximal de la Ao. Los parámetros ecocardiográficos que pueden evaluarse en estas imágenes se recogen en el cuadro 6.

Eje corto

En el **eje corto**, se obtienen diferentes imágenes que corresponden a planos transversales del corazón. Interesa, en este caso, el plano donde se visualiza el VI y los músculos papilares, que genera una imagen típica en forma de hongo. Los músculos papilares, en condiciones normales, son de tamaño similar. La pared del VI debe contraerse de manera simétrica. El septo interventricular debe estar curvado hacia el VD (este se observa

VÍDEO 4. Ecocardiograma en proyección longitudinal (eje largo) de cuatro y cinco cámaras en un perro Boxer.

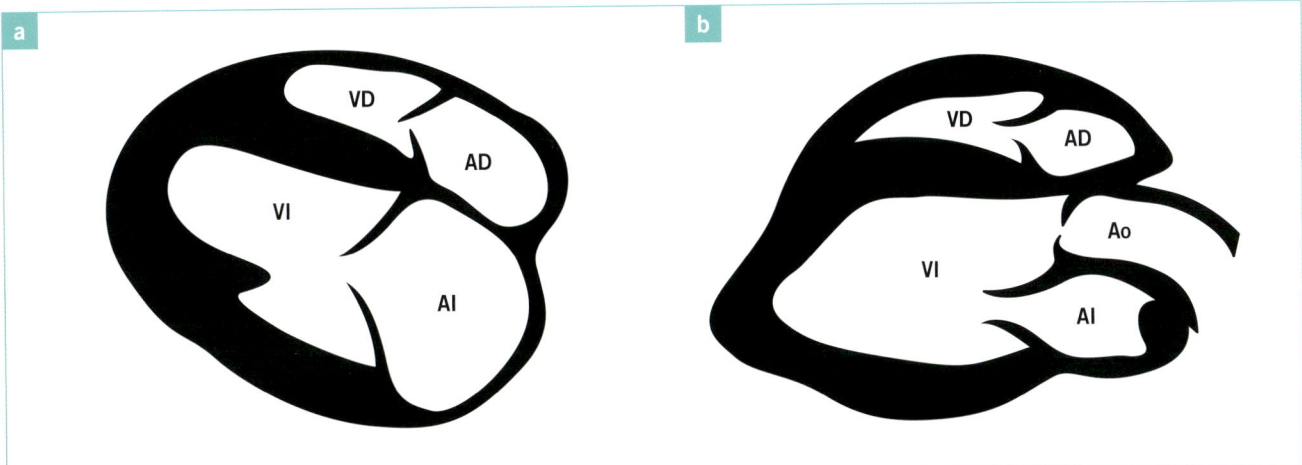

FIGURA 9. Representación esquemática de las imágenes ecocardiográficas longitudinales (eje largo) de cuatro cámaras (a) y de cinco cámaras (b) obtenidas desde la ventana paraesternal derecha. Las proyecciones longitudinales o en el eje largo muestran la longitud del corazón desde la base hasta el vértice. Ao, aorta; AD, atrio derecho; AI, atrio izquierdo; VD, ventrículo derecho; VI, ventrículo izquierdo.

CUADRO 6. Parámetros ecocardiográficos de interés en el eje largo.

- **Septo interventricular:** por lo general debe ser recto (en el gato puede estar ligeramente curvado hacia el lado derecho) y con un espesor similar al de la pared libre del ventrículo izquierdo. Una curvatura hacia la derecha puede deberse a una sobrecarga del ventrículo izquierdo, mientras que una curvatura hacia la izquierda sugiere una hipovolemia o una sobrecarga del ventrículo derecho. Una hipertrofia septal grave puede causar una obstrucción del tracto de salida del ventrículo izquierdo. Además, los gatos con una miocardiopatía hipertrófica pueden presentar un movimiento sistólico anterior de la válvula mitral que incrementa la obstrucción del tracto de salida del ventrículo izquierdo.

- **Septo interatrial** (imagen de cuatro cámaras)**:** no debe estar desviado.

- **Pared libre del ventrículo izquierdo:** se debe evaluar si se contrae de manera uniforme. Su espesor debe ser similar al del septo interventricular. En el gato, un espesor superior a 6 mm puede sugerir hipertrofia miocárdica de diversas causas.

- **Relación ventrículo derecho/ventrículo izquierdo:** debe ser aproximadamente de 1/3.

- **Espesor de la pared libre del ventrículo derecho:** debe ser aproximadamente la mitad que el de la pared del ventrículo izquierdo.

- **Válvulas mitral y tricúspide:** deben apreciarse delgadas y moverse adecuadamente en los distintos momentos del ciclo. No deben prolapsar hacia los atrios.

- **Presencia de derrame pericárdico:** se observa como un espacio anecoico que rodea el corazón y que se encuentra dentro del saco pericárdico (vídeo 5). Este hallazgo puede apreciarse también en otras vistas cardiacas.

- **Presencia de taponamiento cardiaco:** se debe a un derrame pericárdico y predispone al paciente a una inestabilidad hemodinámica grave. Puede confirmarse si se observa el colapso de las cámaras derechas (inicialmente, atrio derecho), la distensión de la vena cava caudal, con una variación mínima o nula durante la respiración, la congestión de la vasculatura hepática y, en muchos casos, una ascitis.

El taponamiento cardiaco puede causar una inestabilidad hemodinámica grave. Los hallazgos ecocardiográficos que indican un taponamiento incluyen el colapso de las cámaras derechas, la distensión de la vena cava caudal, la congestión vascular hepática y, en muchos casos, una ascitis.

VÍDEO 5. Ecocardiograma en un perro con derrame pericárdico antes y después de realizar un drenaje.

estimar subjetivamente el grado de contractilidad, la ausencia de sobrecarga de volumen del VD y la ausencia de sobrecarga de presión del VD, respectivamente.

En los pacientes hipovolémicos se observa una disminución marcada del diámetro del ventrículo izquierdo similar a una hipertrofia cardiaca (pseudohipertrofia). En casos extremos, los músculos papilares se aproximan durante la sístole hasta contactar (signo del beso de los papilares). En el gato, no se debe confundir este hallazgo con la presencia de hipertrofia ventricular izquierda.

con forma de medialuna sobre el VI). Dirigiendo el transductor ligeramente hacia la base cardiaca, aparecen las cuerdas tendinosas; este plano es el indicado para realizar las mediciones en la diástole y en la sístole (fig. 10).

En el **modo B** se visualiza el movimiento de la pared del VI, la relación VD/VI y la curvatura del septo interventricular para

En el **modo M** (con el cursor colocado entre los músculos papilares o, mejor aún, entre las cuerdas tendinosas, en un corte transversal del VI) se pueden medir los diámetros camerales, con los que se calculan algunos índices que evalúan la función sistólica, como la fracción de acortamiento y la fracción de eyección. Además, en esta imagen se miden también los

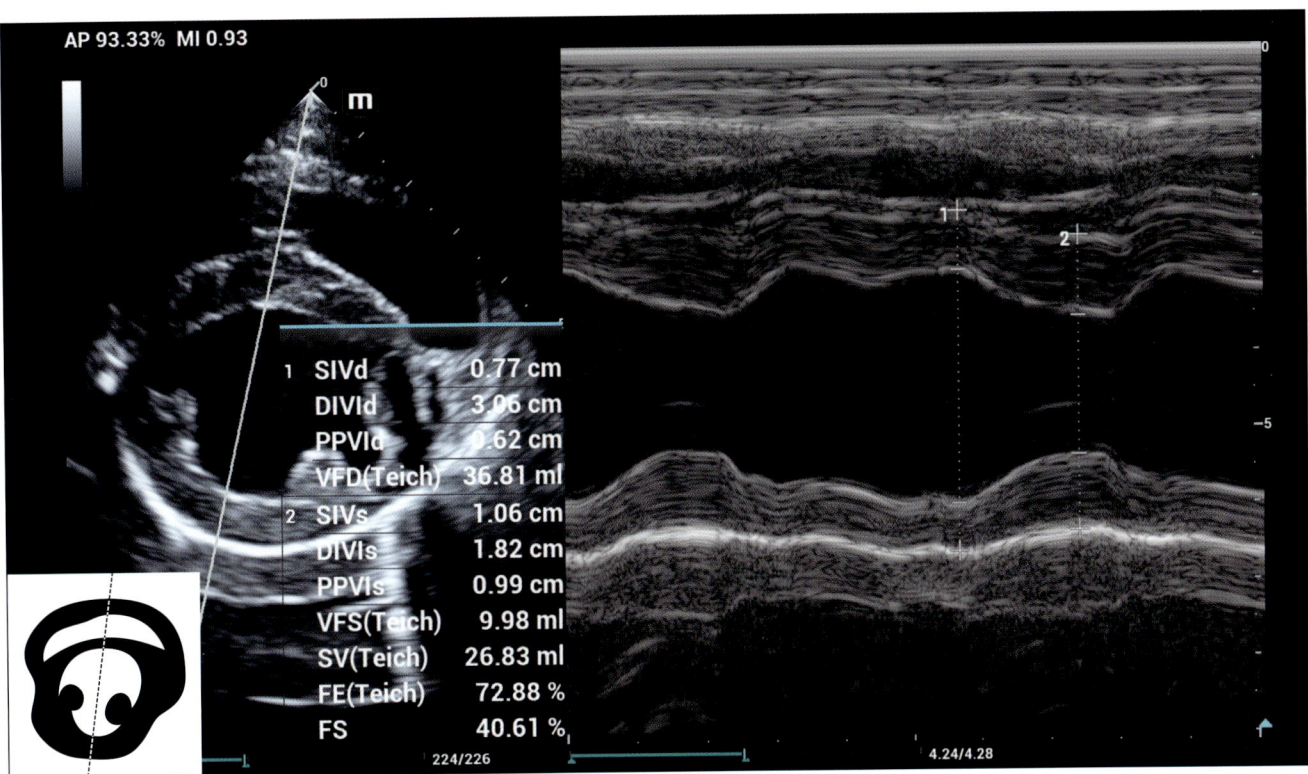

FIGURA 10. Imagen ecocardiográfica y esquema del ventrículo izquierdo visto desde la ventana paraesternal derecha en el eje corto. En este plano se realizan las mediciones en el modo M.

espesores de la pared libre del VI y del septo interventricular. Estas mediciones también pueden realizarse en el eje largo, en la imagen de cuatro cámaras descrita anteriormente. Para ello, el cursor se coloca perpendicularmente al septo interventricular a la altura de las cuerdas tendinosas.

En el eje corto de la ventana paraesternal derecha también es importante evaluar el plano de la base cardiaca. Para ello, desde la imagen donde se visualizan los músculos papilares, descrita al principio de esta sección, se realiza un barrido (sin cambiar el transductor de lugar; solo cambia hacia dónde apunta el haz de ultrasonidos) en dirección craneodorsal pasando secuencialmente por los siguientes planos: cuerdas tendinosas, válvula mitral y base cardiaca. En este último se puede evaluar la relación entre el atrio izquierdo y la aorta (AI/Ao) (fig. 11). Esta relación, en condiciones normales, debe ser inferior a 1,5 en el perro e inferior a 1,6 en el gato.

La detección de un atrio izquierdo grande puede ser indicativo de una insuficiencia cardiaca izquierda con riesgo de congestión pulmonar. Ante este hallazgo, se recomienda realizar un control estricto de la fluidoterapia y evaluar la congestión o edema pulmonar. La relación entre los diámetros de la vena pulmonar y la rama derecha de la arteria pulmonar, evaluada en un eje largo en la ventana paraesternal derecha, puede emplearse para investigar la presencia de un edema pulmonar de origen cardiogénico; el valor de corte descrito es de 1,7 (Merveille et al., 2015).

Evaluación de la función sistólica

La evaluación ecográfica de la función sistólica, además de brindar información del paciente en un momento preciso, permite guiar terapias con fármacos inotrópicos fijando objetivos durante el perioperatorio. No obstante, cabe destacar que la evaluación de la función sistólica y del tamaño de las cámaras cardiacas debe interpretarse en el contexto del cuadro clínico del paciente, prestando atención a factores como la raza, el peso, la volemia o la presencia de arritmias o inflamación sistémica.

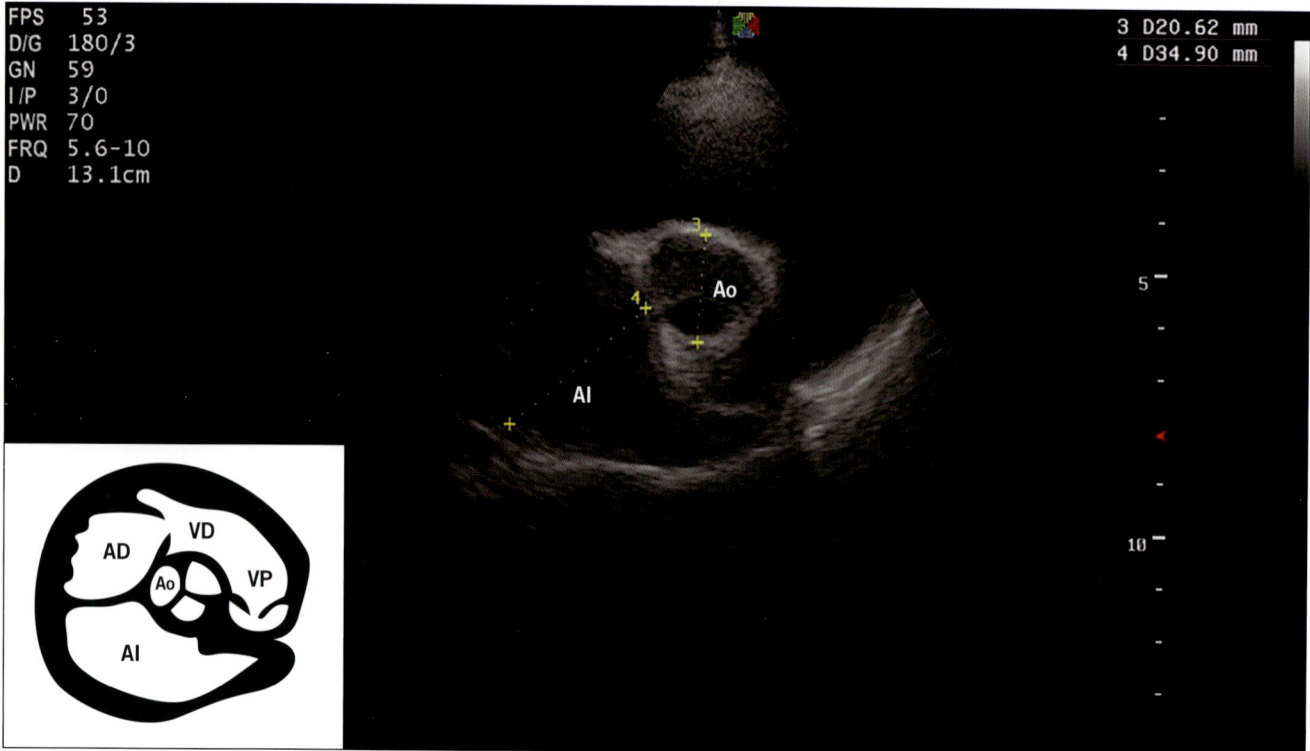

FIGURA 11. Imagen ecocardiográfica y esquema de la base cardiaca en un plano transversal (eje corto) de la ventana paraesternal derecha. En este plano se mide la relación AI/Ao. Ao, aorta; AD, atrio derecho; AI, atrio izquierdo; VD, ventrículo derecho; VP, válvula pulmonar.

Es recomendable contar con tablas de valores normales y validados para las diferentes especies y pesos. Si bien los autores emplean los valores de referencia propuestos por Cornell *et al.* (2004) y Häggström *et al.* (2016), es importante tener en cuenta que los valores de corte para la especie canina aún siguen en discusión.

Dos de los índices que pueden utilizarse para evaluar la función sistólica son la fracción de acortamiento y la fracción de eyección. La **fracción de acortamiento** es fácil de obtener en la clínica de pequeños animales. Para calcularla se miden los diámetros internos del VI al final de la diástole y de la sístole (fórmula 1; ver fig. 10).

Sin embargo, se debe tener en cuenta que este índice solo evalúa la función de las fibras radiales, no de las longitudinales, y, además, depende de los cambios en la carga (precarga y poscarga). Una disminución de la fracción de acortamiento puede estar asociada a una reducción de la contractilidad miocárdica, a una hipovolemia (disminución de la precarga) o a una vasoconstricción sistémica (incremento de la poscarga). Una reducción de la poscarga en los pacientes con regurgitación mitral puede no acompañarse de una alteración de los valores normales de la fracción de acortamiento, incluso aunque exista algún grado de disfunción sistólica. Además, la fracción de acortamiento se correlaciona negativamente con la frecuencia cardiaca.

Fórmula 1. Cálculo de la fracción de acortamiento (FA).

$$FA = \frac{DDVI - DSVI}{DDVI} \times 100$$

Donde:
DDVI: diámetro diastólico del ventrículo izquierdo
DSVI: diámetro sistólico del ventrículo izquierdo

Es importante tener en cuenta que la fracción de acortamiento es un índice de función sistólica radial; es decir, no evalúa la función longitudinal. Además, es un parámetro que varía entre las diferentes razas y especies. Se considera normal un valor de 34,4 ± 6,5 % en el perro y 51,9 ± 6,3 % en el gato (Brown *et al.*, 2003).

Cabe destacar que los animales con un diámetro ventricular izquierdo aumentado en la diástole y en la sístole pueden presentar un valor normal de fracción de acortamiento y, sin embargo, padecer una disfunción sistólica. En estos casos, evaluar el diámetro sistólico del ventrículo izquierdo aportará datos más fidedignos.

Este capítulo expone una visión acotada de la ecocardiografía veterinaria. Existen otros parámetros que pueden utilizarse para estimar la función sistólica mediante el empleo de la ecocardiografía bidimensional (p. ej.: separación septal del punto E) o del Doppler tisular y espectral; si bien aportan una información valiosa, su descripción excede el objetivo de este libro.

La **fracción de eyección** es otro índice para evaluar la función sistólica. Se calcula a partir de los volúmenes sistólicos y diastólicos. Sin embargo, este índice calculado en el eje corto, a través de la fórmula de Teicholz (que convierte los diámetros en volúmenes), ha perdido valor en veterinaria, principalmente porque no tiene en cuenta la geometría ventricular del perro y del gato. Por tanto, se recomienda emplear otros métodos más precisos para calcular este índice, a partir de la planimetría (p. ej: el método de Simpson o los métodos de longitud de área, en imágenes apicales). Una fracción de eyección de 66,5 ± 6,4 %, obtenida por el método de Simpson, se considera normal en el perro (Serres *et al.*, 2008). La fracción de eyección tiene una buena correlación con el volumen eyectado siempre que el paciente no padezca una insuficiencia mitral (regurgitación).

Abordaje de la ventana paraesternal izquierda

Se puede realizar en diferentes decúbitos, pero es de preferencia el lateral izquierdo en el paciente anestesiado. El transductor se coloca de manera que el haz de ultrasonidos atraviese el corazón desde el vértice, situándolo entre el esternón y la articulación costocondral. El haz ultrasónico debe dirigirse hacia la base del corazón, en dirección craneodorsal. Esta orientación permite obtener imágenes específicas, como la apical de cuatro cámaras y la apical de cinco cámaras (fig. 12).

Para la monitorización perioperatoria, la imagen más empleada es la apical de cinco cámaras, en la que se puede visualizar el AI, el AD, el VI, el VD y la Ao. Esta ventana permite analizar el flujo aórtico mediante el modo Doppler. Con el modo Doppler pulsado, colocando el cursor en el tracto de salida del VI, se calcula la integral velocidad-tiempo del flujo aórtico (VTI_{Ao}) (fig. 13). Con este dato y conociendo el diámetro aórtico (medido desde el eje longitudinal en la ventana paraesternal derecha), se podría calcular el volumen sistólico (fórmula 2).

Fórmula 2. Cálculo del volumen sistólico (VS).
$$VS = \text{área } Ao \times VTI_{Ao}$$
Donde: Ao: aorta VTI_{Ao}: integral velocidad-tiempo del flujo aórtico

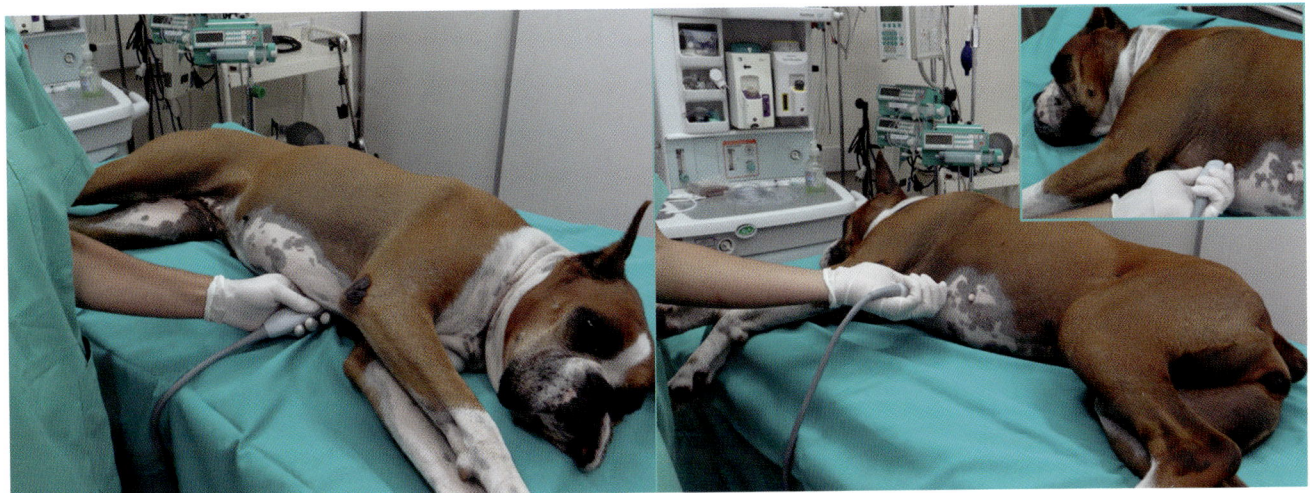

FIGURA 12. Posición recomendada para evaluar la ventana paraesternal izquierda en el paciente anestesiado.

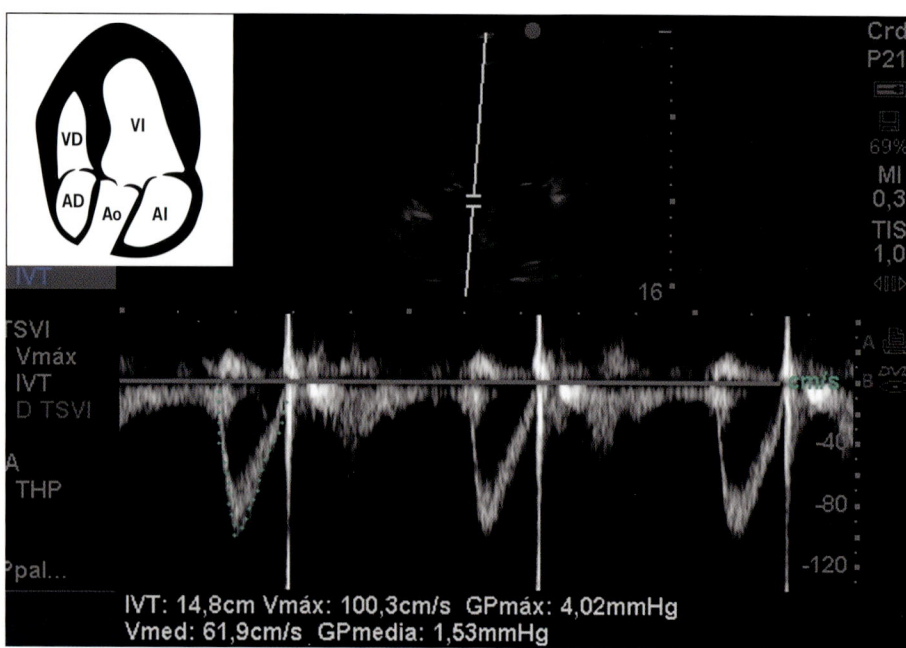

IVT: 14,8cm Vmáx: 100,3cm/s GPmáx: 4,02mmHg
Vmed: 61,9cm/s GPmedia: 1,53mmHg

FIGURA 13. Imagen ecocardiográfica y representación esquemática de la vista apical de cinco cámaras, obtenida desde la ventana paraesternal izquierda. En la parte inferior se observa el espectro del flujo aórtico con Doppler pulsado. Ao, aorta; AD, atrio derecho; AI, atrio izquierdo; VD, ventrículo derecho; VI, ventrículo izquierdo.

Dado que el tamaño del tracto de salida del VI permanece constante, se ha propuesto que la variación de la VTI_{Ao} (ΔVTI_{Ao}) es una medida válida para evaluar los cambios del volumen sistólico (Cecconi et al., 2014). Además, la ΔVTI_{Ao} inducida por el desafío de volumen permite distinguir con precisión los perros que responden a la administración de soluciones de los que no lo hacen. Otra medida para evaluar la respuesta a la fluidoterapia es la variación de la velocidad pico aórtica (ΔVp_{Ao}), que puede medirse desde esta misma ventana (ver capítulo 3).

En la imagen apical de cuatro cámaras, se puede evaluar otro índice de función sistólica bidimensional: el movimiento del anillo mitral. Este se correlaciona bien con la fracción de eyección en humanos. Se obtiene en el modo M, colocando el cursor en el borde septal o en el borde parietal del anillo mitral. Se mide la distancia desde la línea de base hasta el descenso máximo del anillo. Los valores, medidos en el borde septal, descritos en perros sanos son 7 mm (6,5-7,5 mm) en los animales de menos de 15 kg, 10,8 mm (10,3-11,3 mm) en los de 15 a 40 kg y 15,1 mm (12,1-18,1 mm) en los de más de 40 kg (Brown et al., 2003). En el gato, los valores reportados son 4,4 mm (2,3-7,7 mm) en el borde septal y 4,7 mm (2,2-7,9 mm) en el borde de la pared libre (Tuleski et al., 2022).

Abordaje subcostal o subxifoideo

El paciente se posiciona en decúbito dorsal o lateral (derecho o izquierdo). El transductor se coloca caudalmente a la arcada costal, alineado con el cartílago xifoides y apuntando en dirección craneal (fig. 14). La orientación del transductor debe permitir la visualización del parénquima hepático, su vascularización y la vena cava caudal en su trayectoria abdominal, a la altura del diafragma. Este abordaje es una opción para obtener imágenes de las ventanas apicales cuando el paciente debe permanecer en decúbito dorsal (durante la anestesia), ya que normalmente los accesos paraesternales son difíciles porque los pulmones ocultan las ventanas cardiacas. Además, en muchos pacientes permite una mejor alineación para la evaluación del flujo aórtico por Doppler.

EVALUACIÓN DE LA VENA CAVA CAUDAL

La vena cava caudal puede evaluarse para analizar la volemia en los pacientes en ventilación tanto espontánea como mecánica. Es importante no comprimir la vena con el transductor para evitar errores en la medición. Se utilizan dos abordajes: el subxifoideo y el intercostal derecho.

ABORDAJE SUBXIFOIDEO

Se comienza con un abordaje longitudinal, tratando de visualizar la vena cava donde atraviesa el diafragma. La evaluación se realiza en el modo M en un punto 1 cm caudalmente a la vena hepática derecha. La velocidad de barrido se ajusta a fin de obtener al menos tres ciclos respiratorios.

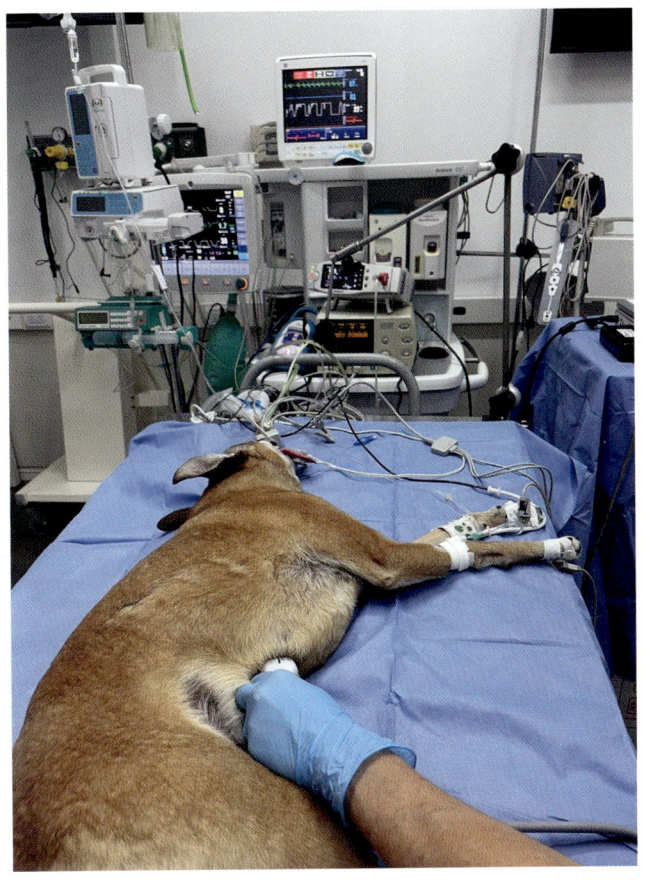

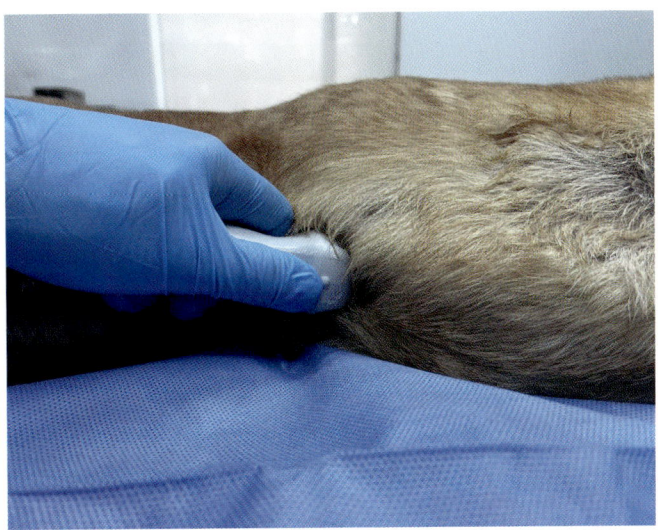

FIGURA 14. Colocación del transductor en el abordaje subcostal.

ABORDAJE INTERCOSTAL DERECHO

Se coloca el transductor en el 10.º-12.º espacio intercostal derecho, en el eje longitudinal, y con la marca apuntando cranealmente. Usando el modo B, se busca que la vena cava caudal se encuentre elongada. El cursor del modo M se coloca como en el abordaje subxifoideo, 1 cm caudalmente a la vena hepática derecha.

ÍNDICE DE COLAPSABILIDAD DE LA VENA CAVA CAUDAL

Para calcular el índice de colapsabilidad de la vena cava caudal, deben obtenerse los valores máximos y mínimos del diámetro de la vena cava caudal durante el ciclo respiratorio (fig. 15; fórmula 3). Los valores considerados normales varían según los diferentes escenarios y las especies; en pacientes críticos que ventilan espontáneamente, los valores de corte son 27 % en el perro y 31 % en el gato (Donati *et al.*, 2020; Donati *et al.*, 2023). Para más información sobre este índice, véase el capítulo 3.

Fórmula 3. Cálculo del índice de colapsabilidad de la vena cava caudal (ICVCC).

$$ICVCC = \frac{CVCd_{máx} - CVCd_{mín}}{CVCd_{máx}} \times 100$$

Donde:
$CVCd_{máx}$: diámetro máximo de la vena cava caudal
$CVCd_{mín}$: diámetro mínimo de la vena cava caudal

TÉCNICA AFAST

La técnica AFAST (*abdominal focused assessment with sonography for trauma*) permite no solo inspeccionar el abdomen en búsqueda de líquido, sino también obtener información sobre la presencia de derrame pleural o pericárdico o de enfermedades pulmonares. Tradicionalmente se realizaba con el paciente en decúbito lateral derecho, pero también puede usarse el decúbito lateral izquierdo o la estación. Incluye cuatro vistas o ventanas: hepatodiafragmática, esplenorrenal, cistocólica y hepatorrenal.

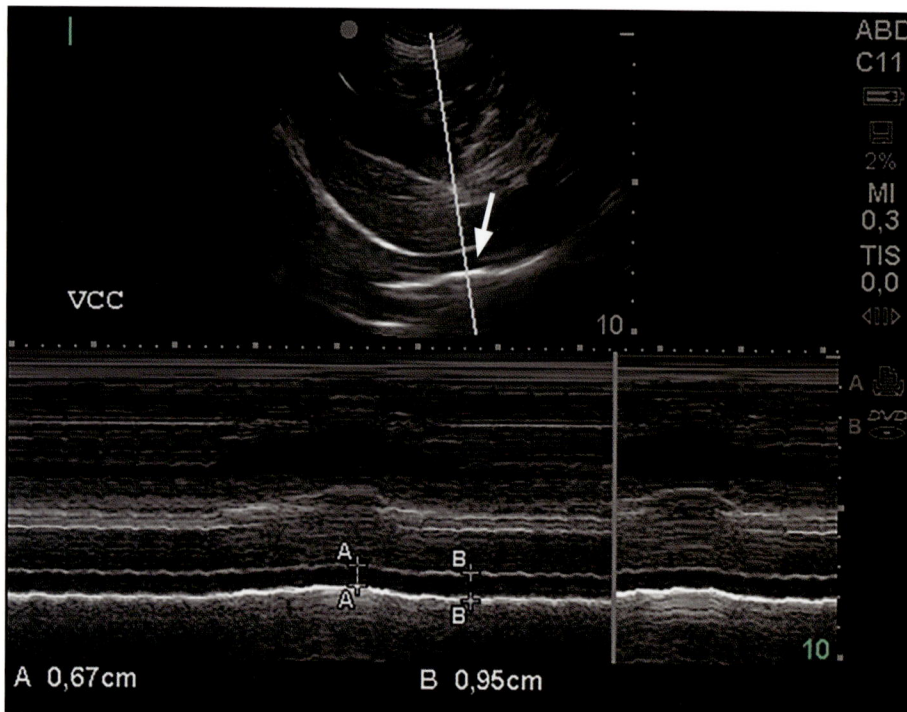

FIGURA 15. Imagen ecográfica que muestra los cambios del diámetro de la vena cava caudal (flecha) en un perro durante el ciclo respiratorio. En la inspiración el diámetro es 0,67 cm (cursores A), mientras que en la espiración es 0,95 cm (cursores B).

El grado de ascitis puede cuantificarse en función de la cantidad de vistas positivas. La presencia de derrame en las vistas hepatodiafragmática y cistocólica se considera un grado leve, en tanto que si también se encuentra líquido en las vistas esplenorrenal y hepatorrenal la ascitis se considera más grave (Boysen y Lisciandro, 2013).

VISTA HEPATODIAFRAGMÁTICA

La vista hepatodiafragmática se obtiene mediante el abordaje subxifoideo antes descrito. Se emplea para evaluar los bordes y lóbulos hepáticos, la vesícula biliar y el diafragma en busca de líquido anecoico o ecogénico. Además, si existiera derrame pleural, puede detectarse desde esta vista.

VISTA ESPLENORRENAL

Para obtener la vista esplenorrenal, el transductor se coloca en el espacio paralumbar izquierdo, caudalmente a las costillas y ventralmente a los músculos sublumbares. En este punto se realizan movimientos de abanico con el propósito de hallar el bazo y el riñón izquierdo. Si existe líquido, se observará una separación anecoica entre dichos órganos.

VISTA CISTOCÓLICA

Para la vista cistocólica, con el transductor en el eje longitudinal, se realizan movimientos de derecha a izquierda hasta encontrar la vejiga. La presencia de líquido libre será visible entre la pared vesical y las vísceras abdominales. Es importante no confundir el artefacto de sombra lateral que genera la vejiga con una alteración patológica.

VISTA HEPATORRENAL

La vista hepatorrenal se obtiene con el paciente en decúbito lateral izquierdo o en la estación. El transductor se coloca en la región paralumbar derecha, caudalmente a las costillas o a los espacios intercostales 11.º y 12.º, justo ventralmente a los músculos sublumbares, en los animales de tórax profundo. Desde esta vista se puede evaluar la región entre el hígado, el riñón derecho, el intestino delgado y la pared abdominal derecha. Si el paciente se posiciona en decúbito lateral derecho, el transductor se coloca en la zona umbilical y el haz ecográfico se dirige hacia el riñón derecho y el hígado. La presencia de líquido libre se observa como una separación entre el hígado y el riñón derecho, y a menudo el líquido rodea las asas intestinales.

06

ALTERACIONES
DE LA MICROCIRCULACIÓN
EN EL PACIENTE CRÍTICO

Manuel Ignacio Monge García, Ignacio Sández Cordero

INTRODUCCIÓN

El oxígeno (O_2), molécula esencial para la vida, entra en el organismo por el aparato respiratorio y se distribuye a los tejidos a través del aparato cardiovascular. En este último pueden diferenciarse dos componentes con objetivos específicos: el sistema macrocirculatorio, encargado de distribuir la sangre a gran escala a través del corazón y los grandes vasos sanguíneos, y el sistema microcirculatorio, responsable del intercambio celular de O_2, nutrientes y productos de desecho. Aunque esta distinción es útil desde un punto de vista funcional, cabe recordar que se trata de una categorización artificial, dado que no existe un límite anatómico preciso que separe ambos componentes.

La monitorización del aparato cardiovascular debería, por tanto, determinar si el O_2 se distribuye de forma adecuada y en cantidad suficiente hasta las células para producir energía en forma de trifosfato de adenosina (ATP). Sin embargo, históricamente, esta monitorización se ha enfocado sobre todo en el sistema macrocirculatorio. Así, los parámetros hemodinámicos que suelen medirse en anestesia, como la frecuencia cardiaca, la presión arterial o el gasto cardiaco, pertenecen solo a ese ámbito.

En los pacientes críticos, muchos de estos indicadores macrohemodinámicos pueden tener valores considerados normales a pesar de la persistencia de alteraciones microcirculatorias significativas. Este hecho pone de manifiesto la desconexión entre la micro- y la macrocirculación en estos pacientes y subraya la importancia de evaluar ambos componentes.

> Aunque los valores de los indicadores macrohemodinámicos de un paciente crítico sean normales, puede haber alteraciones microcirculatorias importantes. Por ello, es necesario evaluar tanto la macro- como la microcirculación.

ESTRUCTURA Y FUNCIONES DE LA MICROCIRCULACIÓN

La microcirculación está compuesta por vasos sanguíneos menores de 100 µm de diámetro que conectan el sistema arterial y el venoso; es decir, las arteriolas (100-20 µm), los capilares (25-5 µm) y las vénulas (20-100 µm). Esta microvasculatura representa el 90 % de todo el tejido endotelial, donde se produce el intercambio de O_2, dióxido de carbono, nutrientes y desechos metabólicos, y desempeña un papel clave en el proceso de la inflamación y el control de la coagulación.

El sistema microcirculatorio es dinámico y puede adaptarse de forma rápida a las demandas metabólicas individuales de cada tejido mediante modificaciones del tono vascular. De esta forma, se garantiza el flujo sanguíneo local y la entrega de nutrientes a las células, a pesar de los posibles cambios en la presión arterial sistémica. Sin embargo, existe un límite de presión arterial por debajo del cual esta autorregulación del flujo tisular es ineficiente. Este límite inferior varía según el órgano y el paciente, y puede verse afectado por algunos fármacos anestésicos y vasopresores (ver capítulos 2 y 4).

El flujo sanguíneo microcirculatorio es particularmente heterogéneo, incluso en individuos sanos. Tan solo un 30 % de los capilares están perfundidos en condiciones de reposo. No obstante, en situaciones de estrés, puede producirse un reclutamiento capilar que facilite una perfusión más homogénea. Existe además un fenómeno de comunicación entre las células endoteliales de los capilares y de las vénulas denominado conversación cruzada o *cross-talk* que facilita la perfusión local mediante el control electrofisiológico vía uniones comunicantes o *gap junctions* (Vallet, 2002).

Por último, cabe considerar que para que la microcirculación sea adecuada debe serlo también la macrocirculación. Así, la hipotensión arterial sistémica o una disminución del aporte de oxígeno (DO_2) son factores perjudiciales para la microcirculación. La normalización de las variables macrohemodinámicas, sin embargo, no garantiza en todos los casos una microcirculación apropiada (Sakr *et al.*, 2004).

> Para que la microcirculación sea adecuada debe serlo también la macrocirculación. La hipotensión arterial sistémica o una disminución del aporte de oxígeno son, por tanto, factores perjudiciales para la microcirculación. No obstante, la normalización de las variables macrohemodinámicas no garantiza en todos los casos una microcirculación apropiada.

ALTERACIONES MICROCIRCULATORIAS EN EL PACIENTE SÉPTICO

Las alteraciones de la microcirculación desempeñan un papel fundamental en el *shock* séptico. Estas alteraciones pueden provocar una redistribución anormal del flujo sanguíneo, con exclusión de las arteriolas y de los capilares en algunos tejidos (*shunt*). Es importante destacar que estos trastornos microcirculatorios pueden suceder independientemente de los cambios macrohemodinámicos (De Backer *et al.*, 2002; Trzeciak *et al.*, 2007). Debido a esta discrepancia, se suelen utilizan los términos macro-DO_2 y micro-DO_2 para referirse al transporte de O_2 en los grandes vasos y en la microcirculación, respectivamente. Sin embargo, determinar si existe un transporte adecuado de O_2 en el sistema microcirculatorio (**micro-DO_2**) considerando solo los datos de la circulación general (**macro-DO_2**) es un desafío y, en algunos casos, puede llevar a interpretar erróneamente el estado real de la oxigenación tisular.

Específicamente, durante la sepsis se produce una reducción de la densidad capilar, un incremento de la heterogeneidad de la perfusión y la aparición de fenómenos microtrombóticos (De Backer *et al.*, 2013). Estas anomalías suelen manifestarse de forma temprana y pueden persistir incluso después de la resolución del *shock* y de la normalización de los parámetros macrohemodinámicos (Sakr *et al.*, 2004).

Durante la sepsis, además, los mecanismos reguladores de la microcirculación suelen alterarse, lo que conlleva que se dificulte aún más la entrega de O_2 a las células. Esto produce una serie de mecanismos:

- Incremento de la heterogeneidad capilar, con reducción de la densidad de capilares funcionales y, en algunos casos, con interrupción del flujo capilar.
- Disfunción endotelial, que conduce a una peor respuesta capilar a los fenómenos de vasoconstricción y vasodilatación.
- Reducción de los fenómenos de conversación cruzada endotelial.
- Cambios estructurales y funcionales en las células sanguíneas.
- Cambios estructurales y funcionales en el glicocálix endotelial, con extravasación excesiva de líquidos, agregación plaquetaria en las paredes de los vasos y disfunción leucocítica.

> Como consecuencia de estos fenómenos, muchos pacientes sépticos no responden adecuadamente a los tratamientos destinados a mejorar la perfusión global (De Backer *et al.*, 2006).

Igualmente, en las mitocondrias existe una disrupción en la relación entre la cadena de transporte de electrones y la fosforilación oxidativa. Bajo condiciones normales, estos dos procesos están estrechamente acoplados: los electrones pasan a través de la cadena respiratoria y generan un gradiente de protones que después impulsa la producción de ATP mediante la fosforilación oxidativa. El desacoplamiento ocurre cuando esta secuencia se interrumpe. El gradiente de protones se disipa sin generar energía de manera efectiva, lo que provoca una producción reducida de ATP, un aumento del consumo de O_2 y la generación de especies reactivas de oxígeno (ROS). En el contexto de la sepsis, el desacoplamiento de la fosforilación oxidativa puede ser especialmente problemático, denominándose síndrome de disfunción microcirculatoria y mitocondrial (Ince, 2005). Dado que la sepsis puede comprometer la entrega y la utilización del O_2 en los tejidos, cualquier alteración adicional en la producción celular de energía puede agravar la disfunción orgánica.

EVALUACIÓN DE LA MICROCIRCULACIÓN EN EL PACIENTE CRÍTICO Y EN ANESTESIA

SIGNOS CLÍNICOS Y MARCADORES CELULARES DE MALA PERFUSIÓN

Los datos clínicos en la exploración física que sugieren una hipoperfusión global son la presencia de un moteado o de livideces en la piel, un tiempo de relleno capilar prolongado (>2 segundos) y una diferencia mayor de 2 °C entre la temperatura central (o esofágica) y la periférica (o rectal). Estos signos, sin embargo, carecen de especificidad y sensibilidad suficiente para detectar alteraciones en la microcirculación. Es más, la vasoconstricción cutánea podría manifestarse con estos signos y ocurrir como una respuesta fisiológica a la disminución del flujo sanguíneo y la redistribución de este a los compartimentos centrales.

Por otro lado, aunque el lactato no es un marcador exclusivo de alteración en la microcirculación, existe cierta correlación entre la mejora de los índices microcirculatorios y la disminución de la concentración de lactato tras algunas intervenciones terapéuticas (Zhang *et al.*, 2021).

VIDEOMICROSCOPIA INTRAVITAL

Aunque las técnicas de videomicroscopia intravital se consideran el método de referencia para la evaluación del lecho microvascular, no se realizan de forma clínica en ninguna especie debido a que son invasivas y cruentas.

LUZ ORTOGONAL POLARIZADA

Los equipos de luz ortogonal polarizada (OPS, por sus siglas en inglés) emplean un haz de luz polarizada y un analizador ubicado en ángulo recto con respecto a la fuente de luz. La luz reflejada desde la superficie se descarta, y una cámara compone la imagen utilizando la luz no polarizada reflejada desde el tejido hasta 3 mm debajo de la superficie. La luz emitida tiene una longitud de onda de 548 nm y es absorbida de manera similar por la oxihemoglobina y la desoxihemoglobina. El objetivo de la cámara captura imágenes de alta resolución debido al contraste formado por la retroiluminación de las estructuras que absorben la luz (especialmente los eritrocitos). Actualmente esta técnica está en desuso por el desarrollo de la siguiente técnica.

VIDEOMICROSCOPIA DE LUZ POLARIZADA

También conocida como *sidestream dark field* (SDF, siglas en inglés de iluminación lateral de campo oscuro), esta tecnología permite evaluar la microcirculación mediante un microscopio portátil conectado a un monitor. Se puede realizar el análisis en el momento o de forma diferida. La SDF utiliza múltiples diodos emisores de luz estroboscópica para obtener imágenes de alta resolución de la microcirculación. A diferencia de la técnica OPS, la SDF utiliza una fuente de luz estroboscópica de 530 nm de longitud de onda ubicada en forma concéntrica, lo que produce el efecto óptico de iluminación lateral de campo oscuro. En las imágenes obtenidas mediante SDF, se puede observar un contraste entre los eritrocitos en movimiento, que se visualizan como corpúsculos grises o negros, y el resto del tejido, que refleja la luz y aparece de color claro. La principal ventaja de la SDF sobre la OPS es su mayor nitidez y contraste, con una menor interferencia causada por el reflejo de la luz sobre la superficie de los órganos.

El empleo de SDF durante la anestesia se ha estudiado en la mucosa sublingual de perros y gatos sanos (Silverstein *et al.*, 2009; Goodnight *et al.*, 2015), así como para evaluar los efectos de la dexmedetomidina sobre la microcirculación en perras sépticas sometidas a cirugía por piometra (Nagashima *et al.*, 2022).

> La videomicroscopia de luz polarizada se ha usado para evaluar la microcirculación en la zona sublingual en animales sépticos.

Índices para evaluar la microcirculación mediante SDF

El primer parámetro descrito para la evaluación de la microcirculación fue propuesto por De Backer (2002), quien definió la densidad capilar funcional como la proporción de vasos que cruzan una determinada zona. Posteriormente, se han publicado otros parámetros para evaluar la microcirculación:

- **Proporción de vasos perfundidos (PPV, *proportion of perfused vessels*).** Se calcula contando el número de vasos con flujo ausente e intermitente (fórmula 1).
- **Densidad de vasos perfundidos (PVD, *perfused vessel density*).** Un capilar funcional se define como aquel que tiene al menos un eritrocito moviéndose a través de él (<10 µm) durante el periodo de observación. La densidad se calcula multiplicando la cantidad de capilares funcionales por la proporción de vasos perfundidos.
- **Índice de flujo microvascular (MFI, *microvascular flow index*).** Este índice da información del tipo de flujo en los vasos perfundidos y puede calcularse relativamente rápido. Es un indicador semicuantitativo del flujo convectivo. Se definen cuatro tipos de flujo, categorizados mediante un número entero de 0 a 3:
  - 0 Ausencia de flujo.
  - 1 Flujo intermitente, definido como la ausencia de flujo durante al menos el 50 % del tiempo observado.
  - 2 Flujo lento.
  - 3 Flujo continuo o normal.
- **Índice de heterogeneidad del flujo microcirculatorio (HMFI, *heterogeneity of microvascular flow index*).** Permite evaluar la heterogeneidad del flujo sanguíneo. Para su cálculo se deben usar entre tres y cinco sitios diferentes de la mucosa y, tras medir el MFI en cada uno de los cuadrantes, se toma la diferencia entre el valor más elevado y el más bajo y se divide este resultado por el valor promedio (fórmula 2).

Fórmula 1. Cálculo de la proporción de vasos perfundidos (PPV).

$$PPV = V_{tot} - \frac{V_{faus} + V_{fint}}{V_{tot}}$$

Donde:
V_{tot}: número total de vasos
V_{faus}: vasos con flujo ausente
V_{fint}: vasos con flujo intermitente

Fórmula 2. Cálculo del índice de heterogeneidad del flujo microcirculatorio (HMFI).

$$HMFI = \frac{MFI_{máx} - MFI_{mín}}{MFI_{medio}} \times 100$$

Donde:
MFI: índice de flujo microvascular

ESPECTROSCOPIA CERCANA AL INFRARROJO

La tecnología de espectroscopia cercana al infrarrojo, o NIRS por sus siglas en inglés, se fundamenta en la absorción de la luz infrarroja (longitudes de onda de 700 a 1000 nm) por los tejidos. Este método permite estimar la saturación de O_2 de la hemoglobina (Hb) en la sangre dentro de los vasos de diámetro inferior a 1 mm (es decir, en la microcirculación). La tecnología de NIRS aprovecha las propiedades de absorción diferencial de la Hb desoxigenada y oxigenada para determinar la proporción de Hb oxigenada respecto al total de Hb en los tejidos (fig. 1). A partir de esta proporción se calcula el valor de la saturación tisular de O_2 (StO_2), expresado como porcentaje.

Varios estudios clínicos en veterinaria y en medicina humana han demostrado que la StO_2 muscular (generalmente en el músculo sartorio) puede ser un buen parámetro para evaluar la perfusión global de los tejidos (Gruartmoner et al., 2014; Salcedo et al., 2016). Dado que el músculo tiene un umbral de autorregulación que lo hace especialmente susceptible a la presencia de hipoperfusión, actúa como una "ventana" precoz a la hipoperfusión global. Cuando se aplica la señal NIRS sobre el músculo esquelético, dado que el 75 % del contenido sanguíneo es venoso, la StO_2 muscular representa principalmente la saturación de O_2 de la Hb venosa, así como el equilibrio local entre el transporte y el consumo de O_2 (VO_2).

Cabe resaltar que los distintos equipos de NIRS disponibles comercialmente pueden tener diferentes longitudes de onda y que, por tanto, el haz de luz puede variar en cuanto a su penetración, reflexión, absorción y dispersión, siendo esta última una de las mayores limitaciones de esta tecnología. Dado que el 80 % de la luz emitida se pierde debido a la dispersión, se emplea la ecuación modificada de Beer-Lambert para estimar el valor real de absorción. Las fluctuaciones en la temperatura corporal así como el movimiento excesivo del paciente también pueden provocar errores en la medición de la StO_2. Los valores normales de StO_2 en perros sanos pueden variar en función del equipo específico que se emplee para su medición, pero están entre el 64 % y el 87 %.

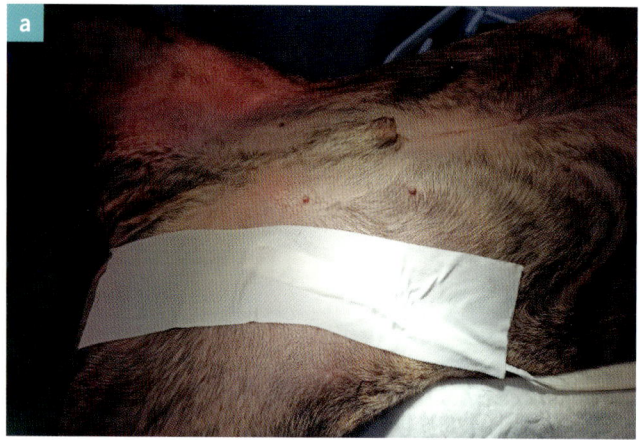
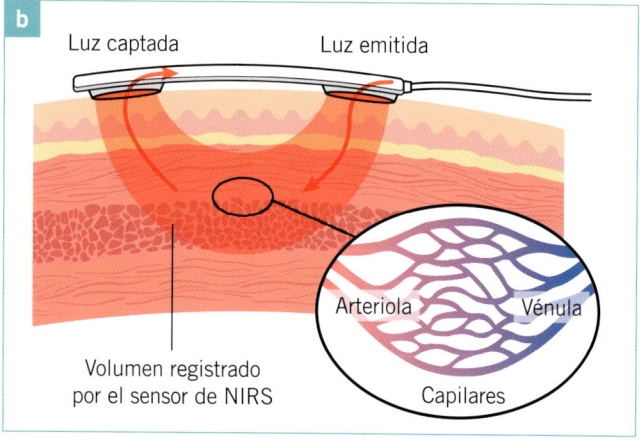

FIGURA 1. Colocación del sensor de tecnología de espectroscopia cercana al infrarrojo (NIRS) para evaluar la perfusión tisular regional (a). Representación esquemática del funcionamiento del sensor (b). Adaptado de Gruartmoner et al., 2014.

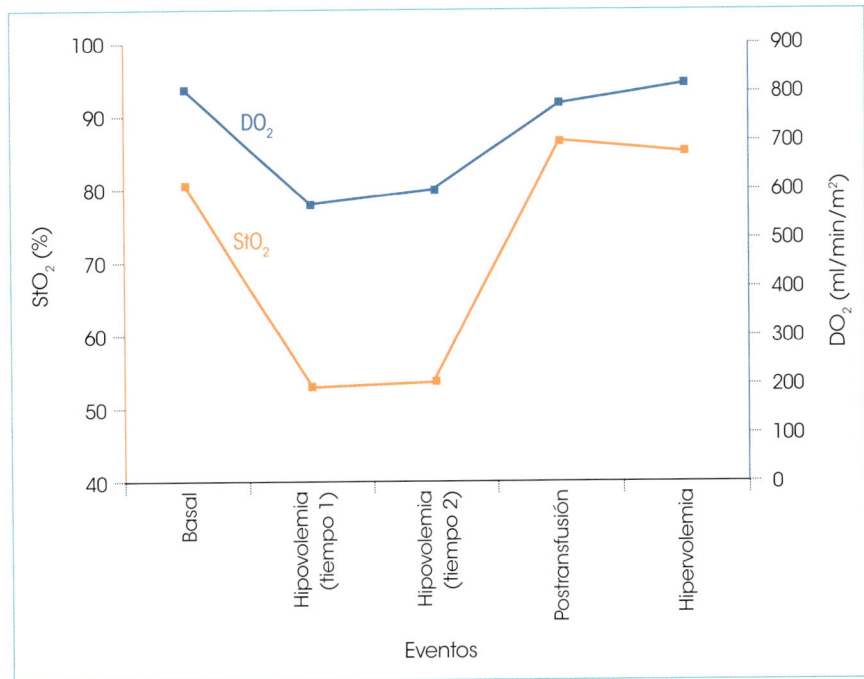

FIGURA 2. Relación entre la saturación tisular de oxígeno (StO$_2$) y el aporte de oxígeno (DO$_2$) en pacientes con *shock* inducido experimentalmente (Pavlisko *et al.*, 2014).

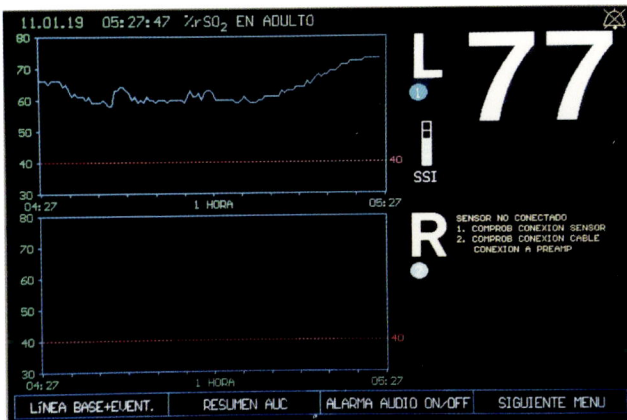

FIGURA 3. Evolución de la saturación tisular de oxígeno (StO$_2$) medida por espectroscopia cercana al infrarrojo (NIRS) en un perro con hemoabdomen durante la reposición intraoperatoria de la volemia.

Empleo de la NIRS para evaluar los parámetros de perfusión globales

Como la StO$_2$ refleja el balance local entre el DO$_2$ y el VO$_2$ tisular, ambos definen su valor final. En el *shock* hemorrágico canino, por ejemplo, la StO$_2$ puede mostrar la reducción de DO$_2$ antes que los cambios analíticos (figs. 2 y 3) (Pavlisko *et al.*, 2014). Asimismo, la StO$_2$ se ha empleado como sustituto no invasivo de la saturación venosa central (SvO$_2$), y se ha observado una buena correlación en pacientes sépticos (Salcedo *et al.*, 2016).

Empleo de la NIRS para evaluar la microcirculación: prueba de oclusión vascular

La prueba o test de oclusión vascular se basa en el concepto fisiológico de la hiperemia reactiva a la isquemia. Durante un periodo de carencia de O$_2$, los tejidos reaccionan rápidamente produciendo cambios vasculares locales. Estos cambios originan un aumento de la permeabilidad capilar que facilita una extracción más eficaz del escaso DO$_2$. En condiciones fisiológicas, el endotelio sano libera sustancias tales como el potasio, la adenosina o el óxido nítrico ante una situación de isquemia por oclusión vascular. Estas sustancias inducen una vasodilatación arteriolar y un descenso de la resistencia vascular local con el fin de incrementar el DO$_2$. Cuando el aporte circulatorio se restablece, se produce un periodo de hiperemia como consecuencia de este estado de vasodilatación local. En los pacientes críticos, y particularmente en los sépticos, sin embargo, es frecuente el daño endotelial. En esta situación, el endotelio no responde de forma adecuada a las situaciones de isquemia y bajo DO$_2$ y, por tanto, no se produce el fenómeno de hiperemia reactiva (Gruartmoner *et al.*, 2014).

Para realizar la prueba de oclusión vascular se debe colocar el sensor de NIRS en una zona distal de una extremidad bien perfundida y no pigmentada. En una zona proximal al sensor se realiza una oclusión completa del flujo arterial mediante el empleo de un manguito de un esfigmomanómetro o con una goma compresora para extracción venosa (fig. 4). La presión ejercida

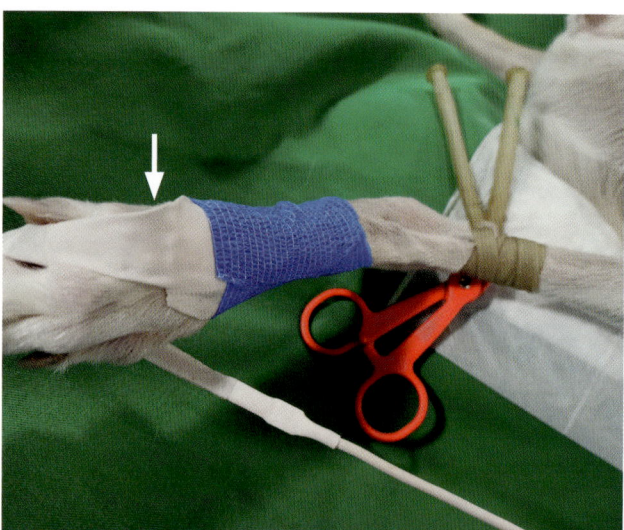

FIGURA 4. Isquemia por compresión de los vasos arteriales para realizar la prueba de oclusión vascular. El sensor (flecha) de espectroscopia cercana al infrarrojo (NIRS) se coloca distalmente a la compresión, fijado con un vendaje para evitar movimientos durante la prueba.

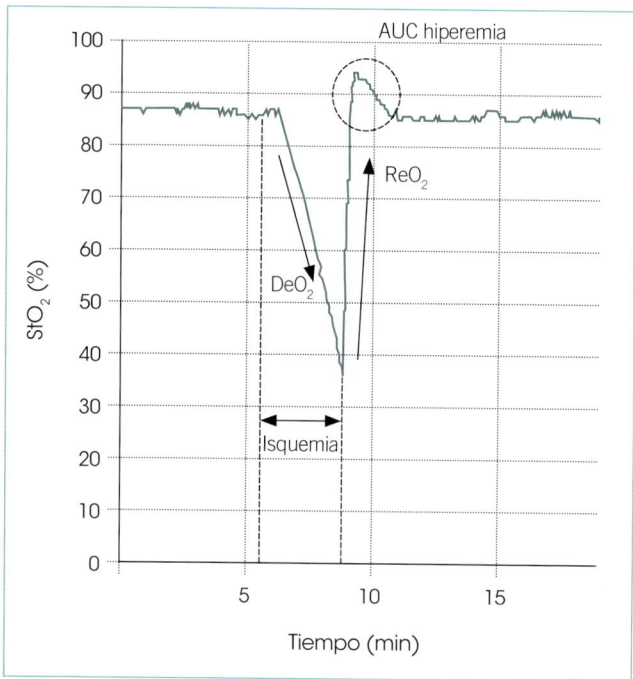

FIGURA 5. Cambios en la saturación tisular de oxígeno (StO_2) durante la prueba de oclusión vascular. La DeO_2 representa el consumo local de oxígeno, la ReO_2 indica la reserva microcirculatoria y el área bajo la curva (AUC) indica el grado de reclutamiento capilar por la hiperemia reactiva. Adaptado de Gruartmoner *et al.*, 2014.

sobre la zona debe ser superior a la presión arterial sistólica (recomendable 200 mmHg). La oclusión debe mantenerse hasta que la StO_2 disminuya al 40 % o hasta que se produzca una reducción del 40 % del valor basal, lo que suele ocurrir a los 3-5 minutos, aproximadamente. Después, se elimina la oclusión y se evalúa el incremento de la StO_2 hasta que alcanza de nuevo el valor basal. La pendiente inicial de desaturación de O_2 en la fase de isquemia se denomina **DeO_2**. La pendiente de resaturación de O_2 después de la oclusión vascular se denomina **ReO_2**.

Teniendo en cuenta que la DeO_2 representa la disminución progresiva de la StO_2 en situaciones de flujo sanguíneo nulo, se ha propuesto su empleo como marcador del consumo de O_2 local. La ReO_2, a su vez, podría reflejar la función endotelial local o la reserva microcirculatoria del tejido evaluado. Se considera que la ReO_2 refleja el reclutamiento de los capilares como respuesta a la vasodilatación local inducida por un estímulo hipóxico transitorio. Además, durante la fase de recuperación, la StO_2 puede elevarse temporalmente por encima de los valores basales, lo cual indica vasodilatación posisquémica y reclutamiento capilar (hiperemia reactiva). La magnitud de este fenómeno se puede cuantificar mediante el cálculo del área bajo la curva de la StO_2 al final de la ReO_2 (figs. 5 y 6). Al igual que en medicina humana, no existe todavía un consenso en veterinaria sobre cómo realizar esta prueba, por lo que sus resultados deben interpretarse con cautela.

RELACIÓN ENTRE ANESTESIA Y MICROCIRCULACIÓN

Existen cada vez más datos de los efectos que tienen los agentes anestésicos sobre la microcirculación (Turek *et al.*, 2009). A continuación, se detallan algunos de estos efectos.

EFECTOS DE LOS ANESTÉSICOS INTRAVENOSOS

El estudio de los efectos no anestésicos de los fármacos anestésicos intravenosos ha ganado considerable interés en las últimas décadas. Aunque estas sustancias están diseñadas fundamentalmente para producir anestesia, analgesia o sedación, también tienen otros efectos farmacológicos que pueden ser tanto beneficiosos como perjudiciales. Más allá de los efectos macrohemodinámicos, las alteraciones de la respuesta inmunitaria y las vías del óxido nítrico causadas por los anestésicos intravenosos son los factores más importantes que pueden afectar a la perfusión de los órganos y a la microcirculación. Varios estudios *in vitro* han demostrado que los efectos vasodilatadores locales del tiopental, el propofol y la ketamina están mediados por la inhibición de los canales de calcio (Hirota y Lambert, 1996).

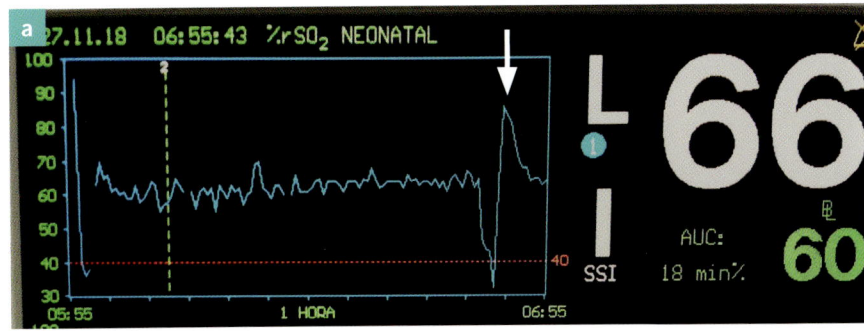

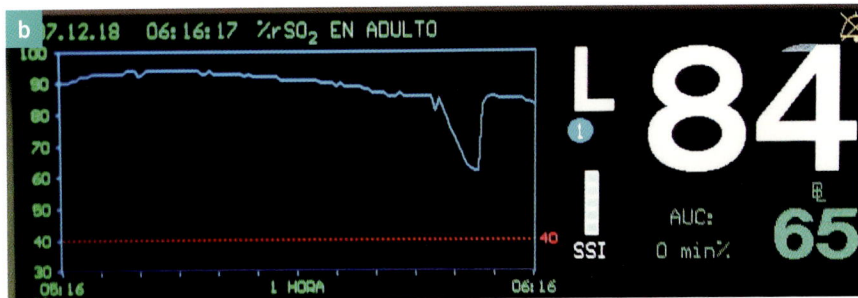

FIGURA 6. Evolución normal de la saturación tisular de oxígeno (StO$_2$) durante una prueba de oclusión vascular en un perro sano (a). Se observa una caída rápida de la StO$_2$ y una zona de hiperemia reactiva muy marcada (flecha). Evolución de la StO$_2$ durante una prueba de oclusión vascular en un animal séptico por perforación gástrica (b). Se ve una bajada lenta de la StO$_2$ y la ausencia de la zona de hiperemia reactiva.

Además de asegurar la estabilidad cardiorrespiratoria durante el periodo perioperatorio, es fundamental conseguir una adecuada perfusión hepatoesplácnica para preservar la función de barrera de la mucosa intestinal y prevenir la translocación de toxinas. Una afectación de esta barrera puede originar un síndrome de disfunción multiorgánica. Los anestésicos intravenosos pueden provocar un incremento del diámetro de las arteriolas y venas mesentéricas, lo que podría aumentar la permeabilidad de estos vasos y la fuga de macromoléculas endotóxicas. No obstante, el propofol ha demostrado ciertos efectos antiinflamatorios y beneficiosos en este aspecto: mantiene el flujo sanguíneo hepatoesplácnico (y, por lo tanto, la integridad de la barrera mucosa intestinal), provoca un aumento de la producción de óxido nítrico constitutivo y una disminución de la producción de óxido nítrico inducido y modifica el equilibrio de las citocinas favoreciendo las interleucinas antiinflamatorias (IL-10, IL-1ra) (Turek *et al.*, 2009).

Los efectos del propofol sobre el flujo regional son dependientes de la dosis en el perro. Mientras que las dosis de 12 mg/kg/h no afectan a la perfusión renal, miocárdica o esplácnica, las dosis de 24 mg/kg/h sí parecen tener un efecto significativo sobre ella. Igualmente, el propofol parece reducir la densidad total de la microvasculatura y los capilares perfundidos en los pacientes sanos, aunque las consecuencias clínicas de este hallazgo o su impacto en los pacientes críticos está por determinar (Turek *et al.*, 2009).

Aunque los anestésicos intravenosos pueden provocar una vasodilatación mesentérica y, por tanto, la fuga de macromoléculas endotóxicas, algunos, como el propofol, tienen efectos antiinflamatorios y de protección del sistema inmunitario y de la barrera mucosa intestinal.

EFECTOS DE LOS ANESTÉSICOS INHALATORIOS

Los anestésicos volátiles más potentes utilizados en la práctica clínica actual son los éteres halogenados desflurano, sevoflurano e isoflurano. Por lo general, se administran en concentraciones cercanas a 1 CAM (concentración alveolar mínima), aunque debe tenerse en cuenta que la dosis puede ser mayor en pacientes sépticos, en los que la CAM de los anestésicos inhalatorios puede verse reducida entre un 30 % y un 40 % (Gill *et al.*, 1995).

Los efectos cardiovasculares de los anestésicos inhalatorios son dependientes de la dosis y consisten fundamentalmente en una disminución de la presión arterial media por reducción de las resistencias vasculares. Sin embargo, todavía existe cierta controversia acerca del efecto de los anestésicos inhalatorios sobre la microcirculación. La perfusión microcirculatoria del hígado, intestino y riñones ha sido objeto de numerosos estudios clínicos y experimentales. En perros, ni el desflurano ni el isoflurano se han asociado con alteraciones en el flujo sanguíneo regional hepático y duodenal (Turek *et al.*, 2009). Aunque los anestésicos inhalatorios pueden afectar al flujo sanguíneo portal, los datos actuales sugieren que se mantiene una adecuada perfusión hepática e intestinal en relación con la demanda de O_2 (Turek *et al.*, 2009). También se ha estudiado ampliamente la perfusión renal durante la administración de anestésicos inhalatorios. Por un lado, en perros, gatos y cerdos, el desflurano, el isoflurano y el sevoflurano no alteran el flujo sanguíneo renal; por otro lado, el sevoflurano y el isoflurano disminuyen la producción de citocinas proinflamatorias (IL-1b y factor de necrosis tumoral α).

En resumen, todos los anestésicos inhalatorios utilizados actualmente en la práctica clínica presentan efectos similares en la perfusión tisular regional, y dentro de los intervalos de dosis habituales, la perfusión de los órganos vitales se mantiene de forma adecuada, al menos en los pacientes sanos (Turek *et al.*, 2009).

EFECTOS DE LA ANESTESIA LOCORREGIONAL (EPIDURAL)

La anestesia epidural es una técnica anestésica regional utilizada con frecuencia en pequeños animales, no solo en pacientes quirúrgicos, sino también para el tratamiento del dolor agudo y crónico. Los efectos macrocirculatorios de la anestesia epidural se han descrito ampliamente (Garcia-Pereira, 2018). Su uso se asocia a una disminución de la frecuencia cardiaca y de la presión arterial, por su acción sobre el sistema nervioso autónomo y la reducción del tono vasomotor. Estos efectos deben considerarse en los pacientes críticos, ya que podrían agravar la situación ya de por sí comprometida de estos animales.

Los efectos que la anestesia regional en general, y la anestesia epidural en particular, tiene sobre la microcirculación no están del todo claros. La anestesia epidural produce un bloqueo de la actividad simpática y una vasodilatación mesentérica dependientes de la dosis y del volumen de anestésico administrado en el espacio epidural. A mayor dosis y volumen, mayor es el bloqueo simpático y la vasodilatación. Los procedimientos quirúrgicos importantes, el dolor y los estados de *shock* pueden aumentar la actividad del sistema nervioso simpático, con el potencial riesgo de hipoperfusión gastrointestinal. Los efectos de la anestesia epidural sobre el sistema nervioso simpático, por tanto, podrían ser beneficiosos en los pacientes críticos, por el aumento del flujo sanguíneo gastrointestinal y la mejora de la perfusión microcirculatoria. Estos efectos se han asociado a una mejor movilidad intestinal y gástrica posquirúrgica (Turek *et al.*, 2009). Estos efectos microcirculatorios del bloqueo neuroaxial podrían estar mediados en parte por los efectos sistémicos tras la absorción de los anestésicos locales (Turek *et al.*, 2009).

SELECCIÓN DEL PROTOCOLO FARMACOLÓGICO PARA CONSERVAR LA MICROCIRCULACIÓN DURANTE LA ANESTESIA DEL PACIENTE CRÍTICO

El impacto de los anestésicos intravenosos e inhalatorios sobre la perfusión y la microcirculación se ha estudiado fundamentalmente en condiciones estables y en pacientes sanos, pero los efectos podrían diferir en condiciones fisiopatológicas. Por ejemplo, durante la hemorragia o el *shock* hemorrágico, se producen alteraciones significativas en la farmacocinética y farmacodinámica de los anestésicos. Asimismo, la reactividad vascular y su regulación durante la anestesia en el *shock* hemorrágico también pueden verse alteradas. Tras la hemorragia, se produce una potente vasoconstricción de las arteriolas, capilares y vénulas mesentéricas que puede verse incrementada por el efecto de los anestésicos intravenosos. Este fenómeno podría ocurrir por la inhibición inducida por el propofol sobre la respuesta vasoactiva al óxido nítrico endógeno durante la hemorragia. Durante la endotoxemia, el propofol también podría reducir la regulación autónoma de la función cardiovascular debido a una interacción con la sintetasa de óxido nítrico inducible (iNOS) (Turek *et al.*, 2009).

Por otro lado, los efectos antiinflamatorios e inmunológicos de los anestésicos inhalatorios e intravenosos pueden desempeñar un papel importante en la sepsis. A pesar de que se ha demostrado de forma experimental que tanto el propofol como los anestésicos inhalatorios tienen un potencial efecto antiinflamatorio (ver arriba), aún no está claro si estos efectos son significativos en los pacientes con endotoxemia ni si existen diferencias clínicas entre unos anestésicos y otros. La dexmedetomidina, por ejemplo, es capaz de reducir la respuesta inflamatoria (fundamentalmente la concentración de IL-1, IL-6 y factor de necrosis tumoral α) durante la sepsis sin alterar la microcirculación de forma significativa (Nagashima *et al.*, 2022), lo que se ha asociado a una reducción en la mortalidad de los pacientes sépticos en medicina humana (Huang y He, 2023). Debido a su capacidad para reducir las dosis de otros anestésicos como el propofol o los anestésicos inhalatorios, la dexmedetomidina podría ser una opción interesante como fármaco coadyuvante en el mantenimiento de la anestesia en los pacientes críticos.

> Aunque se precisan más estudios para determinar el impacto de los diferentes anestésicos sobre la morbimortalidad de los animales sépticos, los datos experimentales sugieren que los anestésicos inhalatorios podrían ser una alternativa a los intravenosos en este tipo de pacientes, y que el empleo de algunos coadyuvantes como la dexmedetomidina podría ayudar a reducir las dosis del resto de fármacos y, por tanto, sus efectos deletéreos.

TRATAMIENTOS PARA MEJORAR LA MICROCIRCULACIÓN

Aunque la restauración de la macrohemodinamia debe ser un paso previo a la optimización de la microcirculación, se han evaluado diferentes medidas terapéuticas para tratar de mejorar la microcirculación y generar un reclutamiento microcirculatorio. No obstante, en la actualidad todavía no existen terapias validadas ni recomendadas, ya que su eficacia clínica sigue siendo desconocida. Algunas de las medidas que han demostrado cierta eficacia, al menos en estudios experimentales, se describen a continuación.

FLUIDOTERAPIA

Los mecanismos por los cuales las soluciones de fluidoterapia afectan a la microcirculación no se comprenden por completo, pero podrían estar relacionados con la disminución de la viscosidad sanguínea, de la adhesión de las células a las paredes vasculares y de la rotación de los leucocitos. Además, se cree que este efecto depende del tiempo en los pacientes sépticos, siendo el impacto de la fluidoterapia en la microcirculación diferente dependiendo del momento de administración. Así, los bolos aplicados de forma temprana parecen asociarse a una

mejoría no solo de la macrocirculación, sino también de la microcirculación (Ospina-Tascon et al., 2010).

DOBUTAMINA

Los agentes adrenérgicos β, como la dobutamina, mejoran tanto el transporte convectivo como el difusivo. En dosis de 5 µg/kg/min, la dobutamina incrementa la proporción de vasos bien perfundidos, independientemente de su efecto en el índice cardiaco o en la presión arterial, aunque los capilares carecen de receptores adrenérgicos β. Este efecto puede deberse a su acción en el esfínter precapilar, a una mejora en la integridad endotelial o a su efecto sobre los leucocitos (estos tienen receptores adrenérgicos β en su superficie) (De Backer et al., 2006).

TRANSFUSIÓN DE ERITROCITOS

Aunque el efecto de una transfusión de eritrocitos es variable, se ha descrito una mejora en la perfusión microcirculatoria y en la disponibilidad de Hb microcirculatoria en los pacientes sépticos. Este efecto no se debe a una mejora en el gasto cardiaco, sino a un aumento en la densidad microcirculatoria (reclutamiento) (Harrois et al., 2011).

HIDROCORTISONA

La hidrocortisona se ha empleado en casos de hipotensión sistémica refractarios a los vasopresores, o durante la retirada de estos. Este fármaco parece mejorar el tono vascular por vasoconstricción arteriolar, aunque podría empeorar la perfusión capilar. Por otro lado, el empleo de hidrocortisona mejora la perfusión microvascular en los pacientes con shock séptico, independientemente de su efecto en la presión arterial. Estos efectos podrían deberse a una optimización de la función endotelial, a una preservación del glicocálix y a una disminución de la adherencia de los leucocitos (Büchele et al., 2009).

OTROS TRATAMIENTOS

En medicina humana se ha estudiado el empleo de la vitamina C para mejorar la microcirculación. Aunque aún no existen pruebas de su efecto beneficioso ni en personas ni en pacientes veterinarios, debido a su bajo coste se podría considerar su uso con ese propósito. También se han investigado tratamientos con enalaprilo, proteína C activada, insulina y nitroglicerina, pero solo se ha demostrado su eficacia in vitro (Harrois et al., 2011).

07

GASOMETRÍA ARTERIAL Y VENOSA

Eva Rioja García, Carolina Palacios Jiménez

EL EQUILIBRIO ÁCIDO-BASE Y SUS ALTERACIONES

El equilibrio ácido-base y la regulación del pH son procesos críticos necesarios para el funcionamiento normal del metabolismo celular. Cuando no hay enfermedad, el pH varía entre 7,35 y 7,45, pero ¿por qué este intervalo y no otro? ¿Por qué un pH ligeramente alcalino en lugar de uno neutro de 7? Un pH ligeramente alcalino es ideal porque muchos metabolitos intermediarios están ionizados cuando el pH es neutro, lo que hace más difícil que puedan cruzar las membranas y, por tanto, son más difíciles de utilizar o eliminar. Igualmente, un pH ligeramente alcalino es ideal para la oxigenación de la sangre.

ÁCIDOS Y TAMPONES

Hablando en términos químicos, el primero en definir los ácidos y las bases fue Svante Arrhenius a finales de 1800. Para él, un ácido era una sustancia capaz de aumentar la concentración de protones (H^+) cuando se disuelve en una solución acuosa, mientras que una base era un compuesto que aumentaba la concentración de iones hidroxilo (OH^-).

En 1923, Johannes Brønsted y Thomas Lowry propusieron una nueva definición. Ellos se enfocaron solo en los H^+ y definieron los ácidos y las bases como aquellas sustancias que donan o aceptan H^+, respectivamente, en una reacción. Esto se puede representar de la siguiente manera: $HA + H_2O \leftrightarrow H_3O^+ + A^-$ (o simplificando: $HA \leftrightarrow H^+ + A^-$).

El metabolismo celular genera regularmente dos tipos de ácidos:

- No volátiles (p. ej.: lactato, cetonas, sulfatos, fosfatos): 50-100 mmol de H^+, provenientes de las proteínas y los fosfolípidos.
- Volátiles (p. ej.: ácido carbónico): 12.000-24.000 mmol de dióxido de carbono (CO_2), provenientes de los hidratos de carbono y los triglicéridos.

Para mantener el equilibrio, estos ácidos tienen que ser excretados o metabolizados. Los ácidos volátiles se excretan por vía respiratoria, mientras que los no volátiles son excretados a través de los riñones. El lactato es un ácido no volátil, pero es diferente a los demás, ya que la mayoría se metaboliza y, por tanto, no precisa ser excretado.

Las respuestas corporales a una modificación en el equilibrio ácido-base son:

- Tamponar (amortiguar): respuesta inmediata.
- Alterar la excreción pulmonar: respuesta rápida (minutos a horas).
- Alterar la excreción renal: respuesta lenta (se tarda días en alcanzar la máxima respuesta).

Los **tampones** son soluciones capaces de resistir cambios bruscos en el pH, sin importar que se añada un ácido o una base (tabla 1). Están compuestos por un par de solutos, ya sea un ácido débil y su base conjugada o una base débil y su ácido conjugado.

TABLA 1. Tampones biológicos.		
Lugar	**Sistema**	**Importancia**
Intersticio	Bicarbonato	Tamponar ácidos metabólicos
	Fosfato	No es muy importante, ya que la concentración intersticial es baja
	Proteínas	No es muy importante, ya que la concentración intersticial es baja
Sangre	Bicarbonato	Tamponar ácidos metabólicos
	Hemoglobina	Tamponar el CO_2
	Proteínas plasmáticas	Tampón secundario
	Fosfato	No es muy importante, ya que la concentración sanguínea es baja
Intracelular	Proteínas	Tampón principal
	Fosfato	Tampón principal
Orina	Fosfato	Tamponar ácidos renales (p. ej.: fosfórico, sulfúrico)
	Amoníaco	Formación de amonio
Hueso	Carbonato cálcico	En acidosis metabólica de larga duración

El aparato respiratorio contribuye al equilibrio ácido-base regulando la concentración sanguínea de ácido carbónico (H_2CO_3). El CO_2 en la sangre reacciona con el agua para formar este ácido, una reacción mediada por la anhidrasa carbónica. Así, la concentración de CO_2 y de ácido carbónico en la sangre están en equilibrio (fórmula 1).

Fórmula 1. Sistema tampón bicarbonato.

$$CO_2 + H_2O \leftrightarrow H_2CO_3 \leftrightarrow H^+ + HCO_3^-$$

Cuando la concentración de CO_2 en la sangre aumenta, la reacción se acelera y se produce más ácido carbónico, lo cual reduce el pH sanguíneo. Esta reducción del pH activa el aparato respiratorio (aumento de la frecuencia e incremento del volumen corriente) para eliminar más CO_2, lo cual a su vez disminuirá la cantidad de ácido carbónico en la sangre y aumentará el pH. Lo contrario ocurre en caso de hiperventilación.

El aparato respiratorio se regula por quimiorreceptores activados por el CO_2. Estos quimiorreceptores están situados en las paredes de la aorta y de las carótidas y su señal se transmite al cerebro, el cual ajusta la respiración inmediatamente. Otros quimiorreceptores se encuentran en el cerebro y reaccionan a los cambios de pH en el líquido cefalorraquídeo. Este estímulo es recibido por el centro respiratorio en la médula oblongada, el cual modifica la respiración para corregir el pH.

Los riñones contribuyen al equilibrio ácido-base regulando la concentración de bicarbonato en la sangre. El bicarbonato se filtra en el glomérulo y pasa a la luz del túbulo proximal. Las células de los túbulos no pueden reabsorber directamente el bicarbonato, por lo que este debe transformarse en CO_2. Una vez dentro de la célula, el CO_2 se une al agua para formar ácido carbónico, y este se disocia en H^+ y bicarbonato, el cual pasa a los capilares (fig. 1).

El sistema tampón bicarbonato es el más importante del espacio extracelular (el 80 % de las reacciones en este espacio pertenecen a este sistema). La ecuación de Henderson-Hasselbalch explica la relación entre sus componentes (fórmula 2).

Fórmula 2. Ecuación de Henderson-Hasselbalch.

$$pH = pK_a + \log_{10} \frac{[A^-]}{[HA]} = pK_a + \log_{10} \frac{[HCO_3^-]}{0{,}03 \times PCO_2}$$

Donde:
pK_a: constante de disociación del ácido
PCO_2: presión parcial de CO_2

La disociación de un ácido débil en una solución es reversible ($HA \leftrightarrow H^+ + A^-$). La constante de disociación de un ácido (K_a) explica la relación entre las diferentes partes de la solución (fórmula 3). El logaritmo de esta constante (pK_a) representa el pH en el cual el 50 % de las moléculas de la solución están disociadas y depende de la temperatura y el pH de la solución. El pK_a del sistema tampón bicarbonato es 6,1 a una temperatura de 37 °C y un pH sanguíneo de 7,4.

Fórmula 3. Constante de disociación de un ácido (K_a).

$$K_a = \frac{[A^-] \times [H^+]}{HA}$$

LA IMPORTANCIA DEL HÍGADO EN EL EQUILIBRIO ÁCIDO-BASE

El hígado interviene en la regulación del equilibrio ácido-base porque es un órgano metabólicamente activo y produce y consume grandes cantidades de H^+. Esto ocurre mediante varios mecanismos:

- Producción de CO_2 en la oxidación de sustratos. La oxidación completa de grasas y carbohidratos produce CO_2, no ácidos

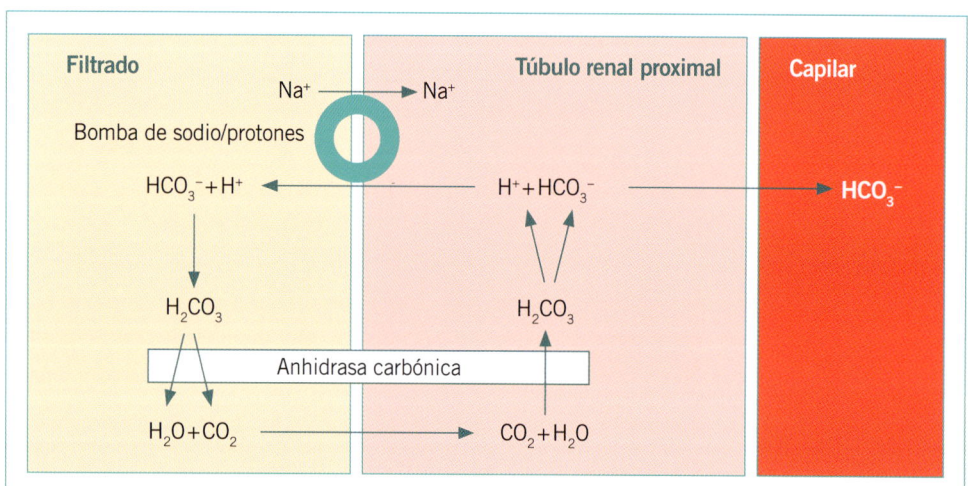

FIGURA 1. Reabsorción de bicarbonato (HCO_3^-) en el riñón.

volátiles. Como el hígado consume el 20 % del oxígeno (O_2), contribuye al 20 % de la producción corporal de CO_2. Este CO_2 se difunde desde los hepatocitos hasta los eritrocitos, donde reacciona con el agua para formar bicarbonato y H^+.

- Metabolismo de varios aniones orgánicos. Consume H^+ y regenera el bicarbonato extracelular.

  - Exógenos (p. ej.: citrato, acetato, gluconato o lactato provenientes de soluciones de fluidoterapia intravenosa).

  - Endógenos (p. ej.: lactato, cuerpos cetónicos).

- Metabolismo del amonio. La transformación del amonio en urea produce H^+.

- Síntesis de proteínas. El 50 % de las proteínas producidas en el hígado son albúmina. La albúmina es importante para el equilibrio ácido-base, ya que tampona el CO_2 y los ácidos no volátiles.

ENFOQUE TRADICIONAL DE LOS DESEQUILIBRIOS ÁCIDO-BASE

El enfoque tradicional se basa en los estudios de Hasselbalch, Henderson y van Slyke de principios de 1900. Hasselbalch investigó el pH en profundidad (relación entre pH y los logaritmos negativos), mientras que Henderson describió que el CO_2 y el bicarbonato eran los elementos principales y necesarios para diagnosticar los desequilibrios ácido-base —el bicarbonato es un tampón único y tiene la habilidad de atrapar o liberar H^+ en una solución para mantener el pH relativamente constante a un nivel de presión parcial de CO_2 (PCO_2) constante—. Conjuntamente, desarrollaron la ecuación de Henderson-Hasselbalch (fórmula 2), que nos ofrece una relación simple entre un parámetro respiratorio (presión parcial arterial de CO_2 —$PaCO_2$— o, en su defecto, presión parcial venosa de CO_2 —$PvCO_2$—), un parámetro metabólico o no respiratorio (bicarbonato) y el pH.

Desequilibrios ácido-base

Tradicionalmente se describen cuatro cambios típicos en el equilibrio ácido-base basándose en los valores de presión parcial arterial de CO_2 ($PaCO_2$) y bicarbonato (HCO_3^-):

- Acidosis respiratoria: pH <7,35 y $PaCO_2$ >45 mmHg.
- Alcalosis respiratoria: pH >7,45 y $PaCO_2$ <35 mmHg.
- Acidosis metabólica: pH <7,35 y HCO_3^- <24 mmol/l.
- Alcalosis metabólica: pH >7,45 y HCO_3^- >24 mmol/l.

Si se emplea sangre venosa, los valores de CO_2 pueden ser hasta 10 mmHg más altos que en la sangre arterial.

La **acidosis** es un proceso o trastorno que bajaría el pH si no hubiese cambios compensatorios en respuesta al proceso primario. Acidemia es un pH menor de 7,35. La **alcalosis** es un proceso o trastorno que subiría el pH si no hubiese cambios compensatorios en respuesta al proceso primario. Alcalemia es un pH mayor de 7,45. Estos cambios típicos se denominan simples si solo hay un proceso primario (con o sin compensación). Si hay dos o más procesos primarios simultáneamente (con o sin compensación), entonces se denominan cambios mixtos.

Para explicar estos cambios crónicos compensatorios hubo dos escuelas, Boston y Copenhague, que tomaron caminos diferentes. Por un lado, basándose en la ecuación de Henderson-Hasselbalch, Swartz y Relman (1963), de la escuela de Boston, describieron seis reglas para medir la compensación en estados de acidosis y alcalosis. Por otro lado, la escuela de Copenhague, más teórica, usó las matemáticas para excluir la influencia del componente respiratorio y centrarse profundamente en el estudio del componente metabólico. En 1948, Singer y Hastings introdujeron el concepto de tampón base, que es la suma de todos los aniones tampones del plasma (básicamente bicarbonato, albúmina y fosfatos). Un cambio en la concentración de tampón base se corresponde con un cambio en el componente metabólico del equilibrio ácido-base y se considera el precursor del exceso de base (BE). En 1960, Siggaard-Andersen midió la concentración plasmática de bicarbonato a una temperatura y PCO_2 fijas y después comparó la diferencia entre este valor y el valor de referencia. Cuando el valor se corrige mediante el uso de una constante, surge el BE, que representa la cantidad de ácido o base que debe ser añadida a 1 litro de sangre expuesta a 40 mmHg de CO_2 para que tenga un pH de 7,4.

El BE mide el componente metabólico y es independiente del componente respiratorio e incorpora la hemoglobina como tampón. Como en este parámetro influye el CO_2 *in vivo* (probablemente debido al proceso de equilibrio en el espacio extracelular), se suele usar más el exceso de base estandarizado (SBE), ya que este parámetro considera mejor la relación entre el CO_2 y la hemoglobina y suele ser mucho más preciso.

Cabe matizar que en un organismo vivo la compensación total nunca ocurre, ya que es raro que el pH se restaure hasta 7,4. Normalmente, el organismo intenta normalizar el pH lo máximo posible para que algunas enzimas funcionen lo suficientemente bien como para sobrevivir. Por esta razón, en ocasiones se pueden obtener valores gasométricos que no se pueden explicar totalmente mediante estas reglas.

Reglas para medir la compensación en desequilibrios ácido-base según la escuela de Boston (medicina humana)

- Compensación en acidosis respiratoria aguda: por cada aumento de 10 mmHg en el CO_2, el bicarbonato aumenta 1 mmol/l.

- Compensación en acidosis respiratoria crónica: por cada aumento de 10 mmHg en el CO_2, el bicarbonato aumenta 4 mmol/l.

- Compensación en alcalosis respiratoria aguda: por cada descenso de 10 mmHg en el CO_2, el bicarbonato desciende 2 mmol/l.

- Compensación en alcalosis respiratoria crónica: por cada descenso de 10 mmHg en el CO_2, el bicarbonato desciende 5 mmol/l.

- Compensación en acidosis metabólica: $PaCO_2=(1,5\times HCO_3^-)+8$.

- Compensación en alcalosis metabólica: $PaCO_2=(0,7\times HCO_3^-)+20$.

Si se emplea sangre venosa, los valores de CO_2 pueden ser hasta 10 mmHg más altos que en la sangre arterial.

Reglas para medir la compensación en desequilibrios ácido-base según la escuela de Copenhague (medicina humana)

- Acidosis o alcalosis respiratoria aguda: no hay impacto en el SBE.

- Acidosis o alcalosis respiratoria crónica: $SBE=0,4\times$ cambio en la $PaCO_2$.

- Acidosis metabólica: el cambio en el CO_2 es proporcional al cambio en el SBE.

- Alcalosis metabólica: el cambio en el CO_2 es 0,6 veces el cambio en el SBE.

Si se emplea sangre venosa, los valores de CO_2 pueden ser hasta 10 mmHg más altos que en la sangre arterial.

Debido a que la albúmina es el anión no medido más abundante y el que más contribuye a la brecha aniónica, se debe introducir la siguiente regla de compensación: por cada descenso de 10 g/l en la albúmina sérica, la brecha aniónica disminuye 4,2 mmol/l. Esta corrección es importante porque habrá pacientes que se presenten con una brecha aniónica normal e hipoalbuminémicos, cuando en realidad presentan una acidosis metabólica con una brecha aniónica alta.

MÉTODO DE STEWART

En 1981, Stewart, un fisiólogo canadiense, propuso un nuevo modelo de interpretación del equilibrio ácido-base basado en tres leyes físicas: la ley de acción de masas, la ley de conservación de la masa y la ley de electroneutralidad. Este método propone que hay tres variables independientes que tienen efecto directo sobre el pH y no están influenciadas por cambios en el equilibrio ácido-base ni tampoco por las otras variables independientes del sistema. El bicarbonato y los H^+ son variables dependientes que cambian en función de las variables independientes. Las variables independientes propuestas en este modelo son la PCO_2, la diferencia de iones fuertes (*strong ion difference* o SID) y los ácidos débiles no volátiles (A_{TOT}).

Presión parcial de CO_2

La influencia del CO_2 en el equilibrio ácido-base según este método es idéntica a la del método tradicional. La hiperventilación da lugar a una disminución de la PCO_2, lo que hace que el pH aumente, causando una alcalosis respiratoria. Por el contrario, cuando hay hipoventilación se produce un aumento de la PCO_2 y una reducción del pH, causando acidosis respiratoria. Tanto la

Otro parámetro descrito bajo el enfoque tradicional es la **brecha aniónica** o *anion gap*, que representa la concentración plasmática de todos los aniones no medidos (p. ej.: proteínas, lactato, acetoacetato, sulfato) (fórmula 4). A veces se incluye también el potasio en la fórmula, pero debido a que su concentración plasmática es relativamente baja comparada con la de los otros aniones, generalmente no tiene mucho valor clínico. La brecha aniónica ayuda a:

- Identificar la presencia de una acidosis metabólica.
- Diferenciar entre las posibles causas de la acidosis metabólica:
  - Brecha aniónica alta: acidosis producida normalmente por ácidos orgánicos.
  - Brecha aniónica normal: acidosis producida normalmente por ácidos inorgánicos (p. ej.: infusión de solución salina isotónica).

Fórmula 4. Cálculo de la brecha aniónica.

$$\text{Brecha aniónica}=([Na^+]+[K^+])-([Cl^-]+[HCO_3^-])=8\text{-}16 \text{ mmol/l}$$

hiperventilación como la hipoventilación pueden ser primarias o secundarias (compensatorias a alteraciones primarias metabólicas del equilibrio ácido-base).

Diferencia de iones fuertes

La SID son los iones o electrolitos que están totalmente disociados en el plasma y que, por tanto, no ejercen un efecto tampón sobre el pH. Aunque no participan en ninguna reacción química en el plasma, sí que afectan de manera directa al pH y a la concentración de bicarbonato y H^+ debido a su carga positiva o negativa. Los iones fuertes con carga positiva son el sodio (Na^+), el potasio (K^+), el magnesio (Mg^{2+}) y el calcio (Ca^{2+}). Cuando hay un exceso de Na^+ el pH aumenta, mientras que el K^+, el Mg^{2+} y el Ca^{2+} no afectan de una manera significativa al pH, puesto que sus concentraciones no sufren grandes fluctuaciones. Los iones fuertes con carga negativa, por el contrario, hacen que el pH disminuya si se encuentran en exceso; son el cloro (Cl^-), el lactato, el sulfato (SO_4^{2-}) y las cetonas.

Normalmente existe una mayor concentración de iones fuertes positivos que de negativos y esto se representa por la SID. El valor normal de SID es, por tanto, positivo. Cuando la SID se altera, tiene un efecto directo e independiente sobre el equilibrio ácido-base. Una disminución de la SID da lugar a acidosis, mientras que un aumento provoca alcalosis. Para el cálculo de la SID se tienen en cuenta las sustancias que se miden normalmente en gasometría (fórmula 5).

Fórmula 5. Cálculo de la diferencia de iones fuertes (SID).

$$SID = [Na^+] + [K^+] - [Cl^-] - [lactato]$$

Ácidos débiles no volátiles

En contraste con los iones fuertes, los ácidos débiles están parcialmente disociados en el plasma y actúan como tampones del pH (de manera similar al sistema bicarbonato, pero independientemente de él). También se denominan tampones no bicarbonatos. Estos ácidos débiles son, principalmente, la hemoglobina, las proteínas plasmáticas (albúmina y globulinas) y los fosfatos (orgánicos e inorgánicos). El 80 % de la capacidad de tamponar el pH no relacionada con el bicarbonato es debido a la hemoglobina, con el 20 % restante debido a la albúmina y a las globulinas, siendo estas menos importantes que la albúmina.

Como hemos visto antes, la reacción de disociación de un ácido débil (HA) y su base conjugada (A^-) es: $HA \leftrightarrow H^+ + A^-$. Cuando el ácido débil se disocia, disminuye su concentración y aumenta la de la base conjugada, y viceversa. Cuando esta reacción se encuentra en equilibrio las concentraciones son iguales en ambos lados y se puede calcular la constante de disociación del ácido (K_a). El pK_a se define como el logaritmo negativo en base 10 de la K_a. Este pK_a indica si un ácido es fuerte o débil en el plasma dependiendo de lo que aleje o acerque el pH al valor fisiológico de 7,4. Cuando el pK_a es muy elevado, el ácido estará totalmente disociado en el plasma (ácido fuerte), mientras que si el pK_a es similar al pH del plasma, el ácido estará parcialmente disociado y tendrá capacidad de tamponar los cambios bruscos de pH al poderse desplazar la reacción hacia uno u otro lado (ácido débil). La cantidad total de ácido débil (A_{TOT}) se refiere a la cantidad de ácido débil presente en sus dos formas, A^- y HA, ambas con capacidad tamponadora. Un aumento en este parámetro da lugar a acidosis, y una disminución produce alcalosis.

Desequilibrios ácido-base según el método de Stewart

El método de Stewart permite subcategorizar los diferentes desequilibrios metabólicos al incluir el efecto de los electrolitos y de las proteínas plasmáticas sobre el pH. Existen, por tanto, seis alteraciones primarias del equilibrio ácido-base según este método:

- Acidosis respiratoria.
- Alcalosis respiratoria.
- Acidosis por disminución de la SID.
- Alcalosis por aumento de la SID.
- Acidosis por aumento de la A_{TOT}.
- Alcalosis por disminución la A_{TOT}.

Esta manera de evaluar el equilibrio ácido-base ayuda al clínico, por un lado, a entender los desequilibrios mixtos más complejos y, por otro, a guiar el tratamiento. La tabla 2 resume esas seis alteraciones primarias, sus posibles causas y las consecuencias sobre el pH.

Alteración primaria	Posibles causas	Consecuencias
↑ PCO_2	Depresión respiratoria, reinhalación de CO_2, obstrucción de la vía aérea, enfermedad neuromuscular, hipertermia maligna, insuflación de CO_2 (p. ej.: laparoscopia)	↓ pH (acidosis respiratoria)
↓ PCO_2	Ejercicio, excitación, dolor, ventilación mecánica excesiva, síndrome de respuesta inflamatoria sistémica	↑ pH (alcalosis respiratoria)
↑ A_{TOT}	Hiperalbuminemia, hiperglobulinemia, hiperfosfatemia	↓ pH (acidosis metabólica)
↓ A_{TOT}	Hipoalbuminemia	↑ pH (alcalosis metabólica)
↓ SID	Hiponatremia, hipercloremia, hiperlactatemia, cetoacidosis	↓ pH (acidosis metabólica)
↑ SID	Hipernatremia, hipocloremia	↑ pH (alcalosis metabólica)

TABLA 2. Desequilibrios metabólicos según el método de Stewart.

GAMBLEGRAMAS

Cuando la A_{TOT} es normal, el método tradicional y el de Steward son equivalentes; es decir, las alteraciones en la concentración de bicarbonato reflejarán cambios en la PCO_2 o en los iones fuertes. Para entender los cambios en la concentración de bicarbonato en respuesta a las alteraciones de la SID y de la A_{TOT}, se pueden utilizar los gamblegramas.

La ley de electroneutralidad indica que en el organismo tiene que existir el mismo número de cargas positivas y negativas. El gamblegrama es una representación gráfica de la concentración de cationes y aniones plasmáticos (que debe ser igual) que permite observar fácilmente los cambios en las variables dependientes (bicarbonato) derivadas de la alteración de alguna de las variables independientes (fig. 2).

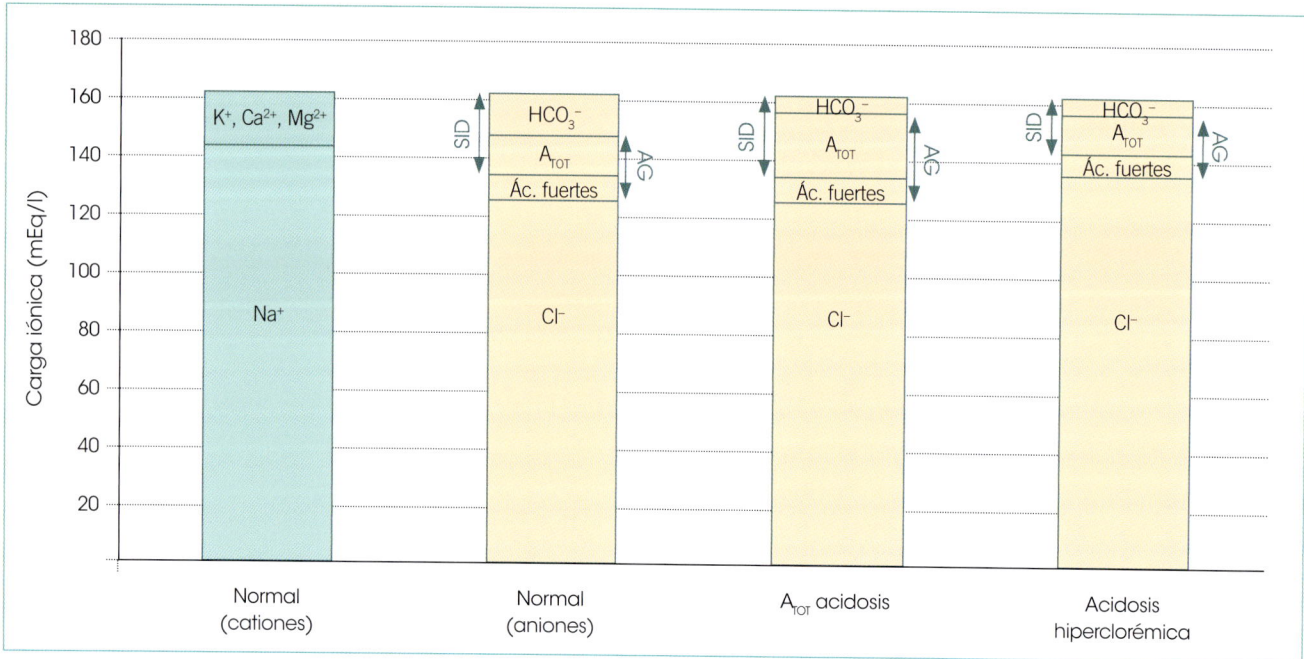

FIGURA 2. Gamblegramas representando las concentraciones de cationes y aniones en situación normal y en dos ejemplos de acidosis metabólica. AG, *anion gap* (brecha aniónica); A_{TOT}, cantidad total de ácido débil; SID, diferencia de iones fuertes.

MÉTODO SEMICUANTITATIVO

En el año 2000, Fencl *et al*. publicaron el método semicuantitativo, que combina conceptos de los métodos de Henderson-Hasselbalch y de Stewart. Este método calcula los efectos de los diferentes componentes metabólicos del equilibrio ácido-base sobre el BE (obtenido por gasometría). Estos componentes metabólicos incluyen el agua libre (sodio), el cloro, el fosfato, la albúmina y el lactato. A continuación, se indican las ecuaciones usadas para calcular el efecto de los diferentes componentes en el BE según este método:

- Efecto del agua libre:
  - Perros: $0,25 \times ([Na^+]_{paciente} - [Na^+]_{normal})$ medido en mmol/l.
  - Gatos: $0,22 \times ([Na^+]_{paciente} - [Na^+]_{normal})$ medido en mmol/l.
- Efecto del cloro: $[Cl^-]_{normal} - [Cl^-]_{corregido}$:
  - $[Cl^-]_{corregido} = [Cl^-]_{paciente} \times ([Na^+]_{normal} / [Na^+]_{paciente})$ medido en mmol/l.
- Efecto del fosfato: $0,58 \times ([fósforo]_{normal} - [fósforo]_{paciente})$ medido en mg/dl.
- Efecto de la albúmina: $3,7 \times ([alb]_{normal} - [alb]_{paciente})$ medida en g/dl.
- Efecto del lactato: $-1 \times [lactato]$ medido en mmol/l.

La diferencia entre el BE obtenido en gasometría y la suma de estos efectos constituye el efecto de los iones no medidos o presencia de acidosis orgánica (por cetonas y sulfatos).

PAPEL DEL LACTATO EN EL EQUILIBRIO ÁCIDO-BASE

Durante la glucólisis, la glucosa se transforma en dos moléculas de piruvato, reacción catalizada por la fosfofructocinasa. El piruvato puede entonces seguir dos rutas:

- En condiciones aeróbicas, el piruvato es transportado a las mitocondrias, donde es transformado en acetil-coenzima A por la piruvato-deshidrogenasa y sigue la ruta del ciclo de Krebs y la fosforilación oxidativa. Mediante esta vía, la glucosa es reducida a CO_2 y agua y se producen 38 moléculas de ATP.
- En el citosol, el piruvato puede ser transformado en lactato por la lactato-deshidrogenasa. Esta reacción es bidireccional y el cociente normal de producción es de 10:1 (lactato:piruvato). Esta ruta se favorece en condiciones anaeróbicas, aunque la producción de lactato es continua independientemente de las condiciones. Esto se debe a que durante su producción se libera dinucleótido de nicotinamida y adenina (NAD^+), una molécula muy importante porque es

un aceptor de H^+ en la cadena de transporte de electrones mitocondrial. Por tanto, esta ruta facilita la generación de energía por la vía glucolítica (la glucólisis no ocurriría si no hay producción de NAD^+).

El lactato puede eliminarse de dos maneras, oxidación o gluconeogénesis. Gracias a esto, el lactato se considera un combustible bioenergético eficiente, ya que, especialmente cuando el cuerpo se estresa, disminuye la utilización de glucosa y se fomenta su producción.

El cerebro, los eritrocitos, la piel y los músculos son los principales productores de lactato. El hígado es el lugar principal donde ocurre la oxidación del lactato, aunque el riñón puede llegar a metabolizar hasta un 30 % del lactato producido.

El corazón utiliza una pequeña cantidad de lactato como combustible en estado basal. El ejercicio, la estimulación β-adrenérgica, el aumento de la poscarga y el *shock* incrementan el lactato en el miocardio. Durante estos periodos de hiperlactatemia, el uso del lactato incrementa y puede llegar a suponer más del 60 % del sustrato oxidativo del corazón, sobrepasando a la glucosa como fuente de piruvato.

El cerebro es otro órgano que consume más lactato cuando la demanda metabólica aumenta. El lactato aporta el 7 % de la energía requerida por el cerebro en estado basal y hasta un 25 % durante el ejercicio. El lactato sanguíneo puede ser captado por las neuronas para ser oxidado y producir energía y por los astrocitos para ser convertido en glucógeno.

El lactato puede medirse en suero, plasma o sangre entera. Si se usa suero o plasma, la muestra debe procesarse lo antes posible tras su extracción, ya que los eritrocitos siguen produciendo lactato, lo que puede dar como resultado un falso elevamiento. Si la muestra de sangre entera se deja a temperatura ambiente, la concentración de lactato aumenta 0,2 mmol/l cada 30 minutos debido a la actividad glucolítica de los eritrocitos. Si la sangre entera se refrigera en hielo durante un máximo de 30 minutos, la concentración de lactato no se ve alterada.

> Tras la recolección de la muestra sanguínea, los eritrocitos siguen produciendo lactato, de forma que la concentración de lactato se incrementa en 0,2 mmol/l cada 30 minutos. Por tanto, el lactato debe medirse en la media hora posterior a la extracción (sangre entera) o la muestra debe procesarse lo antes posible (suero o plasma).

La concentración de lactato en la sangre es, por tanto, un reflejo del balance entre su producción y su uso por los diferentes órganos. Valores por debajo de 2,5 mmol/l se consideran normales en los animales adultos (fig. 3), mientras que los cachorros presentan una concentración fisiológica de lactato más elevada. McMichael *et al.* (2005) demostraron que los cachorros de 4 días de edad presentan una media de 3,8 mmol/l, a los 28 días una media de 2,6 mmol/l y a partir de los 70 días no se observaron diferencias con la población adulta, siendo la media 1,8 mmol/l.

Hay factores que pueden interferir con la precisión de los valores medidos. Por ejemplo, se puede observar una ligera elevación (2,5-3,5 mmol/l) si la vena se ha comprimido por un largo tiempo o si el paciente ha estado estresado durante la toma de la muestra. La actividad muscular mantenida (temblores, convulsiones) puede llegar a aumentar el lactato hasta 6 mmol/l.

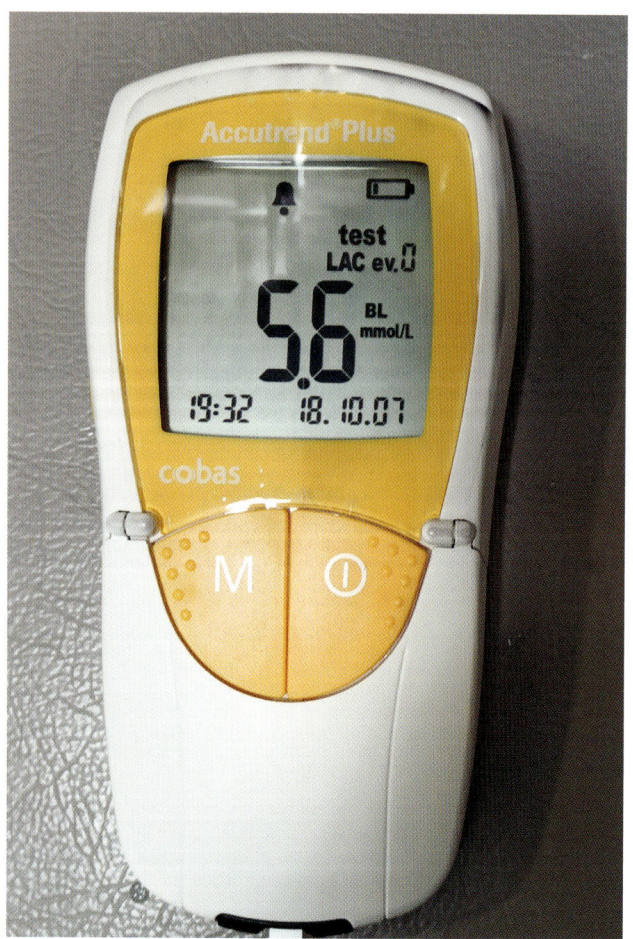

FIGURA 3. Lactatómetro portátil mostrando un valor elevado de lactato en la sangre de un perro con hemoabdomen.

EVALUACIÓN DEL INTERCAMBIO GASEOSO Y DE LA OXIGENACIÓN

Para conocer la cantidad de O_2 que llega a las células lo ideal es evaluar el transporte de O_2, pero esto suele ser complicado en la clínica diaria con los monitores convencionales disponibles en la actualidad. Para poder evaluar el transporte de O_2 se debe conocer, por un lado, la cantidad de O_2 que lleva la sangre arterial y, por otro, el gasto cardiaco (fórmulas 6 y 7).

Fórmula 6. Cálculo del transporte de oxígeno (DO_2).
$$DO_2 = CaO_2 \times GC$$
Donde: CaO_2: cantidad de O_2 de la sangre arterial GC: gasto cardiaco

Fórmula 7. Cálculo de la cantidad de oxígeno de la sangre arterial (CaO_2).
$$CaO_2 = (1{,}34 \times [Hb] \times \frac{SaO_2}{100}) + (PaO_2 \times 0{,}003)$$
Donde: SaO_2: % de saturación arterial de la hemoglobina (Hb) PaO_2: presión parcial arterial de O_2

El valor de la presión parcial de oxígeno en la sangre arterial (PaO_2) solamente se puede obtener mediante el análisis de una muestra de sangre arterial (fig. 4). De esta forma, aunque la PaO_2 no representa directamente el contenido de O_2 de la sangre, es un factor importante porque puede indicar, por un lado, la eficiencia del intercambio gaseoso en los pulmones y, por otro, la saturación con O_2 de la hemoglobina (SaO_2 si se evalúa directamente en sangre arterial). La gráfica de la saturación de la hemoglobina con O_2 tiene una forma sigmoidea (fig. 5); así, cuando la PaO_2 disminuye por debajo de 60-70 mmHg, la caída de la saturación es muy rápida y pronunciada.

La hipoxemia es una concentración de oxígeno baja en la sangre (PaO_2 <70-80 mmHg), mientras que la hipoxia es una concentración de oxígeno baja en los tejidos (fig. 6).

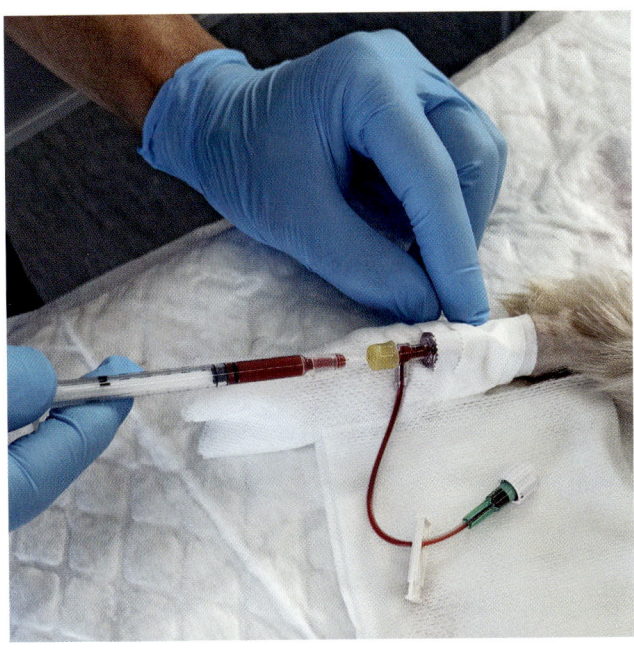

FIGURA 4. Toma de una muestra de sangre arterial mediante un catéter introducido en la arteria metatarsiana.

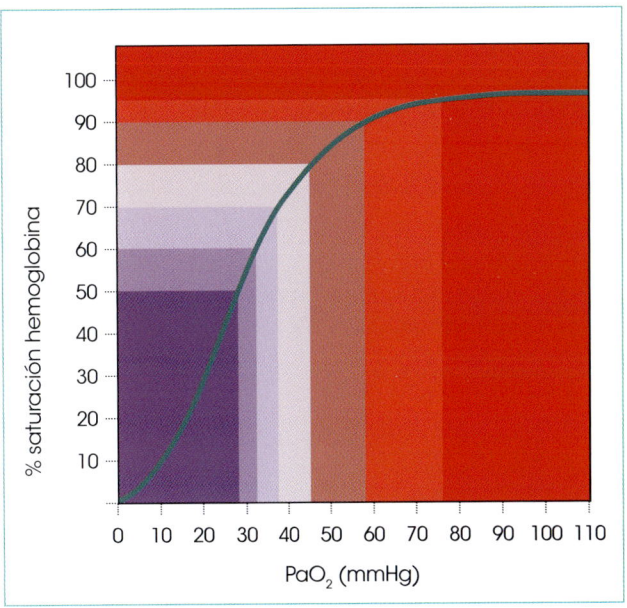

FIGURA 5. Gráfica de saturación de la hemoglobina en función de la presión parcial de oxígeno (PaO_2). Los colores representan el color de la sangre arterial (con hematocrito normal) visible para el ojo humano.

Química

16/6/2023   **13:32**

PRUEBA	RESULTADO	VALOR DE REFERENCIA	
Sodio	**162,0**	**144,0 - 160,0 mmol/L**	H
Potasio	3,5	3,5 - 5,8 mmol/L	
Cloro	112,0	109,0 - 122,0 mmol/L	
Gap aniónico	26	mmol/L	
pH arterial	7,38	7,36 - 7,44	
Oxígeno saturado	**83,0**	**93,0 - 100,0 %**	L
Dióxido de carbono arterial total	**28,8**	**25,0 - 27,0 mmol/L**	H
Exceso de base	1,9	mmol/L	
Bicarbonato arterial	**27,3**	**24,0 - 26,0 mmol/L**	H
Hemoglobina total	15,6	12,0 - 18,0 g/dL	
PCO2(art)	**51,0**	**36,0 - 44,0 mmHg**	H
PO2(art)	**57,0**	**90,0 - 100,0 mmHg**	L

Specimen Type = Blood Specimen Source = Arterial SamType = Art Temp = 38.6C

FIGURA 6. Gasometría arterial de un perro con insuficiencia respiratoria hipoxémica e hipercápnica.

Cuando el intercambio gaseoso pulmonar es normal, la PaO_2 es prácticamente igual a la presión parcial de O_2 que existe en los alvéolos (PAO_2). Por ello, conocer la PAO_2 y su relación con la PaO_2 permite evaluar el intercambio gaseoso. La PAO_2 se calcula mediante la ecuación de gas alveolar (fórmula 8).

Fórmula 8. Cálculo de la presión parcial de oxígeno alveolar (PAO_2).
$$PAO_2 = FiO_2 \times (P_B - PH_2O) - \frac{PACO_2}{0,8}$$
Donde: FiO_2: fracción inspirada de O_2 P_B: presión barométrica ambiental PH_2O: presión de vapor de agua (por la humidificación de las vías aéreas), equivalente a 47 mmHg $PACO_2$: presión parcial de CO_2 alveolar

Para poder calcular la PAO_2, y por tanto poder interpretar la PaO_2, se necesita conocer la fracción inspirada de O_2 (FiO_2) y la presión barométrica ambiental (P_B). La presión parcial que genera el agua por la humidificación de las vías aéreas es 47 mmHg. También se necesita saber la presión parcial de CO_2 alveolar ($PACO_2$), la cual se obtiene clínicamente mediante capnometría (presión de CO_2 al final de la espiración o $EtCO_2$) o mediante la medición de la $PaCO_2$ por gasometría arterial.

Causas de hipoxemia

La PaO_2 puede estar disminuida por diferentes causas:

- Problemas de difusión alveolocapilar (p. ej.: edema pulmonar, neumonía). $PaO_2 < PAO_2$.
- Desequilibrio entre ventilación (V) y perfusión (P): áreas con ventilación alveolar baja y perfusión normal, V/P <1 (p. ej.: colapso alveolar parcial). $PaO_2 < PAO_2$.
- *Shunts* de derecha a izquierda: V/P=0 (p. ej.: atelectasias, ventilación de un solo pulmón). $PaO_2 < PAO_2$.
- Presencia de excesivo CO_2 en los alvéolos por hipoventilación que desplaza al O_2 (solo es problema si se respira aire ambiente con una FiO_2 de 0,21). $PaO_2 = PAO_2$.
- FiO_2 baja (<0,21) (p. ej.: monóxido de carbono). $PaO_2 = PAO_2$.
- P_B baja (altitud). $PaO_2 = PAO_2$.

ÍNDICES DE OXIGENACIÓN

Existen diversos índices clínicos que se pueden utilizar para evaluar la oxigenación arterial. Estos índices ayudan a identificar si existe o no un problema de intercambio gaseoso en los pulmones, y también tienen un valor pronóstico en los animales con daño pulmonar. Sin embargo, hay que tener en cuenta que la utilidad de estos índices es limitada, puesto que ninguno puede establecer la causa exacta de la hipoxemia.

Diferencia alvéolo-arterial (gradiente A-a)

El gradiente A-a es la resta entre la PAO_2 y la PaO_2. El valor normal es 7-14 mmHg respirando aire ambiental (FiO_2=0,21). Se considera que existe lesión pulmonar aguda si el gradiente A-a es superior a 50 mmHg.

Las ventajas de este índice es que es fácil de usar y permite diagnosticar la hipoventilación como causa de hipoxemia (gradiente A-a normal). Los inconvenientes es que no tiene en cuenta la FiO_2 (el gradiente A-a aumenta cuando aumenta la FiO_2 —solo es útil en el aire ambiental—) y no puede diferenciar entre otras causas de hipoxemia.

Cociente P/F (PaO_2/FiO_2)

Un valor por encima de 500 se considera normal. La ventaja de este índice es que es muy fácil y simple de calcular, pero no diferencia entre las causas de hipoxemia. Se utiliza para evaluar la gravedad del daño pulmonar agudo (P/F ≤300) y del síndrome de dificultad respiratoria aguda, o ARDS por sus siglas en inglés, (P/F ≤200) (Wilkins *et al.*, 2007).

> La gasometría arterial es una prueba invasiva que mide parámetros de oxigenación de forma muy precisa, aunque es necesario complementarla con otros valores para obtener un diagnóstico de las causas de hipoxemia.

EVALUACIÓN DEL ESPACIO MUERTO MEDIANTE GASOMETRÍA ARTERIAL

El espacio muerto se define como la porción de volumen de aire inspirado por el animal que no participa en el intercambio gaseoso (por lo tanto, su composición no cambia). En condiciones normales, la ventilación y la perfusión alveolar en todo el pulmón deben ser iguales (cociente V/P=1), lo que da como resultado un intercambio gaseoso adecuado. Cuando hay zonas del pulmón ventiladas pero que no reciben perfusión (no hay flujo de sangre), estas áreas no participan en el intercambio gaseoso y el cociente V/P es infinito (V=1, P=0). También pueden existir zonas pulmonares con una mejor ventilación que perfusión (es decir, existe algo de flujo alveolar capilar, pero no es el ideal —cociente V/P >1—) o zonas con una mejor perfusión que ventilación (cociente V/P <1). El *shunt* de derecha a izquierda se produce cuando existe perfusión en el pulmón, pero no ventilación (cociente V/P=0).

El volumen del espacio muerto fisiológico es la suma del espacio muerto de la vía aérea (o espacio muerto anatómico) y el espacio muerto alveolar. La fracción de espacio muerto fisiológico es el cociente entre el volumen del espacio muerto fisiológico y el volumen corriente. La fórmula original fue propuesta por Christian Bohr en 1891 y se denomina espacio muerto de Bohr (fórmula 9). En condiciones de intercambio gaseoso normal, el CO_2 alveolar es igual al arterial, por lo que en 1938 Enghoff reemplazó la $PACO_2$ por la $PaCO_2$, que puede obtenerse fácilmente por gasometría, para calcular el volumen del espacio muerto fisiológico (fórmula 10).

En los pulmones sanos el espacio muerto alveolar es mínimo. Sin embargo, en algunas situaciones (p. ej.: gasto cardiaco bajo, sobredistensión pulmonar, tromboembolismo pulmonar, síndrome de dificultad respiratoria) el espacio muerto alveolar está aumentado, y el aire de esa zona del pulmón no participa en el intercambio gaseoso y sale con la misma composición, lo cual diluye el CO_2 espirado. La proporción de volumen corriente alveolar que no participa en el intercambio gaseoso se representa como el cociente entre el espacio muerto alveolar y el volumen corriente alveolar y se calcula a partir de la $PaCO_2$ y la fracción espirada de CO_2 ($FeCO_2$) (fórmula 11).

Fórmula 11. Cálculo de la fracción de espacio muerto alveolar (VEM_{alv}) relativo al volumen corriente alveolar (Vc_{alv}).

$$\frac{VEM_{alv}}{Vc_{alv}} = 1 - \frac{FeCO_2}{PaCO_2}$$

Donde:
$PaCO_2$: presión parcial arterial de CO_2
$FeCO_2$: fracción espirada de CO_2 (medida al final de la espiración)

Cuando la relación entre la ventilación y la perfusión en los pulmones es adecuada, la diferencia entre la $PACO_2$ (o la $FeCO_2$) y la $PaCO_2$ es mínima. Se considera normal una diferencia entre la $PaCO_2$ y la $FeCO_2$ de 1-3 mmHg en perros y gatos. Esta diferencia aumenta cuando el espacio muerto alveolar aumenta.

Fórmula 9. Cálculo de la fracción de espacio muerto fisiológico de Bohr.

$$\frac{VEM_{Bohr}}{Vc} = \frac{PACO_2 - P\bar{E}CO_2}{PACO_2}$$

Donde:
VEM_{Bohr}: volumen del espacio muerto fisiológico de Bohr
Vc: volumen corriente
$PACO_2$: presión parcial alveolar de CO_2
$P\bar{E}CO_2$: presión de CO_2 espirado mixto

Fórmula 10. Cálculo de la fracción de espacio muerto fisiológico de Enghoff.

$$\frac{VEM_{fis}}{Vc} = \frac{PaCO_2 - P\bar{E}CO_2}{PaCO_2}$$

Donde:
VEM_{fis}: volumen del espacio muerto fisiológico
Vc: volumen corriente
$PaCO_2$: presión parcial arterial de CO_2
$P\bar{E}CO_2$: presión de CO_2 espirado mixto

08

VENTILACIÓN MECÁNICA EN EL PACIENTE CRÍTICO

Pablo A. Donati, Joaquín Araos, Jerónimo Martínez Pino, Ignacio Sández Cordero

FISIOLOGÍA Y MECÁNICA RESPIRATORIA APLICADA AL PACIENTE CRÍTICO

Durante la ventilación espontánea, el aire ingresa desde la boca hasta los alvéolos debido a un gradiente de presión generado durante la inspiración. En condiciones normales, el movimiento diafragmático es el principal responsable de generar un descenso de la presión pleural (Ppl), es decir, la presión existente entre las dos capas de la pleura. Dicho descenso se transmite a los alvéolos y produce una presión alveolar negativa que favorece el desplazamiento del aire hacia los mismos. Así, el aire viaja por la vía aérea de conducción (tráquea y bronquios) sobre todo por convección hasta que alcanza la llamada zona respiratoria. A partir de ese momento el aire se mueve principalmente por difusión, lo que favorece el intercambio gaseoso.

VOLÚMENES Y CAPACIDADES PULMONARES

El volumen de aire que permanece en los pulmones después de una espiración normal se denomina **capacidad residual funcional** (CRF), que a su vez está compuesto por dos volúmenes: el **volumen residual** y el **volumen de reserva espiratorio**. La CRF suele sufrir modificaciones en los pacientes anestesiados y en aquellos con enfermedades pulmonares. El posicionamiento del animal en decúbito dorsal junto con el uso de una fracción inspirada de oxígeno (FiO_2) alta y la relajación muscular favorecen la disminución de la CRF durante la anestesia.

El **volumen corriente** (Vc) es el volumen de aire que ingresa y egresa de los pulmones durante una inspiración y espiración normales. El Vc está compuesto a su vez por el **volumen del espacio muerto anatómico** (o de la vía aérea) y el **volumen alveolar**. El volumen del espacio muerto anatómico corresponde a la fracción del Vc que se localiza en la vía aérea de conducción y que, por tanto, no participa en el intercambio gaseoso, mientras que el volumen alveolar representa la fracción del Vc que se encuentra en los alvéolos y participa en el intercambio gaseoso.

El perro domestico presenta una diversidad morfológica enorme. La diferencia de tamaño entre un Chihuahua de 1 kg de peso y un Mastiff de 100 kg representa solo los extremos de un continuo. Esta diversidad puede dificultar la recomendación de variables fisiológicas normales que contemplen las diferencias existentes entre los perros con unas características morfométricas distintas. Se ha sugerido que el Vc normal en los perros bajo ventilación mecánica varía entre 8 y 20 ml/kg de peso corporal (Hopper y Powell, 2013). Sin embargo, esta recomendación podría resultar problemática debido a que la administración de un Vc de 8 ml/kg a un animal que requiere 20 ml/kg podría provocar una hipoventilación grave, lo que aumentaría el riesgo de atelectasia. Por el contrario, administrar un Vc de 20 ml/kg a un perro que solo necesita 8 ml/kg podría generar una sobredistensión del territorio alveolar, con riesgo de causar lesiones pulmonares. Los estudios más recientes proponen que el Vc más adecuado para utilizar en el perro es de 15 ml/kg (Bumbacher *et al.*, 2017; Di Bella *et al.*, 2022). No obstante, los animales empleados en estos estudios tenían un peso homogéneo (alrededor de 20 kg), por lo que esta recomendación podría no ser extrapolable a caninos de otro peso. Es probable que el perro posea variaciones anatómicas intraespecíficas responsables de la variabilidad en el volumen pulmonar necesario para mantener la ventilación alveolar dentro de lo normal. Si bien el elevado volumen del espacio muerto anatómico que poseen los perros comparado con el de los humanos podría explicar parcialmente el mayor Vc requerido en la especie canina, este dato por sí solo no permite explicar totalmente tales diferencias (Donati *et al.*, 2019). En el año 1972, Robinson *et al.* describieron que el pulmón del perro es más grande por unidad de peso corporal que el de otras especies. En este estudio, los autores plantearon que la versátil estructura anatómica de los pulmones de los mamíferos, junto con la conformación torácica y los efectos gravitacionales en los pulmones de las especies más grandes, hace poco probable que un mismo valor de Vc indexado al peso pueda aplicarse por igual a todas las especies.

El volumen corriente está formado por dos fracciones: el volumen del espacio muerto anatómico, localizado en la vía aérea de conducción, y el volumen alveolar, localizado en los alvéolos. Solo este último participa en el intercambio gaseoso.

Se ha descrito que el volumen corriente más apropiado para usar en los perros de alrededor de 20 kg es de 15 ml/kg (Bumbacher *et al.*, 2017; Di Bella *et al.*, 2022).

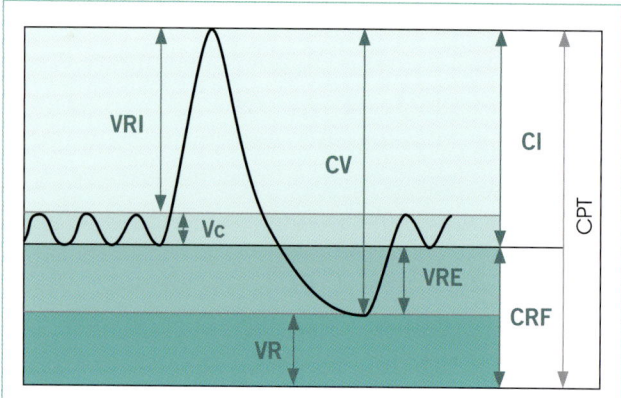

FIGURA 1. Volúmenes y capacidades pulmonares. CI, capacidad inspiratoria; CPT, capacidad pulmonar total; CRF, capacidad residual funcional; CV, capacidad vital; Vc, volumen corriente; VR, volumen residual; VRE, volumen de reserva espiratorio; VRI, volumen de reserva inspiratorio.

La **capacidad pulmonar total** representa el máximo volumen de aire que puede alojar el pulmón. Conocer el volumen (o la presión en la vía aérea) que lleva a este órgano a su máxima capacidad de distensión puede ser relevante para protegerlo de lesiones. La administración de un Vc que se encuentre por encima de la capacidad pulmonar total genera una sobredistensión alveolar y una posible lesión pulmonar inducida por la ventilación mecánica (VILI) (Protti *et al.*, 2014).

La **capacidad inspiratoria** es la suma del Vc y el **volumen de reserva inspiratorio**. La determinación clínica de la capacidad inspiratoria permite tener una idea del tamaño pulmonar real del paciente. Cuando el pulmón tiene una lesión que genera una pérdida de volumen, el tamaño funcional de ese pulmón disminuye. Esto puede verse reflejado en una caída de la CRF y también en una disminución de la capacidad inspiratoria. Como la CRF es técnicamente más difícil de determinar, la estimación de la capacidad inspiratoria (mediante la evaluación del volumen de aire exhalado tras una maniobra de reclutamiento alveolar) es una herramienta sencilla que podría realizarse en la práctica clínica.

Los diferentes volúmenes y capacidades pulmonares se representan gráficamente en la figura 1.

PRESIONES EN LA VÍA AÉREA: ECUACIÓN DEL MOVIMIENTO

La presión necesaria para expandir los pulmones, conocida como presión de la vía aérea (Pva), es el resultado de diversas presiones que actúan en todo el aparato respiratorio. Estas presiones incluyen la presión de ventilación, generada por un ventilador mecánico, y la presión muscular, producida por la contracción de los músculos respiratorios. Si los músculos están inactivos debido a la apnea o la parálisis muscular, la presión muscular será nula y, por lo tanto, toda la presión necesaria para expandir los pulmones provendrá del ventilador.

La Pva representa el gradiente de presión entre las vías respiratorias superiores y el aire atmosférico, y se explica mediante la ecuación del movimiento (fig. 2). Esta presión viene determinada por tres componentes:

- **Componente resistivo:** presión necesaria para superar la resistencia en las vías respiratorias (presión transviaaérea). Esta presión depende a su vez de la resistencia de las vías respiratorias y del flujo inspiratorio.
- **Componente elástico:** presión requerida para vencer la elasticidad pulmonar (presión transtorácica). Esta presión se refiere al gradiente de presión entre los alvéolos y el aire atmosférico y está determinada por el volumen pulmonar y la distensibilidad toracopulmonar. Esta a su vez depende de la Ppl y de la presión transpulmonar (Ptp) o transparietal, es decir, el gradiente de presión entre los espacios alveolares e intrapleurales.
- **PEEP:** presión positiva al final de la espiración. La PEEP puede estar generada por el propio paciente o por el ventilador.

Durante la fase dinámica de la ventilación (entrada de aire a la vía aérea), las presiones resultantes dependerán de los dos componentes: resistivo y elástico. Sin embargo, cuando se alcanza el final de la inspiración, en la pausa inspiratoria, ya no existe movimiento de aire (el flujo es cero), por lo que el componente resistivo desaparece y toda la presión de ventilación depende únicamente del componente elástico. Durante la ventilación mecánica, por tanto, es necesario programar una pausa inspiratoria adecuada para que el flujo llegue a ser cero, y así poder evaluar el componente elástico del aparato respiratorio de forma independiente (mediante el valor de la presión meseta, Pmeseta). Esto es importante porque la verdadera presión de distensión alveolar durante la inspiración es la Ptp, la cual es parte del componente elástico del aparato respiratorio, y no del resistivo (fig. 3).

Para calcular la Ptp se necesita conocer la Pva y la Ppl (fórmula 1). La Pva se obtiene fácilmente en los monitores de mecánica ventilatoria de anestesia o en los ventiladores, mientras que la Ppl se suele calcular de forma indirecta mediante la medición de la presión esofágica (Pes). Para ello se emplean

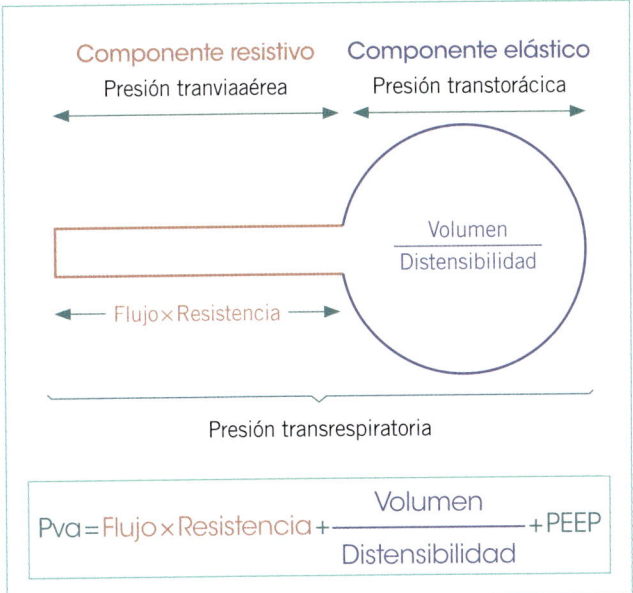

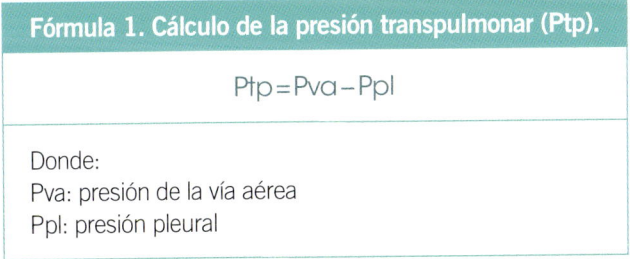

FIGURA 2. Ecuación del movimiento del aparato respiratorio. PEEP, presión positiva al final de la espiración; Pva, presión de la vía aérea.

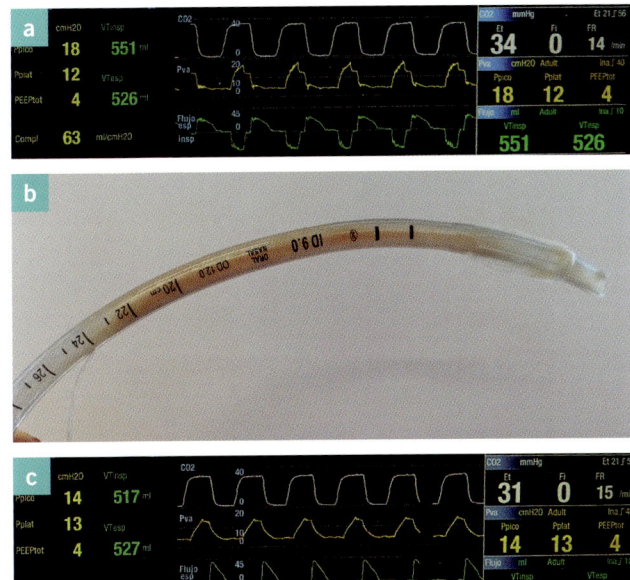

FIGURA 3. En un paciente con una neumonía por aspiración, se observa un incremento de la presión transviaaérea (presión pico por encima de la presión meseta —Pplat en la imagen—) debido a un aumento de la resistencia (a). Una vez cambiado el tubo endotraqueal que contenía secreciones (b), la presión pico se reduce sin que haya cambios en la presión meseta (c).

catéteres esofágicos con un balón en el extremo, que se colocan en el tercio distal del esófago. Estos catéteres pueden conectarse a un transductor especial para la medición de la Pva o, en su defecto, a un transductor de presión arterial invasiva, y de esta manera obtener el valor de la Pes durante todo el ciclo respiratorio con el monitor multiparamétrico de anestesia.

18 cmH_2O en el perro (Donati *et al.*, 2018). Para calcular esta presión debe emplearse la Pmeseta de la vía aérea y la Ppl (o Pes) máxima (fórmula 2).

Fórmula 1. Cálculo de la presión transpulmonar (Ptp).
$$Ptp = Pva - Ppl$$
Donde: Pva: presión de la vía aérea   Ppl: presión pleural

Fórmula 2. Cálculo de la presión transpulmonar al final de la inspiración (Ptpi).
$$Ptpi = Pmeseta - Ppl_{máx}$$
Donde: Pmeseta: presión meseta $Ppl_{máx}$: presión pleural máxima

Presión transpulmonar al final de la inspiración

Monitorizar la presión transpulmonar al final de la inspiración puede ser útil en los pacientes con un pulmón críticamente enfermo, como, por ejemplo, en aquellos con síndrome de dificultad respiratoria aguda (SDRA), ya que el empleo de una Pva que supere el valor de la presión transpulmonar al final de la inspiración se asocia con un mayor riesgo de producir VILI. La presión transpulmonar al final de la inspiración que no debería superarse para evitar causar una lesión pulmonar es de entre 18 y 25 cmH_2O en el humano y de aproximadamente

Presión transpulmonar al final de la espiración

La presión transpulmonar al final de la espiración debería ser siempre superior o igual a cero, ya que si es negativa refleja la presencia de colapso alveolar. Esto suele ocurrir durante la cirugía laparoscópica debido a que la insuflación del abdomen con gas aumenta la Ppl. Para evitar este fenómeno debe considerarse siempre el empleo de la PEEP en el ventilador. Para calcular la presión transpulmonar al final de la espiración debe emplearse el valor de PEEP medido en la vía aérea y el valor mínimo de Ppl (o Pes) medido durante la espiración (fórmula 3).

Fórmula 3. Cálculo de la presión transpulmonar al final de la espiración (Ptpe).

$$Ptpe = PEEP - Ppl_{mín}$$

Donde:
PEEP: presión positiva al final de la espiración
$Ppl_{mín}$: presión pleural mínima

RELACIÓN ENTRE PRESIÓN Y VOLUMEN: COMPLIANCIA Y ELASTANCIA

Los pulmones están rodeados por la caja torácica y limitados caudalmente por el diafragma, que los separa del abdomen. En consecuencia, la modificación de alguno de estos componentes puede repercutir en los pulmones. El término **compliancia** (relacionada con la distensibilidad) hace referencia a los cambios de presión que acontecen ante determinados cambios de volumen. Cuanta menor presión genere un cambio de volumen, mayor es la compliancia del sistema evaluado. Por su parte, el término **elastancia** hace referencia al fenómeno contrario, es decir, es la inversa de la compliancia.

Se ha demostrado que la elastancia de la caja torácica del perro es relativamente baja en comparación con la de los humanos. Para evaluar esto se suele emplear la razón entre la elastancia del aparato respiratorio y la elastancia de la caja torácica. En los humanos esta razón es de aproximadamente 0,5. Esto significa que, de la presión aplicada en la vía aérea, alrededor de la mitad es absorbida por los pulmones y la otra mitad por la caja torácica. En el perro, esta razón tiene un valor de 0,46 (Araos *et al.*, 2021). En el gato, aunque aún no se ha estudiado bien, posiblemente el valor sea menor.

La **compliancia dinámica** se calcula usando la presión de todo el aparato respiratorio, es decir, la Pva o la presión pico (Ppico) (fórmula 4). La **compliancia estática** evalúa solo el componente elástico del aparato respiratorio, por lo que se debe asegurar que el flujo llegue a ser cero mediante una pausa inspiratoria (lo que permite además que la totalidad del Vc se reparta por todo el pulmón). El tiempo de pausa inspiratoria necesario para conseguir esto depende de muchos factores intrínsecos al aparato respiratorio de cada individuo. Aunque tradicionalmente se ha recomendado usar 2 segundos, en la práctica clínica se suele emplear un tiempo de pausa más corto, de entre 0,3 y 0,5 segundos. La Pmeseta que se genera al final de esa pausa inspiratoria es la que debe emplearse para determinar la compliancia estática (llamada compliancia cuasiestática cuando el tiempo es inferior a 2 segundos) (fórmula 5).

Fórmula 4. Cálculo de la compliancia dinámica (Cdin).

$$Cdin = \frac{Vc}{Ppico - PEEP}$$

Donde:
Vc: volumen corriente
Ppico: presión pico
PEEP: presión positiva al final de la espiración

Fórmula 5. Cálculo de la compliancia estática (Cest).

$$Cest = \frac{Vc}{Pmeseta - PEEP}$$

Donde:
Vc: volumen corriente
Pmeseta: presión meseta
PEEP: presión positiva al final de la espiración

RESISTENCIA DE LA VÍA AÉREA

La resistencia generada al paso del aire a través de la vía aérea (Raw) viene definida por la ley de Hagen-Poiseuille, según la cual la Raw es directamente proporcional a la viscosidad del fluido y a la longitud del tubo por donde pasa e inversamente proporcional a la cuarta potencia del radio de la vía aérea (fórmula 6).

Fórmula 6. Ley de Hagen-Poiseuille.

$$Raw = \frac{n \times L \times 8}{\pi \times r^4}$$

Donde:
Raw: resistencia de la vía aérea al paso del aire
n: viscosidad del aire
L: longitud de la vía aérea
r: radio de la vía aérea

Desde un punto de vista clínico esto es importante, ya que aunque la viscosidad del aire ventilado no suele variar mucho y la longitud de los tubos endotraqueales (TET) en muchas ocasiones tampoco, el diámetro del TET sí es un determinante fundamental de la Raw. De ahí la importancia de emplear un TET adecuado (similar al diámetro de la tráquea del paciente) para evitar incrementar la Raw. La Raw también puede aumentar en casos de obstrucción del TET o de la vía aérea (p. ej.: secreciones, acodamiento) o en situaciones de disminución del diámetro (p. ej.: broncoespasmo). Además del incremento de la Pva, si la Raw es muy alta, el flujo puede volverse turbulento en vez de laminar y producirse una distribución heterogénea del aire ventilado.

Por último, se debe tener en cuenta que la Raw es una propiedad dinámica que depende de la presencia de flujo (inspiratorio y espiratorio), por lo que, en los momentos de pausa inspiratoria y espiratoria, en los que no hay flujo de aire, no habrá Raw.

CONSTANTES DE TIEMPO

En condiciones normales, la espiración es un fenómeno pasivo que permite el vaciado de los alvéolos hasta su volumen de reposo. El tiempo necesario para que los alvéolos vuelvan al estado de reposo durante la espiración depende del volumen de aire inspirado (a mayor volumen de aire inspirado, mayor cantidad de tiempo necesaria para que los alvéolos se vacíen) y, sobre todo, de la Raw y de la compliancia del aparato respiratorio.

Un pulmón con una compliancia baja (o una elastancia alta) suele tener una constante de tiempo corta (vaciado rápido), mientras que un pulmón con una Raw de las vías inferiores alta (p. ej.: crisis asmática) o una compliancia patológicamente elevada (p. ej.: enfisema pulmonar) suele tener una constante de tiempo prolongada (vaciado lento).

Asimismo, la selección de un TET de pequeño calibre puede tener un impacto importante en la Raw y provocar, en consecuencia, un aumento de la constante de tiempo espiratoria, lo que incrementa el riesgo de atrapamiento aéreo.

DESEQUILIBRIOS VENTILACIÓN–PERFUSIÓN

En un pulmón ideal, en el que la ventilación y la perfusión fueran perfectas, la relación ventilación-perfusión sería igual a 1. Sin embargo, como el gasto cardiaco en el pulmón sano de un paciente normal es algo mejor que la ventilación alveolar, esta relación suele ser próxima a 0,8. Asimismo, la relación ventilación-perfusión no es igual en todas las regiones pulmonares debido a factores gravitacionales y de perfusión local. Así, existen zonas en las que esta relación está por encima de 0,8, denominadas zonas de espacio muerto, y otras en las que está por debajo de 0,8, conocidas como zonas de *shunt* (o cortocircuito) intrapulmonar.

ESPACIO MUERTO Y ANESTESIA

No todo el volumen de aire movilizado en la ventilación llega al espacio alveolar, y del que llega no todo se utiliza para el intercambio gaseoso. El volumen inspirado que no participa en el intercambio gaseoso se denomina volumen del espacio muerto. Existen diferentes tipos de espacio muerto (fig. 4).

El volumen del espacio muerto anatómico es el más importante en la especie canina y felina. Durante la anestesia y la ventilación mecánica, debido a la posible distensión de las vías aéreas de conducción (tráquea y bronquios, fundamentalmente), este volumen es de aproximadamente 7 ml/kg (Mosing *et al.*, 2010). Además, el volumen del espacio muerto alveolar es de 1-3 ml/kg, lo que sumaría un volumen del espacio muerto fisiológico de 8-10 ml/kg. Este volumen en el que no se produce el intercambio gaseoso se suele denominar en ventilación "volumen malgastado", y hay que tenerlo en cuenta a la hora de programar el Vc total en el ventilador.

> El volumen del espacio muerto anatómico durante la anestesia y la ventilación mecánica, por la posible distensión de las vías aéreas de conducción, es de aproximadamente 7 ml/kg (Mosing *et al.*, 2010).

Por otro lado, durante la anestesia, lo más habitual es realizar una intubación traqueal del paciente, lo que reduce ligeramente el volumen del espacio muerto anatómico. Sin embargo, debido a que la longitud de los TET suele ser larga y a la necesidad de conectar piezas intermedias entre el circuito anestésico y el TET (p. ej.: toma de muestra de capnografía, humidificador, codos de conexión), finalmente el volumen del espacio muerto de la vía aérea se ve aumentado por el volumen del espacio muerto instrumental (10-50 ml). Este volumen puede ser insignificante en los animales de gran tamaño, pero podría ser muy importante en los animales de menos de 5 kg.

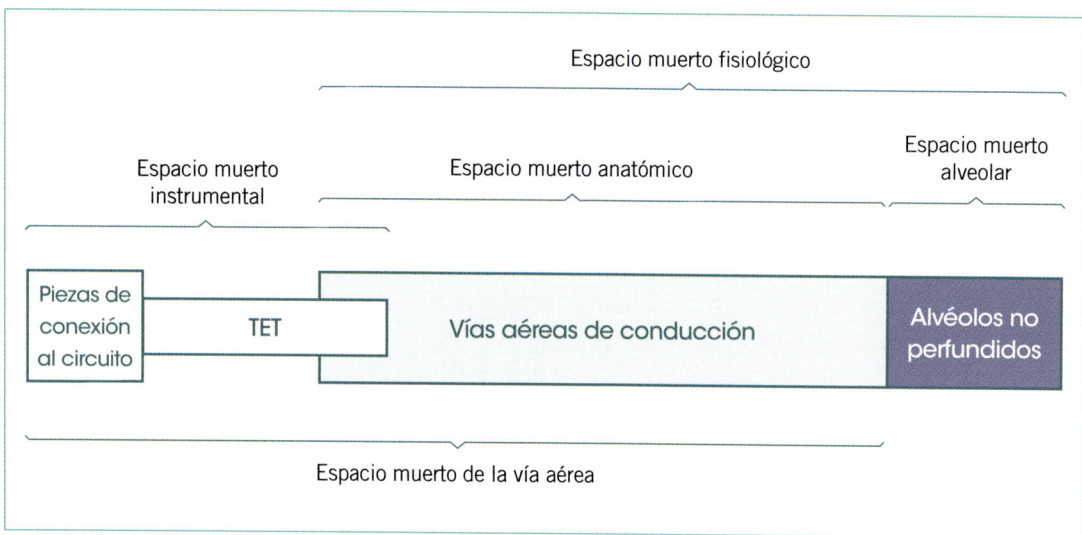

FIGURA 4. Representación gráfica de los espacios muertos del aparato respiratorio. TET, tubo endotraqueal.

El volumen del espacio muerto anatómico se puede medir mediante el uso de la capnografía volumétrica de forma continua durante la ventilación. También se puede emplear la diferencia entre el dióxido de carbono (CO_2) arterial (medido por gasometría) y el CO_2 espirado (medido por capnografía) para evaluar el espacio muerto (ver capítulo 7). Una diferencia entre el CO_2 arterial y el espirado mayor de 5 mmHg podría considerarse anormal, y podría indicar un aumento importante del espacio muerto.

SHUNT INTRAPULMONAR Y ANESTESIA

El *shunt* intrapulmonar es un desvío de la sangre sin oxigenar hacia la circulación sistémica (paso de la sangre por alvéolos colapsados o no abiertos), lo que puede dar como resultado una reducción de la presión parcial de oxígeno en la sangre arterial (PaO_2). En el pulmón sano, se admite como normal hasta un 10 % de *shunt* intrapulmonar. Sin embargo, este porcentaje puede aumentar durante la anestesia por diferentes mecanismos (p. ej.: farmacológicos, gravitacionales, disminución de la CRF, mala programación de la ventilación mecánica).

Las consecuencias del aumento del *shunt* intrapulmonar durante la anestesia podrían estar enmascaradas debido a que el empleo de una FiO_2 elevada (>21 %) produce una presión parcial de oxígeno alveolar (PAO_2) muy alta y, por tanto, es más fácil que se consigan unos valores de PaO_2 suficientes (>80-90 mmHg) para evitar la hipoxemia. La influencia de la FiO_2 sobre la PAO_2 se observa en la ecuación de gas alveolar (fórmula 7).

Fórmula 7. Cálculo de la presión parcial de oxígeno alveolar (PAO_2).

$$PAO_2 = FiO_2 \times (P_B - PH_2O) - \frac{PACO_2}{R}$$

Donde:

FiO_2: fracción inspirada de O_2

P_B: presión barométrica ambiental (760 mmHg a nivel del mar)

PH_2O: presión de vapor de agua (por la humidificación de las vías aéreas), equivalente a 47 mmHg

$PACO_2$: presión parcial de CO_2 alveolar (normalmente se emplea como sustituto la presión parcial de CO_2 arterial o la fracción espirada de CO_2, que en situaciones normales está entre 35 y 45 mmHg)

R: coeficiente respiratorio (normalmente se usa el valor de 0,8)

Así, por ejemplo, si la FiO_2 es del 50 %, es habitual que la PAO_2 supere los 200 mmHg. En esta situación, aunque gran parte del pulmón esté colapsado o no aireado, es posible que pase gran cantidad de oxígeno (O_2) a la sangre arterial y se consiga una PaO_2 por encima de 150 mmHg. Por esta razón, para evaluar el intercambio gaseoso y el aumento del *shunt* intrapulmonar, se suelen emplear índices que incluyan en su cálculo el valor de la FiO_2, como el cociente PaO_2/FiO_2, entre otros (ver capítulo 7). También es posible determinar la presencia de *shunt* intrapulmonar sin la necesidad de realizar una gasometría arterial, mediante el empleo del pulsioxímetro, usando la saturación de la hemoglobina en el tejido periférico (SpO_2) como sustituto de la PaO_2. En humanos se ha descrito que si la SpO_2 baja del

96 % tras un tiempo (4-5 minutos) de ventilación con una FiO_2 del 21 % (prueba de aire o *air test*), puede predecirse la existencia de atelectasia con una sensibilidad y especificidad altas (Ferrando *et al.*, 2017). Esta prueba puede realizarse en veterinaria durante la anestesia de pacientes en ventilación mecánica para detectar de forma sencilla la presencia de atelectasia y decidir así si el animal se puede beneficiar de una maniobra de reclutamiento alveolar.

MONITORIZACIÓN DE LA RESPIRACIÓN CELULAR Y DE LA VENTILACIÓN

La **respiración celular** es el proceso por el cual se utiliza O_2 para producir energía y se genera CO_2 como subproducto. La **ventilación** implica la entrada y salida de aire del aparato respiratorio durante la inspiración y la espiración, respectivamente. La evaluación de la respiración celular implica medir los gases en la sangre, mientras que para evaluar la ventilación se utiliza la mecánica de fluidos.

OBJETIVOS BÁSICOS DE LA RESPIRACIÓN CELULAR Y LA VENTILACIÓN

Para mantener un aporte suficiente de O_2 a las células, es necesario que la sangre arterial tenga al menos una PaO_2 de 80 mmHg. Este objetivo es relativamente fácil de conseguir en anestesia, ya que el aporte de O_2 al aparato respiratorio se puede incrementar aumentando la FiO_2 del 21 % hasta el 100 % si fuera necesario. Por otro lado, el CO_2 que se produce en las células vivas debe eliminarse de forma continua para que la presión parcial de CO_2 arterial ($PaCO_2$) se encuentre entre 35 y 45 mmHg en el perro y entre 25 y 35 mmHg en el gato. Esto permite mantener el pH sanguíneo entre 7,35 y 7,45, lo que es esencial para que se produzca el transporte adecuado del O_2, la liberación del CO_2 y la función normal de los órganos, aparatos y sistemas. La forma más exacta de conocer el pH y la concentración de los gases en la sangre arterial es realizar una gasometría arterial.

PULSIOXIMETRÍA

Mediante la curva de disociación de la hemoglobina, que relaciona la PaO_2 y la SpO_2, se puede estimar la PaO_2 solamente con el empleo de un pulsioxímetro. De esta forma se sabe que una SpO_2 del 97 % se correlaciona con una PaO_2 de 80-90 mmHg en los pacientes ventilados.

Las ventajas del empleo de la pulsioximetría frente a la gasometría arterial es que es un método no invasivo, se puede usar de forma continua, lo que permite obtener información al instante, y no implica un coste económico para cada determinación.

Entre las desventajas cabe destacar que el pulsioxímetro puede ser inexacto en animales despiertos o con la piel y mucosas muy pigmentadas o cuando exista movimiento del paciente, haya mucha luz o la perfusión tisular sea baja. Asimismo, una vez que la PaO_2 alcance los 100 mmHg, el pulsioxímetro mostrará una SpO_2 del 100 %. Por tanto, aunque el valor de la PaO_2 esté por encima de 100 mmHg (algo muy habitual en anestesia cuando se emplea una FiO_2 superior al 30 %), el pulsioxímetro no lo reflejará.

CAPNOGRAFÍA

La capnografía es un método no invasivo para medir el CO_2 espirado (fracción espirada de CO_2, $FeCO_2$), normalmente a la salida de la vía aérea (conexión del TET al circuito de ventilación). En una situación ideal, la $FeCO_2$ representa de forma aproximada la $PaCO_2$. La curva de capnografía ofrece una información valiosa sobre la ventilación del paciente.

Capnografía convencional (respecto al tiempo)

La capnografía respecto al tiempo es la que se emplea habitualmente en anestesia. La curva que describe consta de cuatro fases (I, II, III y IV) y dos ángulos (α y β) (fig. 5):

- Fase I: línea de base inspiratoria. Muestra la concentración de CO_2 inspirada por el paciente. Normalmente debe ser cero; de lo contrario, se considera que hay reinhalación de CO_2.
- Fase II: inicio de la fase espiratoria. Se produce un ascenso gradual de la concentración de CO_2 debido a la mezcla del gas del espacio muerto de la vía aérea con el gas procedente de los alvéolos que contiene el CO_2 del intercambio alveolocapilar.
- Fase III: meseta espiratoria. Representa el vaciado de los alvéolos. El valor numérico tomado al final de esta fase es la $FeCO_2$.
- Fase IV: fase inspiratoria. Marca el inicio de la inspiración y la caída rápida de la concentración de CO_2 hasta cero.
- Ángulo α: debe estar comprendido entre los 90° y 110°; cuando es mayor, puede indicar el cierre de la vía aérea (p. ej.: broncoespasmo, Vc insuficiente en ventilación mecánica).
- Ángulo β: es el punto en el que estos monitores miden la $FeCO_2$, y debe ser aproximadamente de 90°. Puede estar aumentado por una fuga en la vía aérea o por fallos en el muestreo debido a un flujo de gas fresco inadecuado.

Si el volumen minuto de ventilación es constante, los cambios en el valor de la $FeCO_2$ suelen deberse a variaciones en la perfusión pulmonar. La curva del capnógrafo puede, además, detectar asincronías paciente-ventilador y fallos en el equipo anestésico, tales como la desconexión del paciente, el mal funcionamiento de las válvulas y el agotamiento de la cal sodada, las trampas de agua o los filtros de humedad.

Capnografía volumétrica

La curva de capnografía volumétrica representa gráficamente la relación entre la presión parcial de CO_2 y el volumen espirado. En cada ventilación, se obtiene una gráfica en la que se puede calcular el volumen total de CO_2 espirado. Esta curva consta de tres fases (I, II y III) y dos pendientes (SII y SIII) (fig. 6):

- Fase I: primer volumen de gas que pasa por el analizador de CO_2 (paso del aire por convección). Procede del espacio muerto instrumental utilizado y de las vías respiratorias sin intercambio de CO_2.
- Fase II: volumen de gas que proviene parcialmente de las vías aéreas distales y se mezcla con el gas proveniente de los alvéolos. La pendiente de la curva (SII) representa la velocidad de transición entre el gas que se transporta por convección y el que se transporta por difusión. Esta transición ocurre exactamente en el punto medio de la fase II, en los bronquiolos respiratorios. Este concepto, que fue descrito por Fowler en 1948 como la técnica geométrica de áreas iguales, actualmente se emplea en los monitores de capnografía volumétrica para identificar el punto exacto que divide el Vc en volumen del espacio muerto anatómico y volumen alveolar.
- Fase III: volumen de gas que proviene directamente de los alvéolos. La pendiente de esta fase (SIII) es un indicador del

flujo sanguíneo pulmonar y se correlaciona con el gasto cardiaco. El valor de CO_2 espirado registrado en el punto medio de la fase III corresponde al valor de la presión parcial de CO_2 alveolar. A partir de estos conocimientos fisiológicos, se ha podido calcular la relación entre el volumen del espacio muerto y el Vc según la fórmula de Bohr y utilizarla como la fracción real del espacio muerto (fórmula 8). El valor final de la fase III representa la $FeCO_2$.

Fórmula 8. Cálculo del espacio muerto (adaptación de la fórmula de Bohr).

$$\frac{VEM}{Vc} = \frac{PACO_2 - P\bar{E}CO_2}{PACO_2}$$

Donde:
VEM: volumen del espacio muerto
Vc: volumen corriente
$PACO_2$: presión parcial de CO_2 alveolar (punto medio de la fase III del capnograma volumétrico)
$P\bar{E}CO_2$: presión espirada mixta de CO_2

$$P\bar{E}CO_2 = \frac{VCO_2}{Vc} \times (P_B - P_{H2O})$$

Donde:
VCO_2: volumen total de CO_2 espirado
P_B: presión barométrica ambiental
PH_2O: presión de vapor de agua

CURVAS DE PRESIÓN-TIEMPO Y DE FLUJO-TIEMPO

La monitorización básica de la mecánica ventilatoria se basa en la evaluación de los cambios de volumen, presión y flujo de aire a lo largo del ciclo respiratorio. Estos parámetros se pueden medir de forma directa, ya sea en la boca de paciente o en la propia máquina de anestesia o ventilador.

Curva de presión-tiempo

La curva de presión-tiempo representa los cambios de la Pva a lo largo del ciclo respiratorio y difiere según el modo ventilatorio empleado. Debido a que la información que da esta curva es mucho mayor en la ventilación controlada por volumen, se suele emplear este modo para analizar todas las posibilidades de monitorización de la mecánica ventilatoria que tiene esta curva (fig. 7).

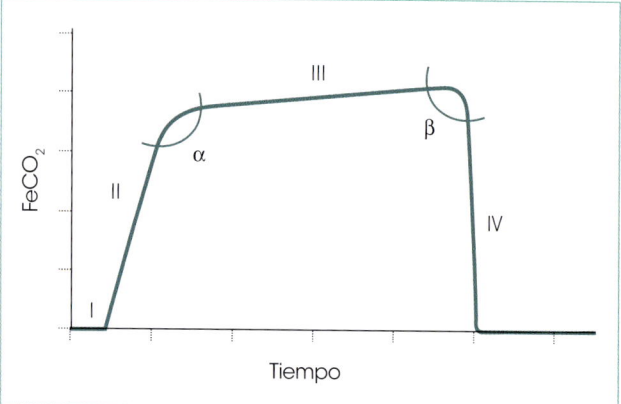

FIGURA 5. Curva normal de capnografía respecto al tiempo.

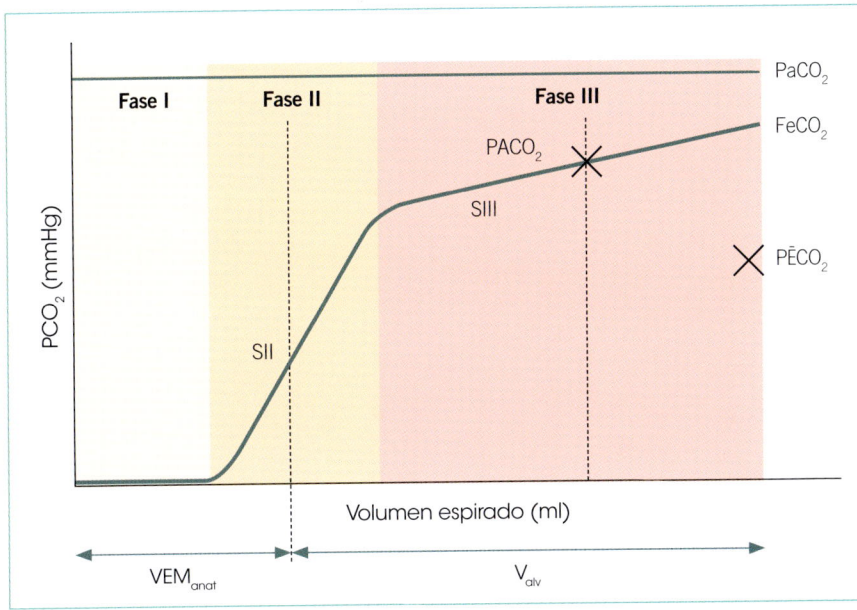

FIGURA 6. Capnografía volumétrica. $PACO_2$, presión parcial de CO_2 alveolar; $PaCO_2$, presión parcial de CO_2 arterial; PCO_2, presión parcial de CO_2; $FeCO_2$, fracción espirada de CO_2; $P\bar{E}CO_2$, presión espirada mixta de CO_2; V_{alv}, volumen alveolar; VEM_{anat}, volumen del espacio muerto anatómico.

Esta curva muestra, en primer lugar, un incremento brusco de la presión en un periodo de tiempo muy corto, correspondiente a la resistencia que ofrecen las piezas intermedias entre el circuito y el TET. Después, la presión comienza a aumentar de forma paulatina mientras el Vc pasa hacia el TET y el aparato respiratorio del paciente hasta que el ventilador ha entregado todo el Vc, momento en el cual se alcanza la presión máxima (es decir, la Ppico). La Ppico está determinada por los componentes resistivo y elástico del aparato respiratorio. Aquí comienza la pausa inspiratoria (si está programada) y, debido a que todo el Vc está dentro de los pulmones y no hay entrada ni salida de aire (el flujo es cero), toda la presión que se genere en este momento (es decir, la Pmeseta) dependerá exclusivamente del componente elástico del aparato respiratorio. La diferencia entre la Ppico y la Pmeseta se denomina presión transviaaérea y está relacionada con la magnitud de las resistencias que hay en el aparato respiratorio. Cuando acaba el tiempo inspiratorio se abre la válvula espiratoria, empieza la espiración y sale el Vc del paciente. La Pva comienza a bajar rápidamente hasta llegar a cero o a la PEEP programada. La diferencia entre la Pmeseta y la PEEP se denomina delta-P y está relacionada con la compliancia estática del paciente.

Un aumento de la presión transviaaérea durante la anestesia se relaciona con cambios en las resistencias, como la presencia de secreciones en el TET, el acodamiento del TET o el cierre de la vía aérea (p. ej.: broncoespasmo, colapso traqueal). Un aumento de la delta-P se asocia a variaciones en la compliancia del paciente. Los cambios rápidos de la delta-P suelen deberse a modificaciones en la Ppl (p. ej.: apertura de la cavidad torácica, neumotórax, instauración de neumoperitoneo en laparoscopia). Cuando los cambios de la delta-P son más lentos suelen estar relacionados con cambios en la Ptp (p. ej.: atelectasia, edema pulmonar, neumonía).

Además, se puede evaluar la forma de la pendiente ascendente hasta la Ppico para conocer de manera semicuantitativa el nivel de sobredistensión en cada ventilación, denominado índice de estrés o *stress index* (SI). Idealmente, este índice debería ser cercano a 1. Si la curva es cóncava (SI >1), indica una sobredistensión pulmonar excesiva (con el consiguiente riesgo de daño pulmonar). Si, por el contrario, la curva es convexa (SI <1), se relaciona con un Vc muy bajo y un mayor riesgo de aparición del fenómeno llamado reclutamiento *tidal* (apertura y cierre cíclicos de los alvéolos durante la ventilación), lo que también puede provocar daño pulmonar.

En el caso de la ventilación controlada por presión, la curva de presión-tiempo ofrece mucha menos información, ya que solo se puede obtener la presión máxima (Pinsp) y la presión mínima (corresponde a la PEEP). En este modo de ventilación se debe evaluar la curva de flujo-tiempo para entender mejor la mecánica ventilatoria del paciente.

Curva de flujo-tiempo

De forma simultánea a la curva de presión-tiempo, se puede evaluar la curva de flujo-tiempo, que indica la velocidad y la dirección del flujo de aire en la vía aérea. Durante la fase inspiratoria el flujo entra en el paciente hasta llegar a la pausa

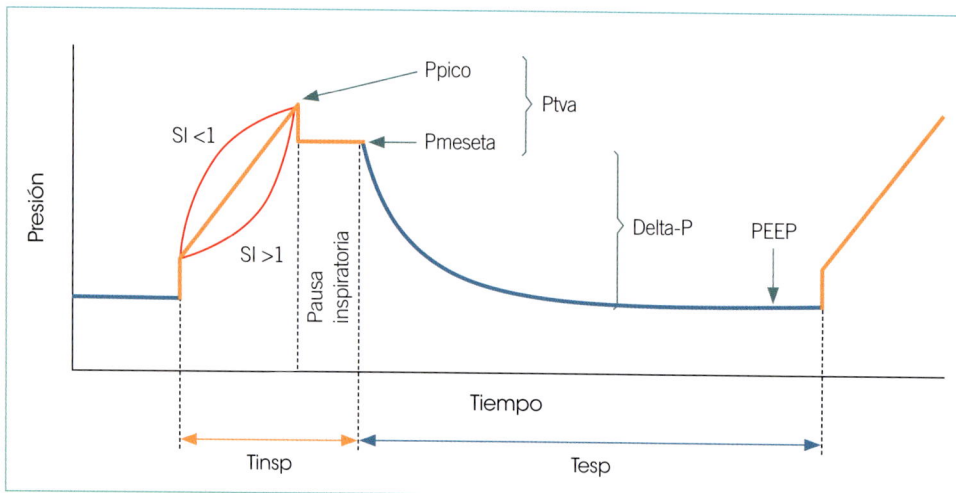

FIGURA 7. Curva de presión-tiempo en ventilación controlada por volumen. PEEP, presión positiva al final de la espiración; Pmeseta, presión meseta; Ppico, presión pico; Ptva, presión transviaaérea; SI, índice de estrés; Tesp, tiempo espiratorio; Tinsp, tiempo inspiratorio.

inspiratoria, momento en el que el flujo es cero. La forma en la que se entrega este flujo es diferente en los modos controlados por volumen (flujo constante) y en los controlados por presión (flujo desacelerado). Además, el flujo será diferente en función de las características elásticas del aparato respiratorio y del tiempo inspiratorio. Cuando comienza la espiración, el flujo sale del paciente. La forma de este flujo es similar en todos los modos ventilatorios, pero la velocidad y el tiempo de duración dependerán de las condiciones resistivas del paciente (figs. 8 y 9).

Esta curva también se emplea para asegurar que el flujo espiratorio llegue a cero y, por tanto, que no se produzca un atrapamiento aéreo o auto-PEEP, lo que podría causar lesiones pulmonares. Este fenómeno, aunque no suele aparecer en perros y gatos, podría ser más frecuente en animales braquicéfalos,

en animales de gran tamaño, en animales con obstrucción de las vías aéreas o cuando se emplean frecuencias respiratorias elevadas.

BUCLES DE PRESIÓN-VOLUMEN Y DE FLUJO-VOLUMEN

Aunque los bucles de presión-volumen y de flujo-volumen no aportan mucha información adicional a la que ofrecen las curvas de presión-tiempo y de flujo-tiempo, son una forma muy visual de evaluar la mecánica ventilatoria en cada ciclo respiratorio (fig. 10). Se pueden observar alteraciones como son las fugas del circuito (fig. 11) o las asincronías paciente-ventilador (fig. 12). También sirven para evaluar los cambios de la compliancia pulmonar durante la anestesia, así como para evaluar la compliancia dinámica y estática en cada ciclo.

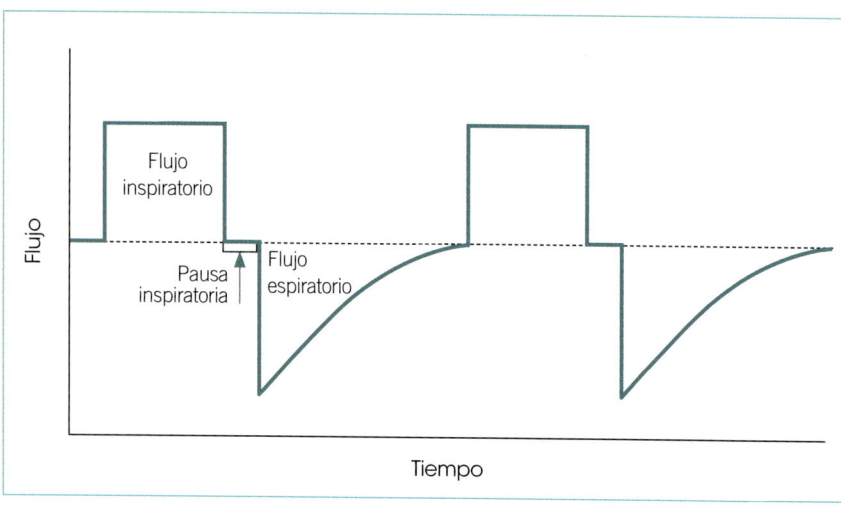

FIGURA 8. Curva de flujo-tiempo en ventilación controlada por volumen.

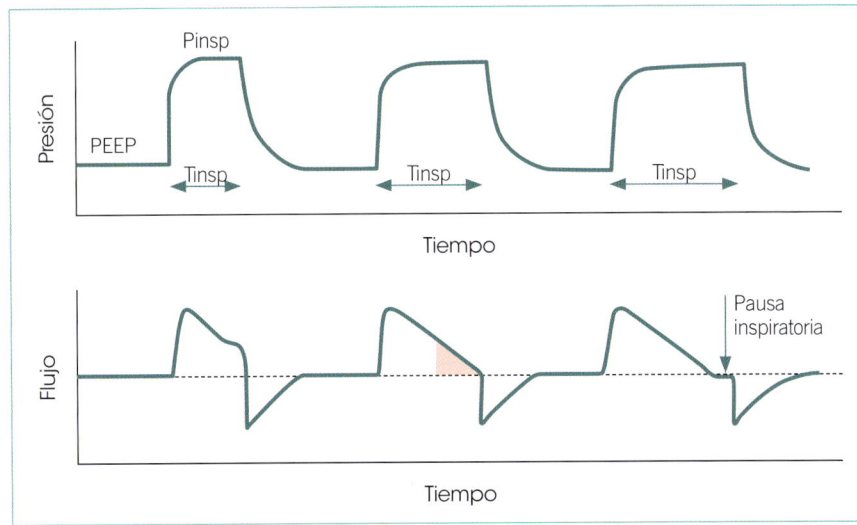

FIGURA 9. Curvas de presión-tiempo (arriba) y de flujo-tiempo (abajo) en ventilación controlada por presión. Puede observarse cómo incrementar el tiempo inspiratorio (Tinsp) permite llegar a un tiempo de flujo cero (pausa inspiratoria) porque se alarga la pendiente descendiente de la curva de flujo-tiempo (marcado en rosa en la figura). PEEP, presión positiva al final de la espiración; Pinsp, presión máxima.

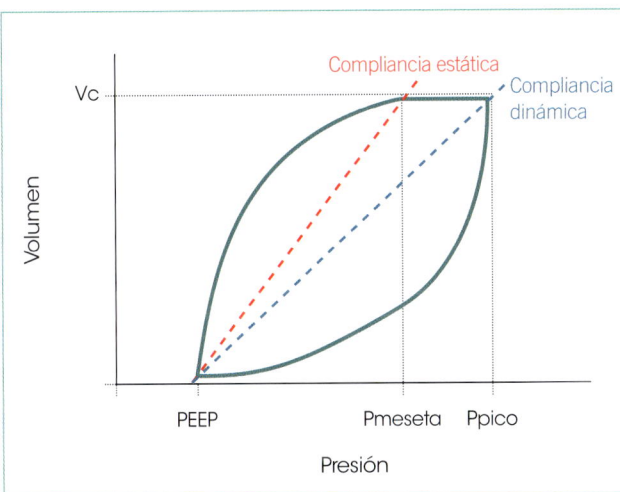

FIGURA 10. Bucle de presión-volumen. Se puede observar la diferencia entre las compliancias estática y dinámica. PEEP, presión positiva al final de la espiración; Pmeseta, presión meseta; Ppico, presión pico; Vc, volumen corriente.

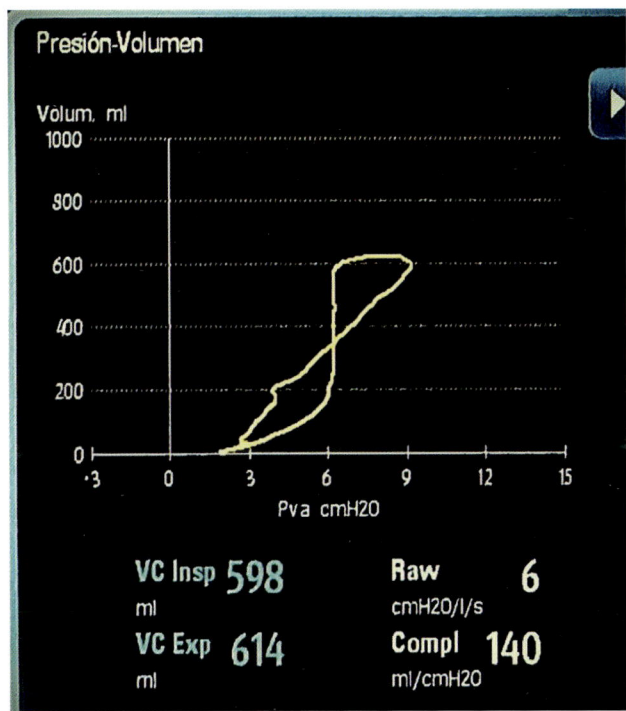

FIGURA 12. Bucle de presión-volumen con una forma de lazo típica de asincronía paciente-ventilador.

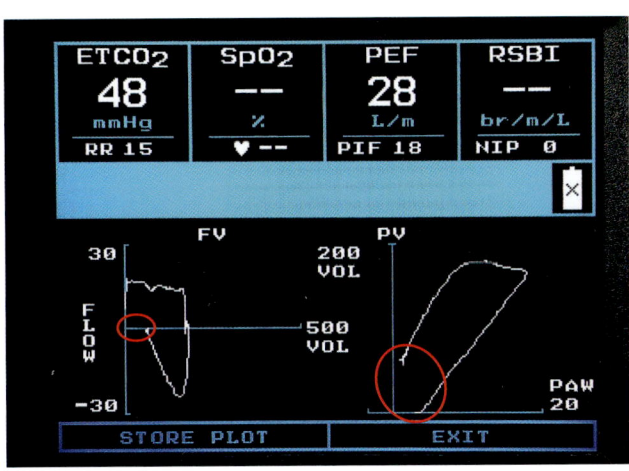

◄ FIGURA 11. Bucles de flujo-volumen (izquierda) y de presión-volumen (derecha) indicando una fuga en el circuito (círculos).

MODOS VENTILATORIOS PARA EL PACIENTE CRÍTICO EN EL PERIODO PERIOPERATORIO

CLASIFICACIÓN DE LOS MODOS VENTILATORIOS

Un modo ventilatorio es la manera en la cual el respirador interactúa con el paciente para lograr una ventilación adecuada. En la actualidad existen en el mercado estaciones de anestesia y ventiladores de cuidados intensivos que incorporan diferentes modos ventilatorios cada vez más avanzados con el fin de optimizar la ventilación y confort del paciente, pero no existe un consenso claro para clasificarlos. Además, los diferentes fabricantes de equipos de ventilación a veces emplean nomenclatura propia para denominar los modos ventilatorios. Esto puede llevar a cierta confusión a la hora de entender los diferentes modos existentes.

Puede hacerse una clasificación general de los modos ventilatorios en función del nivel de interacción del paciente:

- Ventilación espontánea: el paciente realiza todo el trabajo respiratorio.
- Ventilación controlada: el paciente no interviene en la ventilación. Las más frecuentes son la ventilación controlada por volumen y la ventilación controlada por presión.
- Ventilación asistida/sincronizada: el trabajo respiratorio depende, por una parte, del paciente y, por otra, del respirador. Se divide, a su vez, en dos tipos:
  - Total: el paciente realiza el esfuerzo inspiratorio completo. El modo más frecuentemente usado en anestesia es la ventilación obligatoria intermitente sincronizada (SIMV).
  - Parcial constante: el paciente desarrolla un esfuerzo inspiratorio que es reforzado con la ayuda del respirador. El modo más habitual en anestesia es la ventilación con presión de soporte.

En función de su invasividad los modos ventilatorios también pueden clasificarse en **invasivos** cuando requieren de intubación endotraqueal y **no invasivos** cuando se emplean otros dispositivos (p. ej.: interfaz) para la administración del volumen o la presión.

MODOS VENTILATORIOS CONTROLADOS: VENTILACIÓN CONTROLADA POR VOLUMEN Y POR PRESIÓN

En los modos ventilatorios controlados, la ventilación corre a cargo del respirador, y el volumen minuto depende en su

Variables de programación de los modos ventilatorios

Los modos ventilatorios se definen como la resultante de estas variables:

- Variable control: suele ser el volumen o la presión.
- Variable de inicio o *trigger*: cuándo y cómo se inicia cada ciclo respiratorio (importante en modos asistidos).
- Variable límite: indica cuándo finalizar la inspiración activa.
- Variable ciclo: indica cuándo pasar de la inspiración a la espiración (se alcanza el valor objetivo y se abre la válvula espiratoria).

totalidad de los parámetros pautados por el clínico: frecuencia respiratoria y Vc. Según la manera de entregar el volumen, se distingue la ventilación controlada por volumen, en la que el Vc está garantizado, y la ventilación controlada por presión, en la que el Vc entregado depende de la presión inspiratoria ajustada.

Cuando se ventilan pulmones sanos no existe mucha diferencia entre los dos modos ventilatorios, siempre y cuando se pauten los parámetros ventilatorios de forma adecuada. En el pulmón enfermo, sin embargo, la heterogeneidad del parénquima pulmonar hace que no todas las unidades alveolares tengan una misma constante de tiempo de llenado. En este caso, la ventilación controlada por presión podría conseguir que el llenado sea más homogéneo por la forma del flujo inspiratorio (siempre que el flujo llegue a cero), mientras que en la ventilación controlada por volumen se debe pautar una pausa inspiratoria suficientemente larga (0,3-0,5 segundos) para que se puedan llenar las unidades alveolares. En la ventilación controlada por presión es más complicado programar un tiempo de pausa inspiratoria; normalmente se va incrementando el tiempo inspiratorio hasta que se observe la presencia de la misma en la curva de flujo-tiempo (ver fig. 9).

Para programar un tiempo de pausa inspiratoria en la ventilación controlada por presión, lo habitual es ir incrementando progresivamente el tiempo inspiratorio hasta que se observe la presencia de la pausa en la curva de flujo-tiempo.

Ventilación controlada por volumen

Es el modo ventilatorio incluido en la mayoría de los respiradores de las estaciones de anestesia o externos al circuito anestésico circular. El parámetro controlado es el volumen, cuya entrega se realiza a una velocidad constante (flujo constante) en el tiempo inspiratorio pautado. La Pva resultante depende de las características del aparato respiratorio del paciente (resistencia y compliancia); por tanto, en este modo es fundamental monitorizar las presiones generadas en todo el aparato respiratorio.

Es el modo ideal en la mayoría de los casos en anestesia para garantizar un volumen minuto adecuado y, por tanto, una extracción adecuada del CO_2. Si el paciente se vuelve restrictivo por causas extrapulmonares, es interesante garantizar el volumen de entrega a pesar de obtener una Pva resultante más alta, ya que este incremento de la presión será debido a un aumento más de la Ppl que de la Ptp (p. ej.: laparoscopia, síndrome de dilatación-torsión gástrica, obesidad).

Ventilación controlada por presión

En este modo la variable controlada es la presión inspiratoria, y el Vc resultante depende de las características del aparato respiratorio del paciente (resistencia y compliancia). La presión inspiratoria asciende rápidamente (según el tiempo de rampa programado en los parámetros del ventilador) y se mantiene constante durante todo el tiempo inspiratorio. La entrega del flujo en este modo es desacelerada debido a que se va igualando la Pva y la presión alveolar. En el momento que se igualan, el flujo llega a cero y se genera una pausa inspiratoria. Por lo tanto, en este modo es fundamental pautar un tiempo inspiratorio adecuado (según las características del aparato respiratorio del paciente) para que el flujo sea cero (ver fig. 9).

Es un modo útil para controlar en todo momento la Pva y evitar un barotrauma. En teoría, el flujo desacelerado puede vencer mejor las resistencias del aparato respiratorio. Esto, en ocasiones, es más favorable en los pacientes muy pequeños porque se pueden ventilar con volúmenes menores sin alcanzar una Pva excesiva. Este modo también podría compensar mejor las fugas moderadas del circuito anestésico (creando un sobreflujo inspiratorio), aunque será necesario subir el flujo del gas fresco en la máquina de anestesia para que el equipo no se quede sin volumen interno.

La principal desventaja es que no se puede garantizar un Vc estable, así que cuando se producen cambios en la resistencia o en la compliancia del aparato respiratorio, existe riesgo de hipo- o hiperventilación.

MODOS VENTILATORIOS ASISTIDOS

En estos modos el trabajo respiratorio depende en parte del ventilador y en parte del paciente, el cual interactúa de alguna forma con el ventilador. El ventilador deberá detectar el esfuerzo inspiratorio del paciente mediante un *trigger* (parámetro que desencadena la fase inspiratoria en el ventilador), generalmente de flujo, que es pautado por el clínico.

Ventilación obligatoria intermitente sincronizada

Este modo permite al paciente realizar ventilaciones espontáneas intercaladas entre ciclos obligados del ventilador. Se llama sincronizada porque el ventilador retrasa la inspiración si detecta un esfuerzo del paciente, con el objetivo de adaptarse al ciclo inspiratorio del propio animal. Para que esto ocurra se debe programar un *trigger* de flujo lo suficientemente sensible.

Ventilación con presión de soporte

Es un modo ventilatorio asistido, limitado por la presión y ciclado por el flujo, que apoya a la ventilación espontánea aumentando el Vc. La ventilación se inicia siempre por el esfuerzo del paciente (*trigger*), momento en el que se mantiene una presión constante pautada por el clínico, con un flujo inspiratorio desacelerado, hasta llegar a un nivel que permita la espiración. Es un modo ampliamente extendido en los cuidados intensivos, ya que permite preservar el trabajo ventilatorio del paciente y facilita el destete de la ventilación mecánica (fig. 13).

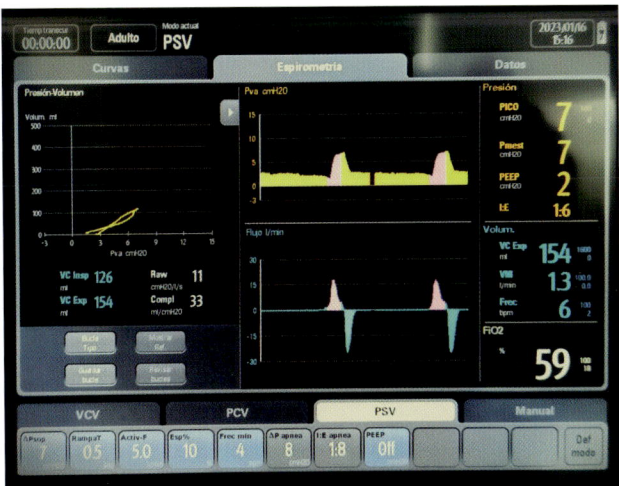

FIGURA 13. Ventilación con presión de soporte en un paciente de 12 kg. Puede verse la ventilación asistida que desencadena el paciente (rosa) y la porción de ventilación controlada totalmente por el ventilador, sin interacción del paciente (naranja en la curva de presión-tiempo, azul en la de flujo-tiempo).

VENTILACIÓN NO INVASIVA

Los modos de ventilación no invasiva no requieren la intubación orotraqueal de los pacientes y, por tanto, pueden emplearse en animales despiertos o ligeramente sedados. Aunque aún no se emplean mucho en veterinaria, están muy extendidos en medicina humana, sobre todo en el ámbito de la recuperación anestésica y los cuidados críticos.

Existen diferentes interfaces para la entrega del volumen y de la presión. Los más empleados en veterinaria son las cánulas de alto flujo y los cascos de presión positiva continua en la vía aérea (CPAP). Estos métodos reducen el trabajo respiratorio de los animales, abren la vía aérea y mejoran el intercambio gaseoso (reducen la $PaCO_2$ y aumentan la PaO_2). Se puede programar el nivel de CPAP deseado mediante la selección del flujo continuo o mediante el empleo de válvulas de Venturi en el caso de los cascos de CPAP (fig. 14).

COLAPSO ALVEOLAR Y MANIOBRAS DE RECLUTAMIENTO ALVEOLAR

El cierre de la vía aérea y la atelectasia son eventos relativamente frecuentes durante la anestesia, especialmente en algunos subgrupos de animales y en ciertos procedimientos. La atelectasia reduce el volumen pulmonar, lo que da como resultado un intercambio gaseoso ineficiente y una caída de la compliancia pulmonar (Araos et al., 2021). Además de los efectos sobre la mecánica ventilatoria y sobre el intercambio gaseoso, existen indicios preliminares de que la atelectasia puede generar respuestas tisulares inflamatorias, lo que iniciaría o exacerbaría el daño pulmonar (Zeng et al., 2020).

La Ppl varía en las diferentes regiones del espacio pleural debido a la interacción entre el pulmón, la caja torácica y la gravedad. La anestesia afecta directamente a esta interacción

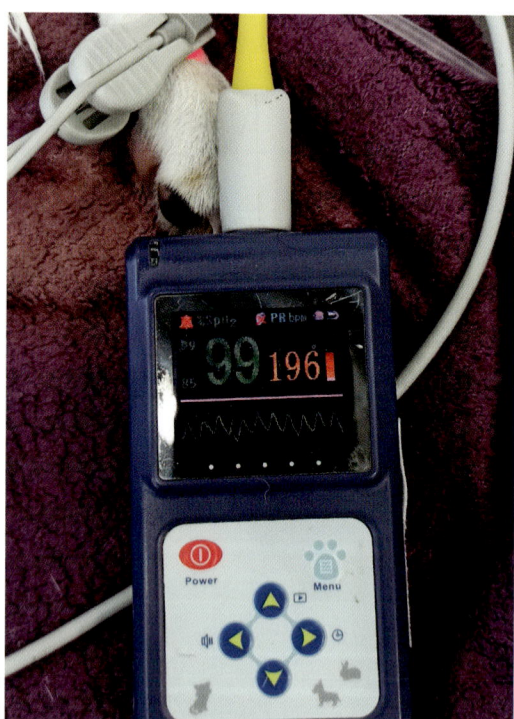

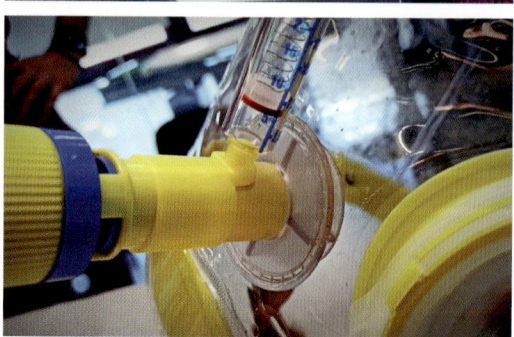

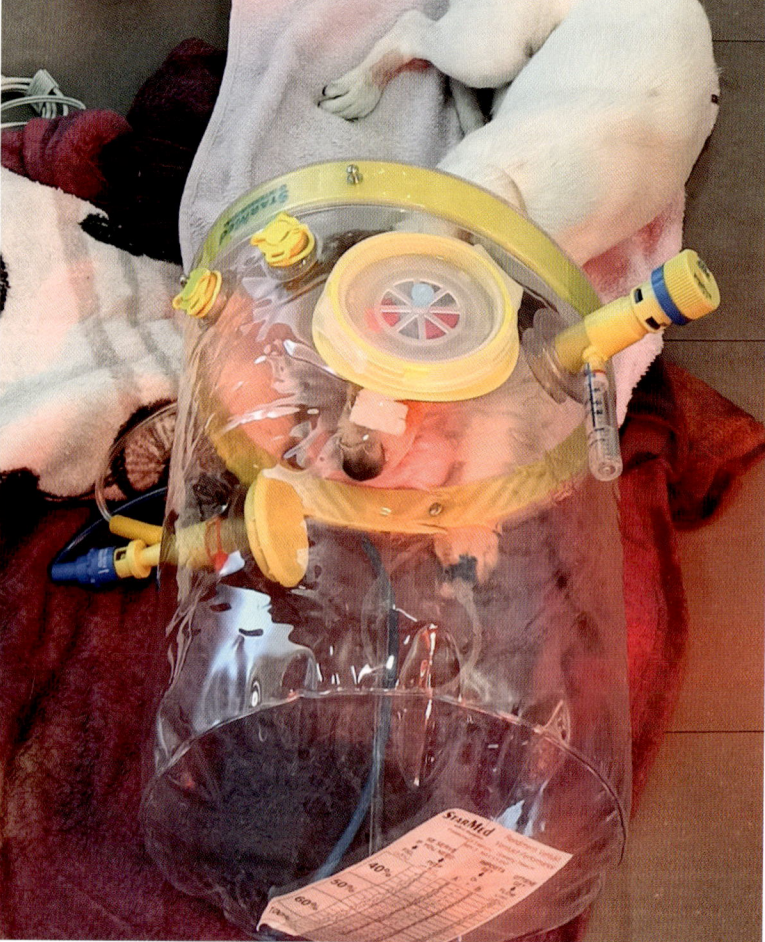

FIGURA 14. Ventilación no invasiva mediante un casco de presión positiva continua en la vía aérea (CPAP) en un perro con una insuficiencia respiratoria aguda por una neumonía por aspiración. Se ha seleccionado un valor de CPAP de 6-7 cmH_2O.

y genera zonas con una Ppl alta, que es más elevada que la presión intraalveolar. La presión intraalveolar disminuye en las zonas dependientes de los pulmones debido a la compresión ejercida por el diafragma y el contenido abdominal, lo que provoca una Ptp negativa y, por consiguiente, el colapso o atelectasia alveolar. Esto se conoce como atelectasia por compresión. El uso de una FiO_2 alta reduce aún más las presiones intraalveolares (debido a la difusión de O_2 desde el alvéolo a la sangre) y contribuye a la generación de más atelectasia perioperatoria.

> El uso de una FiO_2 alta reduce aún más las presiones intraalveolares (debido a la difusión de O_2 desde los alvéolos a la sangre) y contribuye a la generación de más atelectasia perioperatoria.

La disfunción del surfactante pulmonar ocurre como consecuencia directa de la ventilación mecánica, debido a la exposición a una concentración de O_2 alta durante largos periodos de tiempo e incluso también debido a los anestésicos. Aunque, en general, este mecanismo tiene menos relevancia en la formación de atelectasia a corto plazo, puede ser más importante si existe daño pulmonar basal.

Se ha demostrado la presencia de atelectasia perioperatoria en los pequeños animales mediante tomografía computarizada. Tanto en perros como en gatos que fueron sometidos a cirugía para esterilización, el uso de una FiO_2 alta provocó un porcentaje de atelectasia mayor comparado con aquellos que recibieron una concentración de O_2 baja (Staffieri et al., 2010; De Monte et al., 2013). Estudios más recientes en perros que no tenían que ser sometidos a cirugía no han logrado replicar estos datos; si bien han demostrado la presencia de tejido pulmonar pobremente aireado, no han conseguido probar la presencia de atelectasia (Araos et al., 2021; Araos et al., 2022). Es posible que, en los pequeños animales con pulmones sanos, la atelectasia perioperatoria se origine como resultado de la combinación de atelectasia por compresión y atelectasia por absorción (por altas concentraciones de O_2).

EFECTOS FISIOPATOLÓGICOS DE LA ATELECTASIA PERIOPERATORIA

La atelectasia perioperatoria tiene efectos tanto generales como regionales. Entre los efectos generales destacan la alteración de la mecánica respiratoria, la reducción de los volúmenes pulmonares y la alteración del intercambio gaseoso y de la vasoconstricción pulmonar hipóxica. Los efectos regionales incluyen el fenómeno de apertura y cierre cíclicos de la vía aérea, lo cual puede ocasionar una inflamación. Estudios en animales de investigación han demostrado, por medio del uso de imágenes avanzadas, que en las zonas de atelectasia se produce una rápida activación metabólica, la cual puede observarse inicialmente en la región colapsada, pero que luego afecta también a las regiones periatelectásicas, es decir, una lesión pulmonar remota (Hinoshita et al., 2020). Asimismo, otros estudios recientes sugieren que en las áreas de atelectasia existe propensión a que se desencadenen respuestas inmunológicas potentes, con la infiltración de neutrófilos y un aumento de la permeabilidad capilar alveolar, especialmente si hay endotoxemia (Zeng et al., 2020). Así pues, la atelectasia se revela como un fenómeno patológico por derecho propio, pero también sienta las bases para una respuesta proinflamatoria excesiva en presencia de factores secundarios, como la sepsis.

A raíz de estas observaciones, y aunque existe controversia acerca de cuál es la verdadera relevancia clínica de la atelectasia perioperatoria, es probable que sea importante prevenir y reducir su magnitud.

MANIOBRAS DE RECLUTAMIENTO ALVEOLAR

Para comprender la necesidad de las maniobras de reclutamiento alveolar, conviene analizar la curva de distensibilidad pulmonar (ver fig. 10). Dicha curva muestra diferencias entre la inspiración y la espiración debidas a la presencia de histéresis pulmonar. Durante la inspiración, se requiere una presión de apertura más elevada para mantener un volumen pulmonar determinado en comparación con la espiración. A partir de esta observación fisiológica surge el concepto de pulmón abierto (open lung en inglés), que tiene como propósito mantener el pulmón en un estado funcional óptimo. Para lograr esto, se emplean diversos enfoques, incluyendo la aplicación de una PEEP y la implementación de maniobras de reclutamiento alveolar.

Estas maniobras se asemejan a respiraciones profundas. De hecho, los suspiros y los bostezos, en los pacientes despiertos que respiran por sí mismos, son el equivalente a las maniobras de reclutamiento alveolar en los pacientes anestesiados.

Históricamente, en personas bajo anestesia, esta técnica implica la aplicación breve de una presión inspiratoria elevada (en humanos suele ser 30-40 cmH_2O mantenidos durante 20-30 segundos). Esto permite que una zona pase de ser poco distensible a tener una mayor capacidad de expansión.

En general, existen dos métodos clínicos para realizar una maniobra de reclutamiento alveolar: la maniobra de capacidad vital (o de presión inspiratoria sostenida) y el reclutamiento escalonado o *stepwise* (aumento de la PEEP de manera incremental). En veterinaria se han descrito ambas técnicas.

Maniobra de capacidad vital

La maniobra de capacidad vital se define como un breve aumento de la Pva con el objetivo de abrir los alvéolos colapsados. Es importante destacar que esta maniobra, si bien suele ser eficaz para reclutar tejido previamente colapsado, debe ir seguida de un cierto grado de PEEP para evitar el recolapso. Se han descrito diversas estrategias para realizar una maniobra de capacidad vital en pequeños animales. Staffieri *et al.* (2010) indicaron que una Pva de 40 cmH_2O sostenida durante 20-30 segundos es muy efectiva para revertir la atelectasia y mejorar la mecánica respiratoria. Otros autores emplearon 20 cmH_2O durante 10 segundos (repetido dos veces con un intervalo de otros 10 segundos) y observaron un reclutamiento significativo de tejido pulmonar en las zonas dependientes (Ambrosio *et al.*, 2017). En otro estudio reciente se demostró que una Pva de 29 cmH_2O en perros no obesos era suficiente para alcanzar la capacidad pulmonar total (Araos *et al.*, 2021). Esta presión permitió reducir significativamente el tejido pobremente aireado y atelectásico. Sin embargo, una proporción significativa del tejido pulmonar presentó una evidencia radiológica de sobredistensión durante la maniobra de reclutamiento. Un estudio posterior evaluó la capacidad de reclutamiento de tres Pva en perros sanos en decúbito dorsal (Araos *et al.*, 2022). El uso de 15 cmH_2O fue igual de eficaz en revertir el tejido pobremente aireado, pero produjo mucha menor evidencia de sobredistensión que cuando se emplearon 25 y 35 cmH_2O. Cabe destacar que la evidencia radiográfica de sobredistensión no refleja necesariamente una sobredistensión clínica, y dada la breve duración de las maniobras de capacidad vital (en este estudio fue de aproximadamente 10-15 segundos), es probable que una presión de 35 cmH_2O no conlleve un riesgo de lesión pulmonar. Por el contrario, las consecuencias agudas sobre la hemodinamia, con efectos inmediatos sobre la función del ventrículo derecho, pueden ser relevantes en ciertos escenarios (ver más abajo).

En los perros sanos, una maniobra de capacidad vital con 15-25 cmH_2O podría ser suficiente para normalizar la aireación pulmonar.

Hay diferentes maneras de realizar esta maniobra. La más simple es, en ventilación manual, cerrar la válvula de límite de presión de la máquina de anestesia y comprimir la bolsa reservorio hasta conseguir la Pva deseada. Esta técnica puede no ser muy precisa, a pesar de que en el ámbito clínico se usa con frecuencia. Otra manera de realizarla, en ventilación mecánica, es utilizar la opción de CPAP, programando en el ventilador la presión y el tiempo deseados.

Reclutamiento escalonado o *stepwise*

A diferencia de la maniobra de capacidad vital, que intenta aumentar la Ptp de forma abrupta, en el reclutamiento escalonado la Pva y la PEEP se incrementan de forma más lenta y gradual. Esto consigue, en teoría, un aumento de la Ptp —y consecuentemente del reclutamiento alveolar— de la misma magnitud pero de forma progresiva.

La manera más habitual de realizar esta técnica es emplear la ventilación controlada por presión y aumentar proporcionalmente tanto la presión inspiratoria como la PEEP, manteniendo la delta-P constante. Se ha descrito un método de reclutamiento escalonado en perros anestesiados que consta de varias fases (Canfrán *et al.*, 2012). Primero, con una delta-P fija de 10 cmH_2O, se subió la PEEP en escalones de 5 cmH_2O hasta llegar a los 15 cmH_2O (manteniendo cinco ciclos respiratorios en cada escalón). Después, la presión inspiratoria se aumentó a 30 cmH_2O (aumentando temporalmente la delta-P a 15 cmH_2O) durante cinco ciclos. Por último, se cambió a ventilación controlada por volumen con una PEEP de 10 cmH_2O y un Vc de 10 ml/kg, y se realizó una determinación individualizada de la PEEP, reduciéndola en escalones de 2 cmH_2O y evaluando la compliancia del aparato respiratorio en cada intervalo. El valor de la PEEP asociado a la máxima compliancia más 2 cmH_2O se consideró como la PEEP óptima en este estudio. Tras esto, se realizó una nueva maniobra de reclutamiento en ventilación controlada por presión, y al terminar la fase de máximas presiones se programó el ventilador con el Vc y la frecuencia respiratoria necesarias y la PEEP óptima obtenida antes. Este protocolo produjo un aumento relevante tanto de la compliancia como de la oxigenación.

Soares *et al.* (2021) describieron un protocolo ligeramente diferente en el cual la maniobra de reclutamiento se realizó utilizando la modalidad de presión controlada. La presión diferencial se programó en 10 cmH_2O y se establecieron tres niveles de PEEP (0, 10 y 20 cmH_2O) de forma consecutiva, cada uno mantenido durante 30 segundos. Al alcanzar la última PEEP, la delta-P se aumentó a 20 cmH_2O y se mantuvo durante 30 segundos. Posteriormente, se individualizó la PEEP, partiendo desde un valor de 14 cmH$_2$O y reduciendo consecutivamente en escalones de 2 cmH$_2$O, cada uno mantenido durante 2 minutos. La PEEP que mostró una mayor compliancia se utilizó como PEEP óptima en otra maniobra de reclutamiento realizada después, idéntica a la descrita previamente. El mismo grupo describió un protocolo similar en gatos anestesiados. El reclutamiento se realizó con una presión diferencial de 10 cmH$_2$O, y la PEEP se aumentó en escalones de 5 cmH$_2$O, hasta llegar a 20 cmH$_2$O, manteniendo cada escalón durante 30 segundos. Después, la individualización de la PEEP óptima se obtenía reduciendo la PEEP de 10 a 0 cmH$_2$O, y se elegía la PEEP asociada a la mejor compliancia.

Consideraciones clínicas de las maniobras de reclutamiento alveolar

Si bien las maniobras de reclutamiento alveolar pueden mejorar rápidamente la función pulmonar, no están exentas de efectos adversos, tanto hemodinámicos como respiratorios. Los efectos hemodinámicos transitorios son los más frecuentes, y su magnitud depende de varios factores. El reclutamiento produce un aumento de la Ptp y de la Ppl. El aumento de la Ptp eleva la poscarga del ventrículo derecho, lo cual puede reducir el volumen sistólico, efecto que podría estar exacerbado en los pacientes con disfunción de la cámara derecha. La magnitud del efecto del reclutamiento sobre la poscarga del ventrículo derecho tiene que ver en gran medida con la proporción de tejido atelectásico presente y la reclutabilidad de ese tejido. En aquellos pacientes en los que una maniobra de reclutamiento da como resultado un aumento significativo del tejido reclutado, con una reducción concomitante de la atelectasia y una mejora en la oxigenación, el efecto sobre el ventrículo derecho suele ser menor y, de hecho, puede ser beneficioso. Por el contrario, un paciente sano que presenta poca atelectasia responderá a una maniobra de reclutamiento agresiva con una caída exagerada del gasto cardiaco derecho.

> Aunque las maniobras de reclutamiento alveolar pueden mejorar rápidamente la función pulmonar, pueden ocurrir efectos adversos, tanto hemodinámicos como respiratorios. Los efectos hemodinámicos transitorios son los más frecuentes.

Por otro lado, el aumento de la Ppl puede conducir a una reducción del retorno venoso. Asimismo, el retorno venoso de los pacientes con hipovolemia estará mucho más afectado que el de los normovolémicos. Un estudio reciente en perros anestesiados demostró que un bolo de solución isotónica de 10 ml/kg previo a la maniobra de reclutamiento mantuvo el gasto cardiaco significativamente más alto (aunque significativamente reducido comparado con el estado prerreclutamiento) durante el reclutamiento que aquellos que no recibieron el bolo (Canfrán *et al.*, 2013). Este estudio utilizó una maniobra de reclutamiento escalonada con una PEEP máxima de 15 cmH$_2$O, por lo que no es sorprendente que se observara una caída importante del gasto cardiaco. Considerando que este estudio fue realizado en perros sanos, se puede argumentar que un valor de PEEP de 15 cmH$_2$O es innecesariamente alto para el grado de atelectasia esperada.

Si bien existe la idea de que un reclutamiento escalonado, al ser más gradual, permitiría una adaptación hemodinámica más adecuada que una maniobra de capacidad vital, un estudio en cabras sanas anestesiadas reveló lo contrario (Gómez Fernández *et al.*, 2022). En este estudio, se comparó una maniobra de capacidad vital usando 30 cmH$_2$O durante 20 segundos con un reclutamiento escalonado consistente en aumentar la presión inspiratoria de 10 a 25 cmH$_2$O en incrementos de 5 cmH$_2$O. Ambos reclutamientos fueron seguidos de una PEEP de 5 cmH$_2$O. De forma notable, la maniobra de capacidad vital dio como resultado un aumento de la oxigenación sistémica significativamente mayor comparado con el reclutamiento escalonado. Además, la maniobra de reclutamiento escalonado redujo el gasto cardiaco significativamente más que la maniobra de capacidad vital.

> Aunque existe la creencia de que el reclutamiento escalonado, al ser más gradual, permitiría una adaptación hemodinámica más adecuada que la maniobra de capacidad vital, se ha observado que esta aumenta más la oxigenación sistémica y reduce menos el gasto cardiaco en comparación con el reclutamiento escalonado (Gómez Fernández *et al.*, 2022).

Aunque las maniobras de reclutamiento alveolar utilizan unas Pva altas, estas, por lo general, se aplican durante periodos breves. Por lo tanto, históricamente en medicina humana no se han asociado a lesiones pulmonares en forma de barotrauma

(p. ej.: neumotórax) o volutrauma. Cabe destacar, sin embargo, que un estudio reciente en más de 1.000 pacientes humanos con SDRA resultó en una mortalidad aumentada en aquellos pacientes que recibieron reclutamientos e individualización de la PEEP óptima (Writing Group for the Alveolar Recruitment for Acute Respiratory Distress Syndrome Trial (ART) Investigators *et al.*, 2017). Estos resultados deben generar una importante discusión en la comunidad de anestesia y cuidados intensivos veterinarios, en la que la pregunta debe centrarse en si el paradigma de la protección pulmonar perioperatoria debería apuntar a la optimización, y no a la maximización, de la oxigenación y la mecánica ventilatoria.

La decisión de realizar una maniobra de capacidad vital frente a una de reclutamiento escalonado debe basarse en consideraciones clínicas. Si bien la maniobra escalonada permite realizar un abordaje sistemático y gradual y mejorar la mecánica de forma significativa, en los pequeños animales sanos parece que las presiones de apertura del pulmón son relativamente bajas. Así, en un parénquima pulmonar con aireación homogénea, tanto en el perro como en el gato, la aplicación breve de 15 a 25 cmH_2O parece ser capaz de revertir la totalidad de las anormalidades de aireación asociadas a la anestesia y de mejorar significativamente la ventilación de las zonas dependientes. Los estudios de Soares *et al.* (2021) en animales a los que se realizó un reclutamiento escalonado demostraron que incluso con una PEEP de 0 cmH_2O, el *shunt* intrapulmonar calculado

era inferior al 6 % tanto en los perros como en los gatos. Esto hace cuestionarse si realmente es necesario realizar reclutamientos escalonados agresivos aumentando transitoriamente la PEEP hasta los 15, 20 o 30 cmH_2O.

En resumen, las maniobras de reclutamiento alveolar suelen ser efectivas para mejorar la función pulmonar perioperatoria. No obstante, el clínico debe considerar cuidadosamente la relación coste-beneficio de realizar una maniobra y, en particular, la agresividad con que la aplica. Pueden realizarse pruebas diagnósticas para evaluar la presencia de atelectasia y determinar la necesidad de realizar un reclutamiento en un momento determinado. De forma invasiva la gasometría arterial ofrece una idea bastante exacta del intercambio gaseoso, mientras que de forma no invasiva se puede emplear la prueba de aire descrita anteriormente (fig. 15). El impacto de las diferentes maniobras en los pequeños animales con enfermedad pulmonar avanzada debe someterse a una intensa investigación en el futuro.

COMPLICACIONES DE LA VENTILACIÓN MECÁNICA: LESIÓN PULMONAR INDUCIDA POR LA VENTILACIÓN MECÁNICA

La utilización de una estrategia de ventilación mecánica inadecuada puede provocar un fenómeno conocido como VILI.

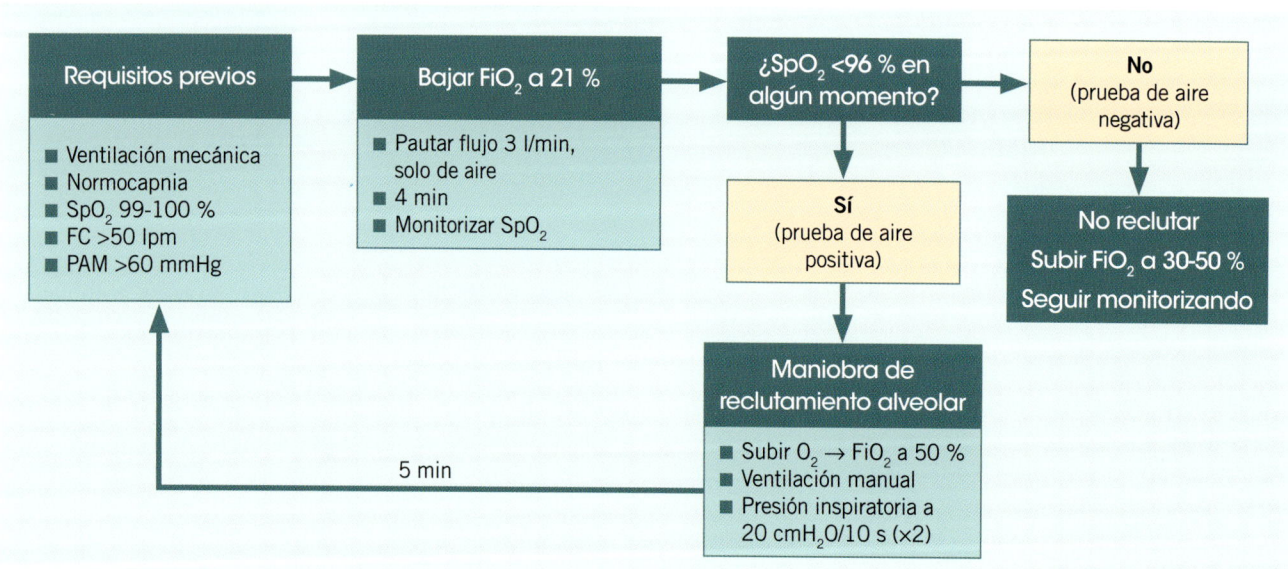

FIGURA 15. Protocolo de la prueba de aire o *air test* adaptado a la anestesia en el perro. Permite evaluar la presencia de atelectasia y la necesidad o el beneficio potencial de realizar una maniobra de reclutamiento alveolar. FC, frecuencia cardiaca; FiO_2, fracción inspirada de oxígeno; PAM, presión arterial media; SpO_2, saturación de la hemoglobina en el tejido periférico.

La fisiopatología de este síndrome es compleja; las causas y mecanismos por los que se produce se resumen en el cuadro 1.

Adicionalmente, la utilización de una FiO_2 elevada produce una hiperoxemia (concentración sanguínea de O_2 supranormal), que puede tener efectos perjudiciales por distintos mecanismos. Por un lado, puede ser deletérea, particularmente en los pacientes con un traumatismo craneoencefálico o con una encefalopatía hipóxica pos paro cardiaco (probablemente por la generación de radicales libres o la inducción de vasoconstricción). Por otro lado, el nitrógeno alveolar es fundamental para evitar la formación de atelectasias; la utilización de una FiO_2 elevada puede disminuir el nitrógeno alveolar y aumentar el riesgo de atelectasia por absorción.

CUADRO 1. Causas y mecanismos de la lesión pulmonar inducida por la ventilación mecánica.

- Empleo de un volumen corriente alto, con la consiguiente sobredistensión alveolar.
- Apertura y cierre cíclicos de las vías aéreas periféricas, lo que daña el epitelio bronquiolar y el parénquima, sobre todo en la unión bronquioloalveolar.
- Estrés pulmonar elevado debido a un aumento excesivo de la presión transpulmonar.
- Reclutamiento y cierre cíclicos de unidades pulmonares inestables (fenómeno conocido como atelectrauma).
- Liberación de mediadores inflamatorios locales y sistémicos (fenómeno conocido como biotrauma).

PROGRAMACIÓN DEL VOLUMEN Y DE LA PRESIÓN: *STRESS* Y *STRAIN* PULMONAR

El **stress** pulmonar representa la presión que se genera en la estructura pulmonar (que incluye la membrana alveolocapilar y el intersticio pulmonar formado por fibras colágenas, elastina y proteoglicanos) cuando se aplica una fuerza. El uso de una presión positiva demasiado alta puede generar desde la liberación de citocinas proinflamatorias por parte del intersticio pulmonar hasta la ruptura del mismo. Desde un punto de vista clínico, el *stress* pulmonar puede estimarse mediante la medición de la delta-P, empleando a ser posible para su cálculo la Ptp. Aunque no existen estudios en veterinaria sobre los valores máximos de delta-P recomendados, en medicina humana se sabe que los valores superiores a 14 cmH_2O se asocian a una mayor mortalidad independientemente del Vc empleado.

Otro de los determinantes para el desarrollo de VILI es el cierre y apertura cíclicos de los alvéolos. El empleo de la PEEP puede reducir este fenómeno; sin embargo, en los pacientes ventilados con una PEEP elevada, una desconexión del ventilador mecánico, y en consecuencia una desinsuflación pulmonar muy rápida, puede producir un edema pulmonar por los cambios abruptos de las presiones hidrostáticas.

El **strain** pulmonar hace referencia a la deformación que sufre el pulmón como consecuencia del Vc empleado. Debe tenerse en cuenta que dicho impacto depende no solo del valor de Vc seleccionado, sino también de la CRF del paciente (fórmula 9). De esta fórmula se desprende que administrar un Vc determinado a un paciente con una CRF normal producirá un *strain* mucho menor que si se aplica el mismo Vc a un paciente con SDRA.

Fórmula 9. Cálculo del *strain* pulmonar.

$$Strain = \frac{\text{Volumen al final de la inspiración}}{CRF}$$

Donde:
CRF: capacidad residual funcional

En consecuencia, la elección de un Vc adecuado resulta fundamental para evitar un *strain* excesivo, ya que este es uno de los factores principales que generan VILI. En los pacientes con SDRA, cuyo volumen pulmonar está marcadamente disminuido (fenómeno conocido en medicina humana como *baby lung*), la utilización de un Vc elevado puede producir una sobredistensión grave. Estudios prospectivos, aleatorizados y controlados en personas con SDRA han demostrado que la utilización de un Vc "bajo" (cercano a los 6 ml/kg de peso ideal) junto con el empleo de la PEEP se asocia con una disminución significativa de la mortalidad (Acute Respiratory Distress Syndrome Network *et al.*, 2000). Aunque este volumen de 6 ml/kg se ha usado con éxito de forma experimental en caninos con daño pulmonar, se debe tener en cuenta que, en veterinaria, como se ha descrito antes, existe una variabilidad muy grande en el Vc recomendado (8-20 ml/kg de peso) y, por tanto, también podría haber mucha variabilidad en el Vc necesario en los animales con pulmón enfermo.

A diferencia de lo explicado para el Vc, los valores de delta-P normales parecen ser más homogéneos entre los perros de diferentes tamaños y conformaciones. Si bien esta variable depende de la compliancia de la caja torácica, variable entre las razas caninas, habitualmente la delta-P oscila entre 7 y 9 cmH_2O en los perros sanos. El ajuste del Vc en función de la delta-P obtenida podría ser de utilidad en la práctica clínica. Así, emplear el Vc que genere una delta-P de 7-9 cmH_2O podría ser un abordaje interesante en los animales sanos. En los pacientes con pulmón enfermo también podría guiarse la selección del Vc en función del valor de delta-P obtenido, pero en este caso se tolerarían valores más elevados (habitualmente de 10 a 13 cmH_2O según el grado de afectación pulmonar).

Por último, el intento de normalizar la $PaCO_2$ puede llevar al empleo de un Vc elevado, que puede aumentar el riesgo de VILI. Por tanto, suelen tolerarse valores de $PaCO_2$ de hasta 55-60 mmHg (hipercapnia permisiva).

ASINCRONÍAS CON EL VENTILADOR

Se ha demostrado que el uso de bloqueantes neuromusculares reduce la mortalidad en las personas con SDRA (Alhazzani et al., 2013), lo que focalizado la atención al papel de la ventilación espontánea durante la ventilación mecánica (asincronías) y el riesgo de VILI. En los pacientes bajo ventilación controlada por presión o ventilación con presión de soporte, la presencia de un esfuerzo inspiratorio espontáneo importante puede provocar un aumento significativo de la Ptp al final de la inspiración, lo que aumentan el riesgo de VILI. Por otro lado, en los pacientes ventilados con modalidades en las que el flujo es fijo (ventilación controlada por volumen), los esfuerzos inspiratorios de cierta magnitud, si bien no producen un aumento global de la Ptp como ocurre en los modos limitados por presión, pueden generar una distribución anormal del gas dentro de los pulmones, algo que también incrementaría el riesgo de VILI. A dicha distribución del gas intrapulmonar se la conoce como efecto pendelluft y se caracteriza por la sobredistensión de algunas regiones del pulmón a expensas del colapso de otras.

RECOMENDACIONES CLÍNICAS PARA SITUACIONES COMPLEJAS EN VENTILACIÓN

VENTILACIÓN EN CIRUGÍA TORÁCICA

La cirugía torácica implica un riesgo inherente a la propia cirugía, ya que una vez que se abre la pared torácica, la presión de la cavidad pleural se iguala a la presión atmosférica y el animal pierde la capacidad de ventilar adecuadamente de forma espontánea. Los pulmones pierden la capacidad de expandirse, se produce un rápido colapso alveolar (atelectasia) y aumenta el riesgo de hipoxemia. Además, en el caso de una toracotomía lateral, durante la inspiración espontánea se genera una presión negativa más elevada en el lado no abierto, lo que produce una tracción del pulmón colapsado, que tratará de recuperarse durante la espiración espontánea. Este movimiento (llamado bamboleo mediastínico) también tiene consecuencias hemodinámicas al movilizar el corazón y los grandes vasos torácicos. Por todo esto, la ventilación mecánica se hace imprescindible en cirugía torácica.

En ocasiones puede ser necesario bloquear algún lóbulo pulmonar o todo un pulmón (ventilación unipulmonar). Para realizar este procedimiento existen diferentes dispositivos, como los bloqueadores bronquiales o los TET de doble luz, que permiten bloquear un pulmón y ventilar el otro. En estos casos, aunque el pulmón colapsado tenga una buena perfusión, no está ventilado, por lo que aumenta la proporción de shunt intrapulmonar. Para tratar de contrarrestar esta situación, aparece la vasoconstricción pulmonar hipóxica. Este mecanismo fisiológico adaptativo permite la desviación de la sangre desde zonas mal ventiladas a otras mejor ventiladas. Esto puede estar potenciado o atenuado por el efecto de algunos fármacos anestésicos. Así, se sabe que el propofol mantiene (e incluso aumenta) la vasoconstricción pulmonar hipóxica de una manera más efectiva que los anestésicos inhalatorios. Por otro lado, los analgésicos como los opioides mantienen la vasoconstricción pulmonar hipóxica y la dexmedetomidina incluso la incrementa.

Dado que la cirugía torácica suele implicar el colapso pulmonar, se debe considerar realizar una maniobra de reclutamiento alveolar, preferiblemente antes de la apertura de la cavidad torácica o al final de la cirugía. Esto es aún más importante si la anestesia se realiza en ventilación unipulmonar. Tras el reclutamiento, se debe buscar la PEEP óptima de cada paciente para que no haya colapso pulmonar y así evitar, en lo posible, tener que realizar nuevas maniobras de reclutamiento durante la cirugía.

VENTILACIÓN EN EL PACIENTE CON SÍNDROME DE DIFICULTAD RESPIRATORIA AGUDA

En el SDRA se produce un edema pulmonar no cardiogénico por un aumento de la permeabilidad vascular, que afecta de

Cambios en los parámetros ventilatorios durante la cirugía torácica

Durante la cirugía torácica, en el momento que se realiza la toracotomía ocurren algunos cambios que se deben tener en cuenta a la hora de monitorizar la ventilación porque pueden obligar a modificar los parámetros ventilatorios (tabla 1):

■ Al no existir presión pleural, toda la presión de la vía aérea medida por el monitor o el ventilador corresponderá a la presión transpulmonar, por lo que se debe tener especial precaución para no sobredistender el parénquima pulmonar.

■ La compliancia total del aparato respiratorio aumentará muy rápidamente, ya que desaparece el componente elástico de la pared pulmonar.

■ Si se realiza una ventilación controlada por volumen, habrá una caída brusca de la presión de la vía aérea (presiones pico y meseta). No suele ser necesario ajustar el volumen corriente, ya que esta caída se debe al cambio de compliancia.

■ Si se realiza una ventilación controlada por presión, se mantendrá la presión de la vía aérea, pero aumentará significativamente el volumen corriente entregado, por lo que será necesario reducir la presión programada para no sobredistender.

TABLA 1. Recomendaciones generales para la ventilación en cirugía torácica.

Modo ventilatorio		Vc (ml/kg)	fR (rpm)	Pausa inspiratoria (%)	PEEP (cmH$_2$O)	FiO$_2$ (%)	Vigilar
Ventilación bipulmonar	Controlada por volumen	12-15	12-15	30-40	4-5	50	SatO$_2$/PaO$_2$ Delta-P <15 cmH$_2$O
Ventilación unipulmonar	Controlada por volumen	8-10	15-20	30-40	4-5	80	SatO$_2$/PaO$_2$ Delta-P <15 cmH$_2$O

FiO$_2$, fracción inspirada de oxígeno; fR, frecuencia respiratoria; PaO$_2$, presión parcial de oxígeno en la sangre arterial; PEEP, presión positiva al final de la espiración; SatO$_2$, saturación arterial de oxígeno; Vc, volumen corriente.

forma difusa a ambos pulmones. El líquido acumulado, rico en proteínas, afecta al funcionamiento del surfactante alveolar y se generan áreas de colapso que suelen ser más evidentes en las zonas dependientes de los pulmones. A su vez, suele haber microtrombosis vascular que deteriora aún más la relación entre la ventilación y la perfusión. El SDRA directo (causado por una neumopatía primaria como la neumonía por aspiración o la contusión pulmonar grave) no suele comportarse de la misma manera que el SDRA indirecto (causado por una enfermedad extrapulmonar; por ejemplo, sepsis o pancreatitis). El SDRA indirecto suele cursar con un aumento marcado de la Ppl que obedece a diferentes motivos: incremento de la presión intraabdominal, disminución de la compliancia torácica y aumento del peso del mediastino debido a edema miocárdico, entre otros. Estos fenómenos hacen que haya un mayor riesgo de colapso, fundamentalmente en las zonas dependientes de los pulmones. Estos pacientes suelen beneficiarse de valores elevados de PEEP. Por el contrario, en el SDRA directo la elastancia de la caja torácica no suele estar primariamente afectada y la respuesta a la PEEP suele ser menor.

Las recomendaciones (extrapoladas de medicina humana) para reducir el riesgo de VILI en los pacientes con SDRA incluyen el empleo de un Vc lo más bajo posible, una Pmeseta inferior a 30 cmH$_2$O (dado que esta presión suele corresponder con el punto de inflexión superior del bucle de presión-volumen) y una delta-P por debajo de 15 cmH$_2$O. Generalmente, si se siguen estas pautas, en estos pacientes suele ser necesario mantener una hipercapnia permisiva (PaCO$_2$ entre 55 y 60 mmHg). Esta hipercapnia puede continuarse siempre y cuando el pH sanguíneo se mantenga por encima de 7,2 y no existan contraindicaciones a la hipercapnia (p. ej.: pacientes neurocríticos). Para evitar un valor de PaCO$_2$ excesivo pueden utilizarse distintas estrategias (cuadro 2).

La capnografía volumétrica ha demostrado ser una herramienta útil para seleccionar apropiadamente el Vc. Esta técnica permite determinar la cinética de la eliminación de CO$_2$ en cada ciclo respiratorio. También puede usarse para calcular el espacio muerto anatómico y fisiológico, lo que es de gran utilidad para seleccionar el Vc en el perro, particularmente en los pacientes críticos para evitar la sobredistensión alveolar (fig. 16).

CUADRO 2. Estrategias para evitar una presión parcial de CO_2 arterial excesiva en los pacientes con síndrome de dificultad respiratoria aguda.

- Aumento de la frecuencia respiratoria.
- Empleo de la pausa inspiratoria.
- Utilización de una curva de flujo con rampa ascendente (en ventilación controlada por volumen).
- Insuflación de gas intratraqueal.
- Métodos extracorpóreos de extracción de CO_2.

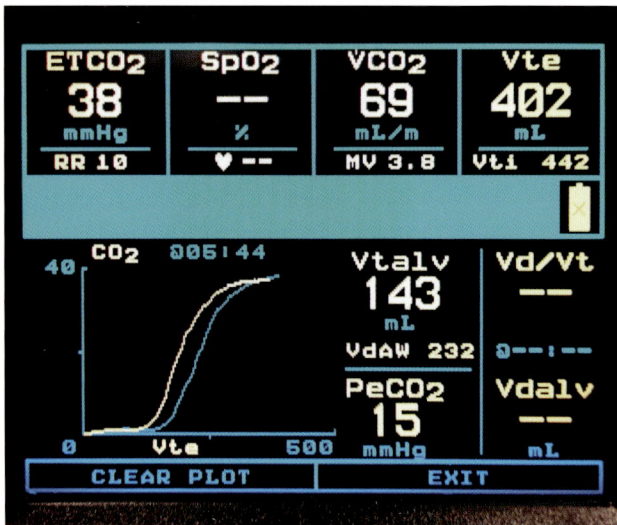

FIGURA 16. Capnografía volumétrica. Permite evaluar el reparto del volumen corriente y los efectos de la implementación de la pausa inspiratoria (línea azul antes y línea blanca después). Se observa una mejora de la distribución del volumen corriente tras aplicar la pausa inspiratoria.

El empleo del decúbito esternal se ha asociado a una mejor evolución en los pacientes humanos con SDRA grave. El cambio de posición de decúbito dorsal a esternal permite el reclutamiento de unidades alveolares que se hallaban colapsadas. Esta mejoría de la ventilación se produce en las zonas pulmonares que presentan una mayor perfusión, lo que repercute positivamente en la relación ventilación-perfusión. El decúbito esternal, además, disminuye la compliancia de la caja torácica. Esto permite una distribución de gas más homogénea dentro de los pulmones en el perro.

Aunque los esfuerzos inspiratorios importantes pueden incrementar el riesgo de VILI, el bloqueo neuromuscular prolongado aumenta la probabilidad de atrofia muscular diafragmática. En la actualidad, se suele recomendar evitar la presencia de grandes esfuerzos inspiratorios espontáneos, pero intentando conservar el tono diafragmático. El bloqueo neuromuscular parcial podría ser de utilidad para tal fin.

Otro aspecto importante que se debe considerar en los animales con SDRA es el balance hídrico. Los mecanismos de desarrollo de edema pulmonar en estos pacientes incluyen un aumento de la permeabilidad vascular, un incremento de la presión hidrostática y una disminución de la presión coloidosmótica. Por tanto, en estos casos podrían estar recomendadas estrategias de fluidoterapia restrictivas, pero solo en los pacientes hemodinámicamente estables (debe recordarse que la caída de la saturación venosa de O_2 que se produce en los pacientes con inestabilidad hemodinámica produce un aumento secundario del *shunt* intrapulmonar). En los pacientes hipervolémicos (p. ej.: aquellos que recibieron un exceso de fluidoterapia y ahora se encuentran estables) pueden administrarse diuréticos para disminuir la presión hidrostática, a la vez que se monitoriza estrictamente la precarga (ver capítulo 3) para evitar una hipovolemia.

Aspectos clave en la ventilación mecánica del paciente con síndrome de dificultad respiratoria aguda

- Volumen corriente lo más bajo posible (en el perro no puede recomendarse un valor único, sino que debe individualizarse).
- Presión meseta <30 cmH_2O.
- Delta-P <13-14 cmH_2O.
- Hipercapnia permisiva (con frecuencia respiratoria <30 rpm).
- Considerar el uso de maniobras de reclutamiento alveolar (especialmente en caso de síndrome de dificultad respiratoria aguda indirecto).
- Evitar esfuerzos inspiratorios espontáneos importantes (considerar bloqueo neuromuscular total o parcial).
- Evitar sobrecarga hídrica.
- Emplear decúbito esternal si es posible.

09

ANALGESIA Y SEDACIÓN EN EL PACIENTE CRÍTICO

Miguel Ángel Martínez Fernández, Carlos Pizarro del Valle

INTRODUCCIÓN

Los pacientes críticos, en muchas ocasiones, requieren de analgesia y sedación por diversos motivos. Por un lado, el dolor es uno de los signos clínicos principales en estos pacientes y, por lo tanto, debe evaluarse y tratarse de forma inmediata para moderar o eliminar sus efectos perjudiciales. Por otro lado, el ambiente hospitalario y la propia enfermedad son una gran fuente de estrés para los perros y los gatos, lo que a menudo se traduce en comportamientos anómalos (p. ej.: agresividad, ansiedad) que también deben tratar de controlarse mediante técnicas farmacológicas o no farmacológicas. Debido al delicado estado de salud de los pacientes críticos, las pautas de dosificación y administración de analgésicos y sedantes debe ajustarse individualmente y reajustarse en función de la evolución del cuadro clínico, lo que requiere una revaluación constante.

AJUSTES FARMACOLÓGICOS EN EL PACIENTE CRÍTICO

Los pacientes críticos muestran una gran variedad de cambios fisiopatológicos que alteran la interacción fármaco-organismo. Por lo general, se debe optar por la vía de administración intravenosa siempre que sea posible, ya que la biodisponibilidad del fármaco administrado será del 100 %. Las vías subcutánea, intramuscular y transmucosa son menos confiables debido a la posible reducción del flujo sanguíneo periférico en situaciones como insuficiencia circulatoria o hipotermia, entre otras. Asimismo, la "centralización" del flujo sanguíneo puede provocar un aumento relativo de las concentraciones de analgésicos y sedantes en el sistema nervioso central (SNC), lo cual, unido a un aumento de la permeabilidad de la barrera hematoencefálica en algunos casos (p. ej.: traumatismo craneoencefálico, estado epiléptico), puede producir un efecto más pronunciado del fármaco. Los fármacos administrados por vía oral pueden absorberse de manera errática si el tránsito intestinal es prolongado (p. ej.: por uso de opioides y agonistas α_2) o si las vellosidades intestinales están alteradas debido al estrés y al ayuno que padecen frecuentemente estos animales. La moderación en el uso de los opioides agonistas puros de los receptores μ, la aplicación de planes de alimentación enteral temprana y la movilización del paciente contribuirán a reducir las complicaciones derivadas de la hipomotilidad gastrointestinal.

En general, los fármacos que actúan en el SNC (analgésicos opioides, sedantes y anestésicos generales) son moléculas liposolubles. En su forma no ionizada y no unidos a proteínas plasmáticas (fracción activa) son capaces de atravesar la barrera hematoencefálica y unirse a receptores específicos en el órgano diana (encéfalo y médula espinal) para producir analgesia y depresión del SNC. En el paciente crítico, las variaciones del pH sanguíneo (p. ej.: acidosis) pueden alterar el porcentaje de fármaco ionizado, lo que modifica su volumen de distribución. Este también puede verse afectado por una fluidoterapia intensiva (administración de altos volúmenes de cristaloides o coloides) y por el incremento de la permeabilidad de los capilares sanguíneos, factores que alteran la distribución del líquido en los distintos compartimentos y la concentración de proteínas plasmáticas. El efecto de los fármacos administrados de forma conjunta es poco predecible; por ello, es fundamental diseñar una pauta de administración de fármacos individualizada y ajustarla regularmente en función de la respuesta.

El paciente crítico a menudo sufre insuficiencia o disfunción multiorgánica. Esto también puede afectar a la funcionalidad hepática y, por ende, a la metabolización de los analgésicos y los sedantes. La mayoría de estos fármacos sufren reacciones de oxidación y conjugación con el ácido glucurónico en el hígado y se transforman en moléculas hidrosolubles que se eliminan mediante excreción biliar o renal. La velocidad de metabolización dependerá de la capacidad enzimática y flujo sanguíneo del hígado. De nuevo, la insuficiencia circulatoria frecuente en los pacientes críticos puede reducir el flujo sanguíneo hepático y prolongar el tiempo de permanencia de los fármacos en la circulación.

Finalmente, la eliminación del fármaco o de sus metabolitos activos suele correr a cargo del riñón. La insuficiencia renal, un cuadro habitual en los pacientes críticos, reduce la eliminación de los sedantes y analgésicos, lo que prolonga la duración de su acción. La pauta de administración debe, por tanto, ajustarse de acuerdo con el grado de disfunción renal. En general, la concentración de creatinina en la sangre se puede usar como guía de la función renal. Si el valor de creatinina se dobla, la eliminación del fármaco por vía renal se reduce a la mitad (aunque otros factores también pueden influir). Es importante resaltar que la insuficiencia renal y hepática no afectan tanto a la dosis inicial del fármaco necesaria para alcanzar el efecto terapéutico como a la pauta o frecuencia de administración para mantener una concentración plasmática estable y evitar la acumulación (sobredosis) o la caída por debajo de la eficacia terapéutica.

En general, en el ámbito de los cuidados intensivos es preferible usar fármacos administrables por vía intravenosa, de duración corta, con un porcentaje de unión a proteínas bajo y, a ser posible, antagonizables, de forma que su concentración y efecto pueda ajustarse de forma fácil y rápida.

EMPLEO DE ANALGÉSICOS EN EL PACIENTE CRÍTICO

La OMS (Organización Mundial de la Salud) y la IVAPM (International Veterinary Academy of Pain Management) consideran el dolor como una constante vital, junto con la frecuencia cardiaca, la frecuencia respiratoria, la temperatura corporal y la presión arterial. Los efectos perniciosos del dolor no tratado son múltiples y potencialmente graves, en particular en el paciente crítico, cuyos mecanismos fisiológicos de adaptación ya están de por sí al límite. En pacientes críticos humanos se ha demostrado que el dolor no tratado conduce a un aumento de la morbimortalidad (Sborov et al., 2022). Este hallazgo puede extrapolarse fácilmente a los perros y a los gatos. De este modo, se sabe que la presencia de dolor contribuye a mantener una respuesta de estrés aumentada e inadaptada, promueve la inmunosupresión y es el comienzo del desarrollo de dolor crónico. Finalmente, aunque no menos importante, el dolor produce sufrimiento en los individuos que lo padecen y, por tanto, es nuestro deber tratarlo adecuadamente.

El primer requisito para tratar el dolor es poder detectarlo y cuantificarlo. Los pacientes críticos suelen presentar alteraciones del comportamiento debido a factores ambientales, farmacológicos o fisiopatológicos, lo cual dificulta aún más la ya de por sí compleja tarea de evaluar el dolor en los perros y los gatos. Las variables fisiológicas (frecuencia cardiaca, frecuencia respiratoria y presión arterial), aunque pueden estar alteradas en presencia de dolor intenso y persistente, son a menudo inespecíficas y poco fiables a la hora de detectarlo. Hoy día, la evaluación del dolor en estas especies se basa sobre todo en el uso de escalas interactivas validadas. La más habitualmente utilizada por su eficacia y facilidad es la **escala abreviada de Glasgow** (archivo 1). La versión canina de esta escala permite evaluar en menos de un minuto una serie de comportamientos del perro para obtener una puntuación de 0 a 24. Además, recomienda un valor de intervención (>5/24, o >4/20 en los pacientes no ambulatorios)

a partir del cual se debe administrar un analgésico. Existe una escala similar adaptada a las características específicas del gato (p. ej.: expresión facial). La escala felina puntúa de 0 a 20 y no recomienda un valor de intervención analgésica. Recientemente, la Universidad de Montreal ha publicado la **escala de la mueca facial felina** que sí recomienda un valor de intervención (archivo 2). Estas escalas son sensibles y específicas para la detección del dolor en un amplio abanico de situaciones clínicas; sin embargo, no son perfectas y siempre deben aplicarse de forma flexible y siguiendo el principio de que, en caso de duda, es mejor administrar una dosis analgésica de prueba (p. ej.: 0,1 mg/kg de metadona por vía intravenosa) y revaluar al paciente unos minutos más tarde. Como el dolor es un signo clínico dinámico que puede variar notablemente en poco tiempo, es fundamental anotar los resultados obtenidos y evaluar al paciente a intervalos regulares (mínimo cada 4 horas). La hoja de monitorización del paciente crítico debe tener un apartado específico para la evaluación del dolor, junto a las otras constantes vitales (fig. 1).

ANALGÉSICOS OPIOIDES

Los opioides son un arma terapéutica fundamental para el tratamiento del dolor agudo en el ámbito de los cuidados intensivos. Estos fármacos actúan mediante la unión a receptores que tradicionalmente se han clasificado en tres grandes grupos: μ, κ y δ. Las distintas subvariantes de estos receptores, así como su distribución y densidad en el SNC, explican las diferencias interespecíficas, e incluso interindividuales, observadas clínicamente. Una vez unida al receptor, la molécula puede actuar como un agonista puro (capaz de activar el receptor al máximo), un agonista parcial (con un techo de activación por debajo del máximo) o un antagonista (no activa el receptor). De esta forma, los analgésicos opioides usados más frecuentemente en veterinaria son:

- **Agonistas puros de los receptores μ:** morfina, metadona, fentanilo.
- **Agonistas parciales de los receptores μ:** buprenorfina.
- **Agonistas de los receptores κ/antagonistas de los receptores μ:** butorfanol.
- **Antagonistas de todos los receptores:** naloxona.

Los receptores opioides están unidos a la proteína G y, en general, su activación da lugar a una reducción de la liberación de neurotransmisores excitatorios y a un aumento del umbral de activación de los nociceptores e hiperpolarización de las neuronas nociceptivas. Estos receptores se encuentran distribuidos por todo el organismo (SNC, tejido inflamado, tracto alimentario); de ahí la miríada de efectos tanto terapéuticos como secundarios.

Parámetros y procedimientos	8	9	10	11	12	13	14	15	16	17	18	19	20	21	22	23	24	1	2	3	4	5	6	7
Estado Mental (A_lerta D_epr. E_stupor C_oma)																								
MM(R_osa B_lanca P_álida Ci_anótica CO_ngestiva I_Ctericas)																								
TRC																								
FC (-)																								
FR (-)																								
Pulso (Normal Hipercinético Débil Ausente)																								
Temperatura (-)																								
Peso (kg) (-)																								
PA Doppler/Oscil (-)																								
Ritmo(RS-TV-RIA-TSV-BS-BAV-FA)																								
Escala del dolor Glasgow																								
MicroHct - PT																								
Hemogas (Venoso – arterial)																								

FIGURA 1. Hoja de hospitalización en la unidad de cuidados intensivos que incluye la evaluación del dolor (escala de Glasgow, cuadros violetas) cada 4 horas.

La mayoría de los opioides son fármacos liposolubles, lo que permite su absorción rápida y su paso a través de la barrera hematoencefálica para ejercer su acción central en el encéfalo. Esta propiedad es particularmente interesante, ya que la morfina, al ser menos liposoluble, tiene un inicio de acción más lento y un efecto prolongado cuando se administra por la vía epidural. Los opioides se unen en un porcentaje variable a las glicoproteínas plasmáticas α_1, cuya concentración puede estar alterada en los pacientes críticos. En general, se recomienda su administración por vía intravenosa en dosis repetidas o mediante infusión continua para poder ajustar la dosis al efecto deseado en las situaciones cambiantes que encontramos en estos pacientes.

> Las vías intramuscular, subcutánea, transmucosa (buprenorfina) y transcutánea (fentanilo) pueden ser efectivas, pero menos fiables; por esta razón, se recomienda siempre administrar los opioides por vía intravenosa en los pacientes críticos. La biodisponibilidad oral de los opioides es muy reducida, así que esta vía de administración no se recomienda en perros y gatos.

El efecto terapéutico principal de los opioides es una analgesia dependiente de la dosis. En el caso de los agonistas puros, en los pacientes con dolor intenso se pueden administrar dosis cada vez mayores hasta conseguir la analgesia deseada sin

ARCHIVO 1. Escalas compuestas y abreviadas de Glasgow para medir el dolor en el perro y en el gato.

ARCHIVO 2. Escala de la mueca facial felina para medir el dolor.

que aparezcan efectos secundarios importantes; así, podría decirse que el dolor es el mejor antagonista de los efectos secundarios de los opioides. Una vez alcanzado un nivel analgésico adecuado, este debe mantenerse mediante la administración intermitente de inyecciones o mediante infusión continua. Los agonistas parciales (buprenorfina) y agonistas/antagonistas (butorfanol) tienen un techo límite de efectividad por encima del cual el aumento de la dosis no proporciona una mayor analgesia. Por otro lado, la incidencia de efectos secundarios (hipomotilidad gastrointestinal, náuseas, depresión respiratoria) de estos fármacos es mucho menor, por lo que a menudo se usan en las fases de recuperación más avanzadas, cuando el dolor disminuye y se busca el retorno a la normalidad fisiológica.

Los opioides también tienen utilidad terapéutica como sedantes, pero, en dosis elevadas y en pacientes sin dolor, pueden dar lugar a alteraciones del comportamiento como la disforia (excitación, vocalización, agresividad), que puede confundirse con signos de dolor. En otros casos producen euforia, como los gatos medicados con buprenorfina que muestran un comportamiento "feliz" asociado a ronroneo, frotamiento con la reja de la jaula, etc.

Los opioides tienen efectos potentes sobre el aparato digestivo. En general, los agonistas puros disminuyen mucho la motilidad gastrointestinal y pueden provocar íleo y estreñimiento. En los pacientes críticos esto puede contribuir a la aparición de anorexia, regurgitación y aspiración de contenido gástrico hacia los pulmones. Todo esto refuerza la necesidad de una administración de opioides ajustada, basada en las necesidades reales de cada paciente. Cabe recordar también que el dolor no tratado promueve los vómitos y disminuye la motilidad gastrointestinal. Además, la acción sobre los receptores presentes en la zona gatillo tiene un efecto proemético (morfina), que se ve reforzado por la distensión intestinal y el íleo. Por el contrario, aquellos opioides que atraviesan rápidamente la barrera hematoencefálica (p. ej.: metadona, fentanilo) tienen un efecto antiemético en el centro del vomito (médula oblongada). Esto hace que la metadona y el fentanilo sean fármacos con cualidades más deseables en el ámbito de los cuidados intensivos comparados con la morfina (excepto cuando se administra por la vía epidural).

> Los opioides tienen efectos potentes sobre el aparato digestivo. Los agonistas puros pueden provocar hipomotilidad gastrointestinal, íleo y estreñimiento, lo que puede contribuir a la aparición de anorexia, regurgitación y aspiración de contenido gástrico hacia los pulmones. Por ello, la administración de opioides debe ajustarse según las necesidades de cada paciente.

Los opioides también producen depresión respiratoria dependiente de la dosis reduciendo la sensibilidad del centro respiratorio (médula oblongada) a la hipoxemia y a la hipercapnia. Este efecto es más pronunciado con los agonistas puros, mientras que es clínicamente poco importante con los agonistas parciales y los agonistas/antagonistas. En los pacientes críticos, esto debe tenerse en cuenta si hay afectación intracraneal, ya que un aumento de la concentración sanguínea de dióxido de carbono puede resultar fatal.

Con respecto al aparato cardiovascular, los opioides son extremadamente seguros y se recomiendan como parte de cualquier protocolo anestésico en los pacientes críticos. En general,

en dosis clínicamente útiles pueden reducir la frecuencia cardiaca incrementando el tono vagal, pero sin afectar al gasto cardiaco. Por otro lado, no tienen un efecto directo sobre el lecho vascular, aunque una dosis alta de morfina o petidina puede producir hipotensión por liberación de histamina, especialmente si se administra por vía intravenosa.

Los opioides también afectan a la termorregulación, controlada por el hipotálamo. Así, en los perros suelen inducir una hipotermia leve, agravada por el uso concomitante de sedantes y anestésicos, mientras que en los gatos se ha descrito la hipertermia, particularmente después del uso de buprenorfina, hidromorfona o morfina. La temperatura de los pacientes críticos debe, por tanto, comprobarse regularmente cuando se usan estos fármacos.

Sobre el aparato genitourinario, los opioides tienen un efecto antidiurético y en general pueden producir retención urinaria. Esta se ha descrito tras el uso de morfina epidural (Peterson *et al.*, 2014); sin embargo, no existe un consenso claro de cuántas horas deben pasar para afirmar que existe retención urinaria, además de ser un problema infrecuente y menor.

Un efecto secundario de gran relevancia en los pacientes críticos es la inmunosupresión o inmunomodulación. El papel de los opioides en este caso es variable, pero teniendo en cuenta que el estrés quirúrgico y la enfermedad ya de por sí causan inmunosupresión, es necesario considerar este factor. De nuevo, hay que recordar que el dolor no tratado también causa inmunosupresión y aumenta las complicaciones y la mortalidad, así que una vez más se recomienda un uso juicioso de los opioides basado en las necesidades específicas del individuo y dentro de un protocolo de analgesia multimodal. En las personas esto se aplica habitualmente en lo que se llama protocolos ERAS (*enhanced recovery after surgery*), y también comienza a emplearse en el contexto veterinario (Campoy, 2022).

Morfina

La morfina es el opioide agonista de los receptores μ de referencia. Se utiliza menos en los pacientes críticos porque induce vómitos y provoca náuseas y anorexia con cierta facilidad. Por vía intravenosa, puede inducir la liberación de histamina y causar hipotensión, por lo que se recomienda la inyección lenta. La vía de administración de elección es la epidural, con una duración de 12-24 horas en dosis de 0,1-0,2 mg/kg y sin apenas efectos secundarios.

Metadona

Actualmente, la metadona es el opioide agonista de los receptores μ más utilizado en perros y gatos en Europa. Tiene una potencia y unos efectos similares a los de la morfina. Se puede administrar por vía intravenosa, intramuscular y subcutánea. Su inicio de acción es muy rápido y tiene la ventaja de no inducir el vómito (al contrario que la morfina), por lo que su uso se recomienda en caso de enfermedad ocular o intracraneal. En los perros, es muy frecuente observar jadeo tras su administración intravenosa. Además, tiene un efecto inhibidor del receptor NMDA, lo que incrementa su eficacia en los pacientes con dolor intenso de componente neuropático o crónico. El margen terapéutico es amplio (0,2-1 mg/kg), pero se recomienda empezar con dosis de 0,2-0,3 mg/kg por vía intravenosa. En los gatos, tiende a acumularse más rápidamente que en los perros, lo que produce midriasis y disforia.

Fentanilo

El fentanilo es un opioide agonista de los receptores μ de acción corta debido a su gran volumen de distribución. Es mucho más potente que la metadona y la morfina. Se suele administrar un bolo intravenoso de carga (2-5 μg/kg) seguido de una infusión continua (5-10 μg/kg/h). No induce el vómito, pero la infusión prolongada puede producir sedación y anorexia, probablemente por acumulación.

Buprenorfina

La buprenorfina es un opioide agonista parcial de los receptores μ muy utilizado en los perros y, especialmente, en los gatos, en los que es muy eficaz y se tolera muy bien (euforia). Tiene un techo analgésico, lo que limita su uso en caso de dolor intenso. Sus ventajas son una duración prolongada (6-12 horas en función de la dosis) y unos efectos secundarios mínimos, ya que no induce el vómito y sus efectos sobre la motilidad intestinal y sobre la función respiratoria son muy moderados. En los gatos, se absorbe eficazmente tras su administración por vía transmucosa oral.

Butorfanol

El butorfanol es un opioide agonista de los receptores κ y antagonista de los receptores μ. El agonismo κ le confiere sus propiedades de sedación y ligera analgesia, pero su acción antagonista μ hace que sus propiedades analgésicas sean limitadas y que, además, compita con los agonistas puros de los receptores μ si se administran conjuntamente, lo que reduce su capacidad de controlar el dolor. No obstante, el efecto antagonista μ puede usarse para revertir los efectos depresores del SNC y respiratorios causados por los fármacos agonistas puros de los receptores μ sin revertir completamente el efecto analgésico.

Tiene un efecto antitusígeno y antiemético, causa una depresión cardiovascular y respiratoria mínimas y produce un efecto sedante potente, lo que lo hace una opción idónea en los pacientes con afectación respiratoria o cardiovascular (p. ej.: edema pulmonar cardiogénico, derrame pleural, obstrucción de las vías altas, colapso traqueal, síndrome braquicefálico, golpe de calor).

La dosis recomendada en los perros es de 0,1-0,4 mg/kg por vía intravenosa, intramuscular o subcutánea. A diferencia de otros opioides, no causa liberación de histamina tras la administración intravenosa. Con frecuencia, los gatos requieren dosis algo más altas (0,2-0,6 mg/kg). La dosis en bolo puede continuarse mediante infusión intravenosa continua.

ANTIINFLAMATORIOS NO ESTEROIDEOS

Los antiinflamatorios no esteroideos (AINE) inhiben la producción de prostaglandinas implicadas en la respuesta inflamatoria y en el dolor mediante un efecto periférico y central. Son potentes analgésicos (equiparables a los opioides) y tienen un inicio de acción rápido y una duración prolongada (12-24 horas) cuando se administran por vía oral o parenteral. También tienen un efecto antipirético. Los más usados son el meloxicam, el carprofeno y el robenacoxib. El principal problema en los pacientes críticos es que pueden aparecer efectos secundarios que afectan al tracto gastrointestinal, a la función renal y a la coagulación. En general, su uso está bastante restringido en este ámbito, pero siempre deben considerarse dentro del equilibrio beneficio-perjuicio, sobre todo en los animales que no sufren problemas de perfusión renal o gastrointestinal ni coagulopatías. Su uso simultáneo con corticoesteroides está contraindicado.

PARACETAMOL

El paracetamol es un inhibidor de la COX-3 que se expresa en el SNC de los perros y de otras especies. Tiene una capacidad analgésica y antipirética equivalente a la de los AINE, pero apenas tiene efecto antiinflamatorio. Es altamente tóxico en los gatos, pero en los perros se tolera bien cuando se administra por vía oral o intravenosa (15 mg/kg por vía intravenosa cada 8 horas). Se puede usar simultáneamente con corticoesteroides o AINE. Es muy útil en enfermedades que afectan al SNC y como analgésico adyuvante en general.

> No debe administrarse paracetamol a los gatos, ya que este fármaco es muy tóxico en esta especie.

ANALGÉSICOS ADYUVANTES
Ketamina

La ketamina es un fármaco anestésico con una capacidad analgésica importante. Es un agonista del receptor NMDA que bloquea la sensibilización central, pero también tiene otros mecanismos de acción (p. ej.: receptores opioides, sistema monoaminérgico, canales de sodio y calcio). El principal uso en el paciente crítico es como analgésico adyuvante en dosis subanestésicas, lo que minimiza sus efectos secundarios (alucinaciones, salivación). Existen escasos datos sobre los efectos analgésicos a estas dosis, por lo que se suele usar en combinación con otros fármacos más potentes como los opioides o los AINE.

Lidocaína

La lidocaína es un anestésico local que actúa bloqueando los canales de sodio. Además de su empleo en técnicas de anestesia locorregional, la lidocaína se puede administrar por vía intravenosa para tratar el dolor en casos complejos y siempre en combinación con otros analgésicos. Aunque se ha demostrado que reduce de forma significativa la concentración alveolar mínima en animales anestesiados (Steagall et al., 2006), no hay estudios clínicos de calidad sobre su capacidad analgésica en animales despiertos, por lo que se recomienda su uso en técnicas multimodales como analgésico adyuvante.

Este fármaco puede ser cardio- y neurotóxico en dosis elevadas o por acumulación en infusiones prolongadas en animales críticos. La neurotoxicidad se inicia con sedación, pero puede evolucionar a convulsiones y coma. En cuanto a la cardiotoxicidad, pueden ocurrir arritmias y finalmente paro cardiaco. En los gatos, reduce el gasto cardiaco incluso en dosis moderadas, por lo que no se recomienda en los pacientes críticos.

Agonistas α_2

Los fármacos agonistas α_2 se usan muy a menudo en el ámbito de los cuidados intensivos principalmente debido a su eficacia como sedantes (ver más abajo). Sin embargo, también son analgésicos al actuar sobre los receptores α_2 localizados en el asta dorsal de la médula espinal y en el encéfalo (locus cerúleo). La capacidad analgésica de la medetomidina en infusión intravenosa a 0,001 mg/kg/h es equivalente a la de la morfina a 0,1 mg/kg/h. La dexmedetomidina es el isómero activo de la medetomidina y su efecto es muy similar; solo requiere la mitad de la dosis y supone una menor carga metabólica para el hígado, lo que es beneficioso en los pacientes críticos. Se recomienda usar con precaución como analgésico adyuvante debido a que potencia la analgesia de los opioides.

INFUSIONES MÚLTIPLES

Desde hace ya muchos años se han empleado infusiones múltiples de analgésicos en casos complejos o refractarios a las terapias convencionales. Estas combinaciones pueden llevar opioides, ketamina, lidocaína y un agonista α_2 (tabla 1). Se aconseja utilizar primero la combinación de dos fármacos (p. ej.: fentanilo y ketamina) e ir añadiendo otros si es necesario. Las combinaciones se deben administrar idealmente mediante jeringas de infusión separadas, de manera que los fármacos se puedan ajustar individualmente en función de la respuesta del paciente. Los cócteles clásicos (MLK, morfina, lidocaína y ketamina; y FLK, fentanilo, lidocaína y ketamina) se pueden preparar

Analgésico	Dosis única o de carga (mg/kg)	Dosis de infusión (mg/kg/h)	Comentarios
Morfina	0,3-0,5	0,1-0,2	Náuseas, vómitos
Fentanilo	0,002-0,005	0,005-0,01	Sedación, anorexia
Metadona	0,2-0,3	0,05-0,1	Antagonista NMDA
Medetomidina	0,001-0,002	0,001-0,003	Sedación, bradicardia
Dexmedetomidina	0,001	0,001-0,003	Sedación, bradicardia
Lidocaína	2-3	2-3	Sedación, anorexia
Ketamina	0,5-1	0,12-0,6	Alucinaciones

TABLA 1. Dosis de los analgésicos más empleados en pacientes críticos.

Dosis de referencia. Es necesario realizar un ajuste frecuente e individualizado en función de la respuesta del paciente. Se recomienda empezar con el valor más bajo del intervalo de dosis.

mezclados en una bolsa de suero fisiológico y se administran en dosis fijas dentro del protocolo de fluidoterapia. En la actualidad, estas técnicas han quedado relegadas a un segundo plano debido al progreso de la anestesia locorregional.

SEDACIÓN EN EL PACIENTE CRÍTICO

La sedación en pacientes críticos y de urgencias es esencial para realizar exámenes físicos en mayor profundidad y procedimientos menores o poco invasivos para estabilizar al paciente y, además, contrarrestar el estrés y la ansiedad asociados a la hospitalización, el dolor o el estado de enfermedad, contribuyendo así al descanso, al sueño y a una mejor recuperación. No obstante, los sedantes tienen repercusiones sistémicas que pueden perjudicar a los pacientes críticos o deprimidos.

La combinación de varios sedantes o analgésicos produce un efecto sinérgico que permite reducir la dosis y, por ende, los efectos adversos. Es importante diferenciar dolor, estrés y ansiedad para tratar acordemente al paciente crítico y mejorar su estabilidad y bienestar. Los fármacos usados con mayor frecuencia como agente único o en combinación para la sedación de pacientes críticos son los opioides, los agonistas α_2, la acepromacina, la trazodona y las benzodiacepinas (tabla 2).

OPIOIDES

Los opioides, como ya se ha comentado antes, tienen un papel principal en el control del dolor en los pacientes críticos, pero además potencian el efecto de los fármacos sedantes cuando se usan en combinación con estos. Este efecto sinérgico, llamado neuroleptoanalgesia, permite administrar sedantes en dosis más bajas, con lo que se consigue una sedación adecuada a la vez que se reducen los efectos sistémicos atribuidos a las dosis altas. El opioide más empleado para la sedación es el butorfanol (ver arriba).

AGONISTAS α_2

Los agonistas α_2 proporcionan una sedación potente y fiable, además de analgesia, relajación muscular, ansiólisis y reducción de los requerimientos anestésicos, y su efecto se puede revertir. Los efectos sedantes y sistémicos suelen depender de la dosis. Los perros de razas grandes tienen una mayor sensibilidad y requieren dosis menores, mientras que los perros de razas pequeñas y los gatos precisan dosis mayores.

Estos fármacos actúan en los receptores adrenérgicos α_2, un tipo de receptor presente en la membrana presináptica de las neuronas noradrenérgicas. La interacción con estos receptores inhibe la liberación del neurotransmisor noradrenalina hacia los receptores de membrana postsinápticos. Los receptores adrenérgicos α_2 están ampliamente distribuidos en el organismo y se encuentran en gran cantidad en la musculatura lisa vascular, el hígado, el páncreas, las plaquetas, los riñones, el tejido adiposo, los ojos, el tejido neural y el complejo motor medular dorsal, lo que da como resultado una gran variedad de efectos sistémicos, algunos de los cuales pueden ser adversos. El efecto sedante ocurre, fundamentalmente, por la inhibición de las neuronas noradrenérgicas del locus cerúleo y de la médula rostroventral lateral en el tallo cerebral, mientras que el efecto analgésico se debe a la inhibición de las mismas en el asta dorsal de la médula. En el SNC, parecen tener un efecto anticonvulsivo y cierto efecto neuroprotector al causar un ligero aumento de la presión de perfusión cerebral y una inhibición de la liberación masiva de noradrenalina tras un traumatismo craneoencefálico. Estos efectos están mediados, en parte, por la acción adicional de los agonistas α_2 sobre los receptores de la imidazolina. Sin embargo, en dosis altas pueden disminuir el flujo sanguíneo cerebral y potenciar el daño cerebral isquémico; por ello, su uso debe ser juicioso en los pacientes críticos cuya hemodinámica intracraneal esté afectada. Debido a la inhibición de los mecanismos adrenérgicos de termorregulación mediados por el hipotálamo, la administración de agonistas α_2 induce hipotermia (fig. 2).

> Los agonistas α_2 actúan en los receptores adrenérgicos α_2 de la membrana presináptica de las neuronas noradrenérgicas inhibiendo la liberación de noradrenalina hacia los receptores de membrana postsinápticos. En el sistema nervioso central, parecen tener un efecto anticonvulsivo y cierto efecto neuroprotector al provocar un ligero aumento de la presión de perfusión cerebral y una inhibición de la liberación masiva de noradrenalina tras un traumatismo craneoencefálico.

Los efectos en el aparato cardiovascular son marcados, generalmente caracterizados por una disminución inicial de la frecuencia cardiaca y del gasto cardiaco, con un aumento de la resistencia vascular periférica y de la presión sanguínea y

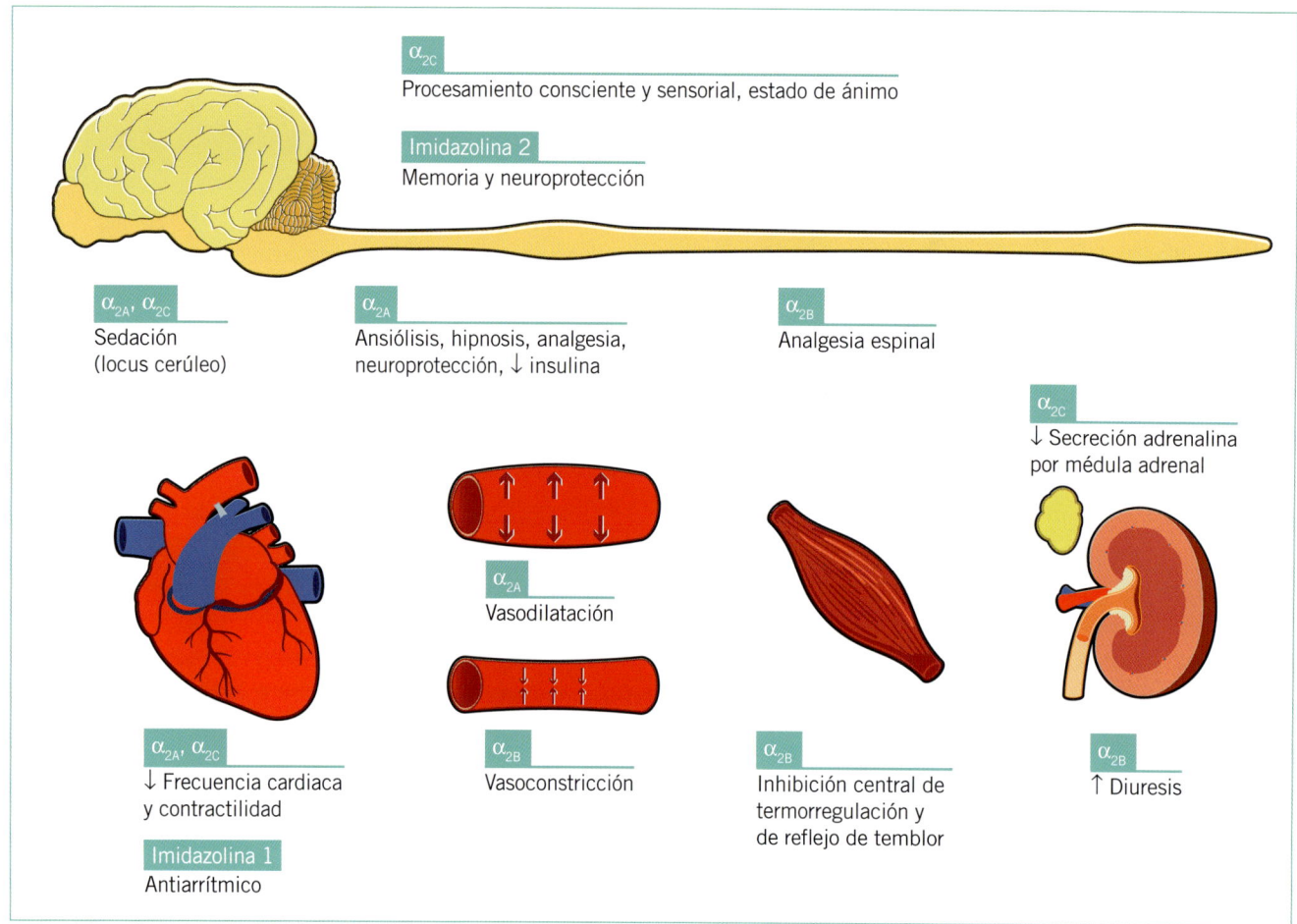

FIGURA 2. Sitios de acción, receptores y efectos de la dexmedetomidina.

bradiarritmias (fig. 3). A continuación, se puede apreciar una disminución de la presión arterial y una tendencia hacia una resistencia vascular periférica normal o ligeramente elevada en función del fármaco y la dosis. La bradicardia marcada se produce al principio de forma refleja, mediada por barorreceptores, en respuesta al incremento de la resistencia vascular periférica. El empleo de atropina en estos casos no suele estar indicado, ya que su administración puede provocar una potente hipertensión, un incremento del consumo de oxígeno por parte del miocardio, hipoxia miocárdica y arritmias. Cuando la resistencia vascular se normaliza, la bradicardia persistente suele estar provocada por la disminución de la estimulación simpática central. La elección entre anticolinérgicos o simpaticomiméticos en esta fase para aumentar la frecuencia cardiaca dependerá en gran medida del juicio clínico y de los valores de la presión arterial, ya que el aumento de esta por parte de la atropina es generalmente un efecto no deseado, pero que puede resultar beneficioso en los pacientes críticos con una hipotensión marcada. Debido a la gran variedad

de efectos cardiovasculares, los agonistas α_2 deben emplearse con mucha precaución en los pacientes cardiovascularmente inestables, y su uso podría estar contraindicado en caso de enfermedad valvular degenerativa, hipertensión, bradiarritmia, bloqueo atrioventricular, gasto cardiaco disminuido o disfunción sistólica. Su uso en gatos con miocardiopatía hipertrófica es controvertido, ya que se ha observado beneficio en casos con obstrucción del tracto de salida del ventrículo izquierdo (Lamont *et al.*, 2002).

El efecto de los agonistas α_2 sobre el aparato respiratorio es mínimo y, a pesar de causar una disminución de la frecuencia respiratoria, el volumen por minuto se mantiene. Sin embargo, estos fármacos pueden potenciar el efecto depresor de la ventilación causado por los opioides si se administran conjuntamente.

Sobre el aparato digestivo, los agonistas α_2 producen una disminución de la salivación, de la secreción gástrica y de la motilidad del intestino delgado, lo cual, unido a la estimulación adrenérgica α_2 en la zona gatillo quimiorreceptora, hace que

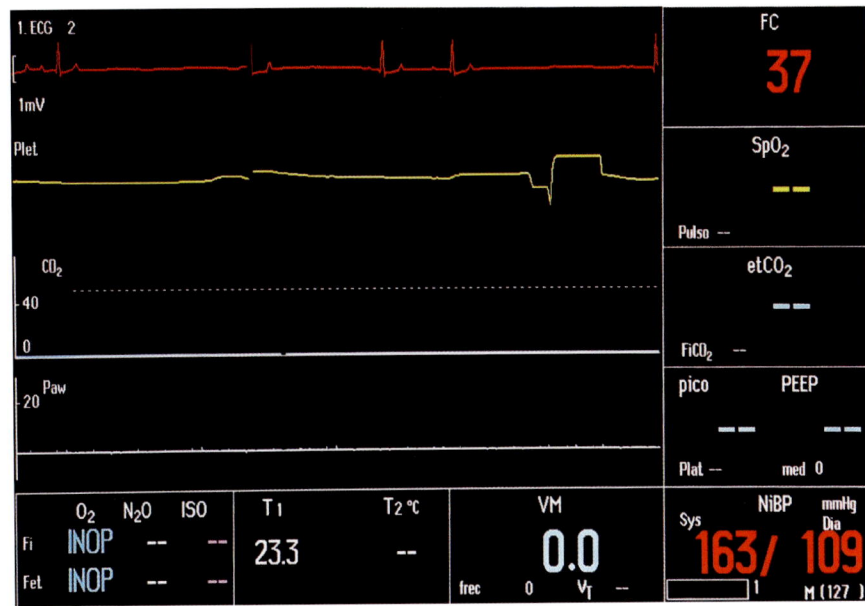

FIGURA 3. Bradicardia sinusal resultado de la administración de agonistas α_2.

estos fármacos induzcan con frecuencia vómitos y náuseas. Su uso debe ser juicioso en los pacientes con riesgo de aspiración o enfermedad intestinal mecánica u obstructiva, como cuerpo extraño o dilatación-torsión gástrica. Tienen además un efecto hiperglucemiante dependiente de la dosis, resultado de la estimulación adrenérgica α_2 de los islotes de Langerhans con efecto directo en la inhibición de la liberación de insulina junto a un aumento de la expresión de la hormona del crecimiento. Por tanto, en los pacientes diabéticos el uso de agonistas α_2 debe hacerse con precaución.

A pesar de la diversidad de efectos sistémicos, los agonistas α_2 administrados en infusión continua pueden estar indicados en los pacientes críticos bajo ventilación mecánica para producir una sedación fiable y profunda, dados sus efectos mínimos sobre la función respiratoria, lo que ayudaría a la sincronización ventilador-paciente. Del mismo modo, en el ámbito de los pacientes neurológicos, se ha propuesto el uso de agonistas α_2 en infusión continua como adyuvante para la analgesia, sedación y relajación muscular en caso de tétanos, o en conjunción con ketamina en infusión continua para tratar convulsiones refractarias (Gioeni *et al.*, 2020). Un estudio reciente en pacientes sépticos mostró que la reducción de la perfusión tisular es mucho menor si los agonistas α_2 se administran en infusión continua sin bolo de carga y en dosis bajas (Nagashima *et al.*, 2022).

La posibilidad de revertir los efectos de los agonistas α_2 mediante el antídoto atipamezol es una gran ventaja, pero el antagonismo de estos conlleva un riesgo de excitación del paciente, pérdida del efecto analgésico y taquicardia. La administración intravenosa de atipamezol se asocia a una vasodilatación intensa, que puede provocar una hipotensión grave transitoria si no se acompaña de un aumento proporcional de la frecuencia cardiaca. El uso intramuscular es preferible para evitar efectos adversos, pero en ocasiones su acción puede ser incompleta, insuficiente o tardía, probablemente debido a una lenta absorción por la vasoconstricción del tejido muscular. La dosis recomendada de atipamezol es generalmente el mismo volumen de dexmedetomidina inyectado, o bien una dosis de reversión parcial de 5-20 µg/kg por vía intramuscular o intravenosa lenta dosis-efecto. Actualmente se están estudiando otras opciones para revertir los efectos indeseables de los agonistas α_2 (bradicardia y vasoconstricción) a nivel periférico como el vatinoxán, la lidocaína o el labetalol.

FENOTIACINAS: ACEPROMACINA

La acepromacina tiene un efecto sedante y ansiolítico por el bloqueo de los receptores dopaminérgicos postsinápticos en el SNC inhibiendo la liberación de dopamina. Adicionalmente, se le atribuye acción anticolinérgica, antihistamínica y bloqueante adrenérgica α, además de tener efectos antiespasmódicos, antihipertensivos, hipotérmicos y antieméticos y de poder contrarrestar las náuseas provocadas por los fármacos opioides. Su uso podría estar contraindicado en los pacientes cardiovascularmente inestables o hipovolémicos, ya que puede acentuar la hipotensión por un efecto vasodilatador mediado por antagonismo α_1 y causar hipotermia. Además, aunque lo más habitual es ver una taquicardia sinusal en respuesta a la vasodilatación, la acepromacina puede causar inicialmente bradicardia y pausas sinoatriales transitorias por el efecto anticolinérgico. Por este motivo, se recomienda un uso cauteloso en perros de raza Boxer, en los que puede exacerbar problemas cardiacos subyacentes. La acepromacina se ha relacionado tradicionalmente con riesgo de convulsiones, pero estudios más recientes no han encontrado una clara relación entre este fármaco y la actividad convulsiva, por lo que en la actualidad su uso se considera seguro (Drynan *et al.*, 2012).

La acepromacina puede administrarse por vía intravenosa o intramuscular, y la duración de su efecto es de 4-6 horas. Por vía intramuscular, tarda unos 20-30 minutos en hacer efecto. Dosis superiores a 0,05 mg/kg no incrementan el efecto tranquilizante ni ansiolítico, pero sí pueden agravar los efectos secundarios. En los perros con mutación en el gen *MDR1* (p. ej.: Border Collie, Pastor Australiano), puede tener un efecto más profundo y duradero, por lo que se puede considerar reducir la dosis inicial en un 25 %. Asimismo, los perros de raza gigante muestran, de forma general, una mayor sensibilidad, por lo que se recomienda usar dosis más bajas. Una de las grandes desventajas de este fármaco es que no hay disponible un antídoto, y los efectos de la administración no pueden revertirse.

A pesar de la relativa escasa aplicabilidad de la acepromacina en los pacientes críticos dados sus efectos adversos, su uso en dosis bajas podría considerarse en los pacientes con disnea no asociada a enfermedad cardiaca ni afectación cardiovascular, como en crisis obstructivas de las vías altas, síndrome braquicefálico, parálisis laríngea o colapso traqueal, casos en los que el paciente se puede beneficiar de una tranquilización con una depresión respiratoria mínima.

TRAZODONA

La trazodona ha ganado popularidad como ansiolítico y tranquilizante en los últimos años porque reduce de forma eficaz el estrés asociado a la hospitalización y a estados de enfermedad. Es un derivado de la triazolopiridina con efecto antagonista 5-HT$_{2A}$ y 5-HT$_{2C}$ que inhibe la recaptación de la serotonina. Además, bloquea los receptores histamínicos H1, los canales de calcio tipo T y los receptores adrenérgicos α_1, lo cual puede contribuir a sus efectos sedantes. En dosis bajas produce ansiólisis, mientras que en dosis altas provoca sedación profunda. Tiene un amplio margen de seguridad, y los efectos adversos (náuseas, vómitos, diarrea) son infrecuentes. A pesar de ello, es habitual ver una taquicardia transitoria e hipotensión, por lo que su empleo no se recomienda en los pacientes hemodinámicamente inestables. Su uso se reserva a pacientes más estables que sufren de estrés hospitalario o posoperatorio y que toleran la vía oral. También se han descrito reacciones de excitación o agresión, pero únicamente tras la administración intravenosa. Su uso está contraindicado en los pacientes con enfermedad ocular, como glaucoma, ya que provoca dilatación pupilar. Presenta interacciones medicamentosas cuando se administra conjuntamente con otros fármacos serotoninérgicos como la metadona, el fentanilo o la metoclopramida, y puede ocurrir un síndrome serotoninérgico.

BENZODIACEPINAS

El mecanismo de acción de las benzodiacepinas consiste en aumentar la afinidad de los receptores GABA$_A$ por el ácido γ-aminobutírico (GABA), principal neurotransmisor inhibitorio en el SNC, en el sistema límbico, el tálamo y el hipotálamo. Tienen un efecto sedante, hipnótico, relajante muscular, ansiolítico y anticonvulsivo, por lo que poseen una gran variedad de usos clínicos en los pacientes críticos. Sin embargo, el efecto sedante puede ser algo errático y provocar excitación y disforia, sobre todo en animales sanos o jóvenes. Estos fármacos suelen usarse en combinación con otros agentes sedantes o analgésicos como opioides (neuroleptoanalgesia), o bien se reservan para pacientes geriátricos, inestables o deprimidos, en los que suelen provocar una sedación efectiva cuando se utilizan como agente único, además de resultar seguras dado el mínimo impacto cardiovascular y respiratorio que producen. Son de gran utilidad en los pacientes que requieren relajación muscular.

En medicina humana se ha relacionado la encefalopatía hepática con un aumento de la actividad de las benzodiacepinas endógenas, así que el uso de las benzodiacepinas para el control de las convulsiones en estos pacientes está contraindicado. No obstante, esta relación no se ha podido demostrar en los perros ni en los gatos (Lidbury *et al.*, 2016). El metabolismo de estos fármacos se produce principalmente en el hígado, por lo que puede verse afectado o enlentecido en hepatópatas.

El flumacenilo es un fármaco antagonista de las benzodiacepinas raramente necesario, ya que estas causan muy pocos efectos adversos. Administrado lentamente por vía intravenosa en dosis de 0,01-0,03 mg/kg puede ser de utilidad para revertir la sedación intensa en los pacientes muy deprimidos, inestables o con insuficiencia hepática.

Diacepam

El diacepam, al ser una molécula no soluble en agua, se absorbe mal por vía intramuscular; por tanto, se administra por vía intravenosa o rectal. Sin embargo, generalmente se formula como solución en propilenglicol, que puede irritar la pared vascular y provocar flebitis y trombosis. Debido a esta formulación, además, la administración repetida o en infusión continua puede provocar una intoxicación por acumulación de propilenglicol —lo que es de especial interés en los gatos por su mayor sensibilidad— y causar acidosis metabólica, hiperosmolaridad, alteraciones neurológicas o disfunción orgánica. Asimismo, se adhiere al plástico, por lo que no se recomienda su almacenaje en jeringas. En los gatos se ha descrito insuficiencia hepática fulminante asociada a la administración de diacepam por vía oral, por lo que es preferible optar por otras benzodiacepinas.

Midazolam

El midazolam es soluble en agua, por lo que se absorbe bien por vía intramuscular, pero mal por vía rectal. Como la administración intravenosa carece de efectos irritantes sobre la pared vascular, se puede dosificar en infusión continua por vías periféricas. Además, se absorbe bien por vía intranasal y puede usarse en dosis de 0,2-0,5 mg/kg para el control de las convulsiones (Charalambous et al., 2017).

TABLA 2. Dosis recomendadas en perros (P) y gatos (G), vía de administración, efectos adversos e indicaciones de los sedantes más utilizados en pacientes críticos.

Grupo farmacológico	Fármaco	Dosis	Efectos adversos y riesgos	Indicaciones en pacientes críticos
Opioides	Butorfanol	**P:** 0,1-0,4 mg/kg IV o IM **G:** 0,2-0,6 mg/kg IV o IM **P y G:** 0,05-0,4 mg/kg/h CRI	Náuseas, vómitos	Enfermedad cardiaca, respiratoria o de las vías aéreas
Agonistas α_2	Medetomidina	**P y G:** 1-6 µg/kg IV o IM	Bradicardia, bradiarritmias Vómitos, náuseas, hipomotilidad intestinal Aumento de glucemia y diuresis	Neuropatía, traumatismo craneoencefálico sin afectación hemodinámica intracraneal Enfermedad respiratoria sin afectación cardiovascular Ventilación mecánica Hipoglucemia
	Dexmedetomidina	**P y G:** 0,5-3 µg/kg IV o IM 0,5-3 µg/kg/h CRI		
Fenotiacinas	Acepromacina	**P y G:** 0,005-0,01 mg/kg IV 0,02-0,05 mg/kg IM	Hipotensión Bradicardia vagal a taquicardia refleja	Enfermedad respiratoria o de las vías aéreas sin afectación cardiovascular Estrés posoperatorio
Antagonistas e inhibidores de la recaptación de serotonina (AIRS)	Trazodona	**P:** 2,5-5 mg/kg VO cada 8-12 h (máx. 19,5 mg/kg/día) 8-12 mg/kg VR **G:** 50-100 mg VO totales cada 12-24 h	Síndrome serotoninérgico Náuseas, vómitos Dilatación pupilar Excitación y agresividad (vía IV)	Estrés hospitalario o posoperatorio en pacientes hemodinámicamente estables
Benzodiacepinas	Diacepam	**P y G:** 0,2-0,6 mg/kg IV 0,1-1 mg/kg/h CRI	Flebitis, trombosis Insuficiencia hepática fulminante (gatos)	Inestabilidad cardiovascular, depresión del SNC, riesgo de convulsiones Ventilación mecánica
	Midazolam	**P y G:** 0,1-0,4 mg/kg IV o IM 0,1-0,5 mg/kg/h CRI	Disforia o excitación	

CRI, infusión intravenosa continua; IM, intramuscular; IV, intravenosa; SNC, sistema nervioso central; VO, vía oral; VR, vía rectal.

10

ANESTESIA LOCORREGIONAL EN EL PACIENTE CRÍTICO

Pablo E. Otero, Alfonso Rodríguez Mulet, Diego Portela

INTRODUCCIÓN

La Asociación Internacional para el Estudio del Dolor (IASP, por sus siglas en inglés) define el dolor como una experiencia sensorial y emocional desagradable asociada con una lesión real o potencial del tejido. En medicina humana, alrededor de un 50 % de los pacientes críticos reportan haber experimentado un grado de dolor de intenso a moderado durante su estancia hospitalaria. Debido a que los pacientes veterinarios no son capaces de comunicar claramente sus sensaciones a las personas, resulta difícil obtener información tan crucial como la presencia de dolor. Dicha dificultad se ve acentuada por los efectos sedantes de ciertos fármacos o al estar sometidos a ventilación controlada o asistida durante su estancia. Además, si bien existen numerosas escalas de evaluación del dolor en pequeños animales, ninguna está validada para el manejo del dolor en el paciente crítico. De esta manera, para lograr un manejo óptimo, es imprescindible adquirir conocimientos sobre la fisiopatología del dolor, comprender su origen y ser capaces de identificarlo mediante el empleo de las escalas adecuadas, con el objetivo de establecer las estrategias farmacológicas pertinentes para promover un enfoque de analgesia multimodal.

En este capítulo se aborda el empleo de los anestésicos locales a través de las técnicas de anestesia regional como parte integral del manejo del dolor. Para obtener una comprensión más amplia sobre el uso de los agentes analgésicos sistémicos, se sugiere al lector que consulte el capítulo 9 sobre sedación y analgesia en el paciente crítico.

EQUIPAMIENTO

NEUROESTIMULACIÓN FRENTE A ECOGRAFÍA

Desde la introducción del ecógrafo para la realización de las técnicas de anestesia locorregional, en la gran mayoría de las publicaciones recientes se usa esta herramienta. Entre las ventajas más conocidas frente al uso de la neuroestimulación cabe destacar la visualización directa de las referencias anatómicas, una menor tasa de complicaciones (punción vascular e intraneural) y un mayor porcentaje de éxito. Sin embargo, en ocasiones, la visualización de las referencias anatómicas se ve alterada por la propia enfermedad y es mediante el uso de una técnica de guía dual (combinación de ambas herramientas) que optimizaremos los resultados. En estos casos, el uso del neuroestimulador aporta un valor de seguridad añadido (fig. 1).

TIPOS DE AGUJAS

Existe en el mercado una amplia gama de agujas específicas para realizar técnicas de anestesia locorregional. La elección del tipo de aguja se basará en el tipo de bloqueo, el tamaño del paciente y la profundidad a la que se encuentra el nervio que se va a bloquear. El uso de agujas hipodérmicas se desaconseja debido a que presentan una punta cortante y conlleva un alto riesgo de punción vascular o daño del nervio. Las agujas de bisel corto permiten una mejor identificación de los planos tisulares al hacerse evidente la perforación de las fascias intermusculares.

- Agujas para uso con neuroestimulador. Presentan un material aislante que cubre todo el cuerpo de la aguja hasta la punta con el objetivo de canalizar la corriente para despolarizar el nervio cuando se encuentran a cierta distancia. Además, suelen presentar propiedades ecogénicas para facilitar su visualización.
- Agujas para uso con ecógrafo. Están diseñadas para garantizar una máxima visualización debido a que presentan múltiples superficies angulares que maximizan su reflejo.

TÉCNICAS DE ANESTESIA LOCORREGIONAL PARA EL MANEJO DEL DOLOR EN EL PACIENTE CRÍTICO

A continuación, se presentan y describen las técnicas de anestesia regional consideradas más apropiadas para emplearse en el paciente crítico. Es importante señalar que en cada caso se deberá realizar un apropiado escrutinio sobre la idoneidad de emplear los anestésicos locales, considerando su dosis total y la potencial interacción farmacológica con los demás fármacos empleados en el paciente.

Considerando que uno de los principales objetivos de la implementación de estas técnicas en los pacientes críticos hospitalizados es reducir el grado de dolor y promover el confort, es deseable incrementar al máximo la duración del bloqueo nervioso. Existen diferentes opciones para incrementar el periodo de acción del bloqueo nervioso. La más eficiente consiste en colocar un catéter para realizar administraciones seriadas de la medicación escogida. En general, la técnica empleada para la colocación del catéter es la misma que se usa para las diferentes técnicas de inyección única (discutidas a continuación). La principal desventaja de esta modalidad es la dificultad de mantener el catéter en la posición deseada. Afortunadamente, su manejo es más controlado y previsible en los pacientes hospitalizados en comparación con los ambulatorios.

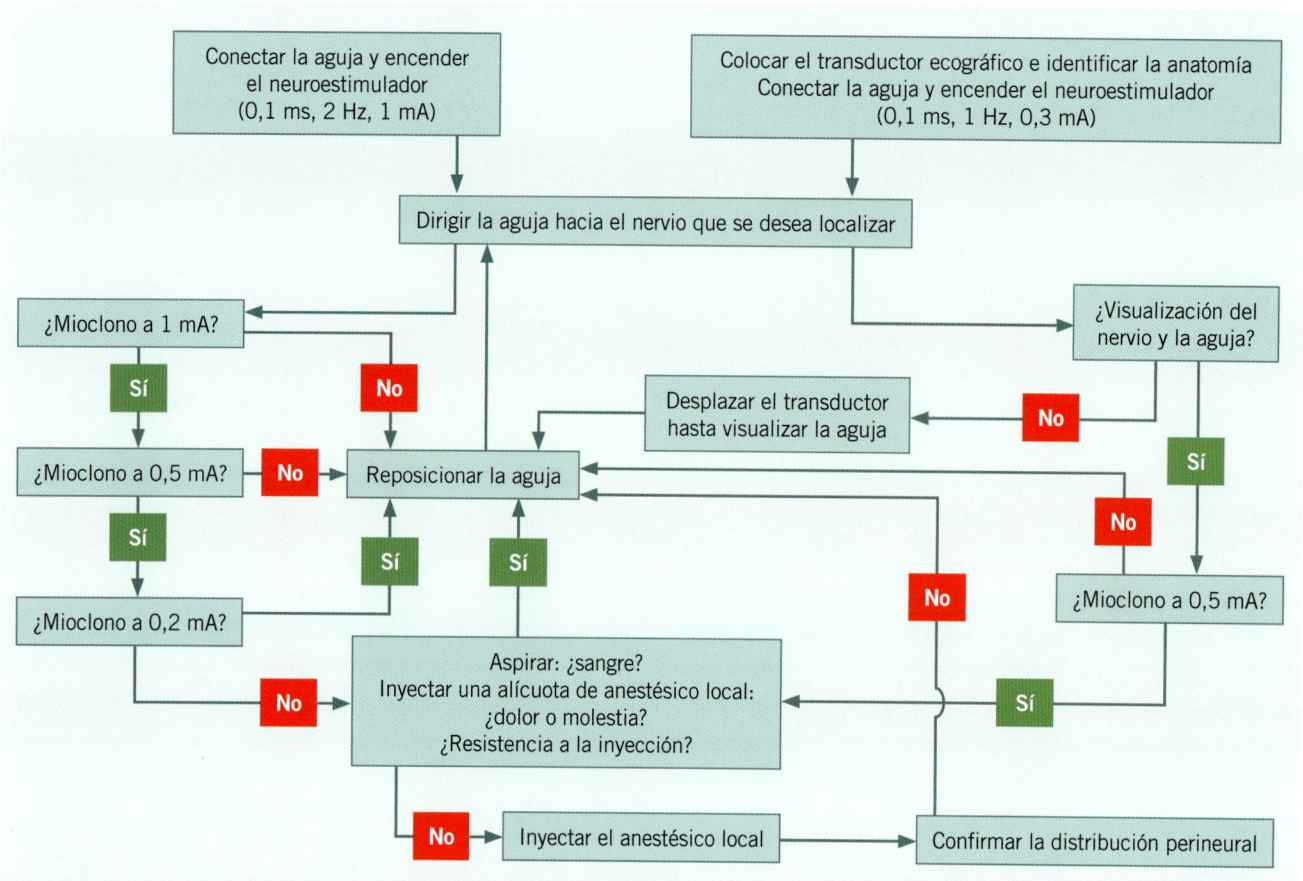

FIGURA 1. Algoritmo que muestra los pasos que deben seguirse cuando se emplea la neuroestimulación de los nervios periféricos o la combinación de esta y la ecografía (guía dual) durante la realización de un bloqueo regional.

Otra manera de prolongar la duración del bloqueo ejercido por los anestésicos locales es mediante la adición de fármacos coadyuvantes. La dexmedetomidina, en dosis de 1 µg/ml de solución de anestésico local, es el coadyuvante más empleado. También pueden usarse otros como los corticoides (triamcinolona, dexametasona) o los opioides (morfina, buprenorfina). Estos fármacos pueden provocar efectos sistémicos y no se descarta que su efecto aditivo pueda depender de la dosis.

La evaluación del paciente no dista mucho de la que se realiza en aquellos que reciben una anestesia general. Las condiciones físicas del animal, así como la repercusión que la enfermedad subyacente tenga sobre su estado de salud, deberán sopesarse correctamente, evaluando si existe alguna limitación para realizar la técnica planeada.

Siempre se deberá contar con el equipo y los materiales necesarios para contrarrestar eventuales efectos adversos o complicaciones. Cabe enfatizar que, en la ejecución de un bloqueo nervioso, la instilación del anestésico local es el comienzo, y no el final, del procedimiento, y que un profesional competente deberá supervisar al paciente durante el tiempo que persistan los efectos del bloqueo.

BLOQUEOS DE LA CABEZA
Bloqueo del nervio trigémino

El bloqueo del nervio trigémino es una herramienta de gran utilidad para el manejo del dolor agudo a causa de traumatismos en la región de la cara. El objetivo es bloquear mediante un abordaje único los nervios maxilar, mandibular y oftálmico en la región aboral de la fosa pterigopalatina. Los detalles del bloqueo, las dosis y los anestésicos recomendados se resumen en la figura 2.

Indicaciones

Lesiones que involucren grandes extensiones de tejidos inervados por el nervio trigémino:

- Fracturas del hueso maxilar, mandibular y nasal.
- Lesiones en la arcada dentaria superior e inferior.
- Facturas del arco cigomático.
- Laceración del globo ocular.
- Enucleación del globo ocular.

Complicaciones o efectos adversos

- Hemorragia retrobulbar.
- Lesión nerviosa iatrogénica.
- Automutilación de la lengua.

Preparación y posicionamiento del paciente

- Bajo anestesia ligera (la suficiente para garantizar la inmovilidad).
- Decúbito esternal con la cabeza elevada sobre un cojín.

Referencias anatómicas

- Hueso frontal.
- Arco cigomático.
- Ligamento lateral de la órbita

Técnica

El bloqueo del nervio trigémino se realiza con la ayuda de la ecografía.

1. Ajustar la profundidad de lectura del transductor.
2. Regular la ganancia del ecógrafo y aplicar gel estéril para asegurar un adecuado acoplamiento del transductor. Evitar el alcohol, para proteger el ojo.
3. Colocar el transductor sobre la región temporal, en un punto inmediatamente caudal al ligamento lateral de la órbita, para obtener una vista transversal de la región aboral de la fosa pterigopalatina.
4. Inclinar el transductor levemente en dirección rostral para visualizar el aspecto lateral del hueso frontal y el complejo esfenoidal (sitio en el que se encuentran los nervios de interés).
5. Una vez definida la ventana acústica, identificar la arteria maxilar en su salida por el agujero alar.
6. Introducir la aguja en dirección dorsoventral, manteniendo un íntimo contacto con la superficie lateral del hueso frontal, hasta colocar su punta en la vecindad de la arteria maxilar.
7. Realizar la inyección bajo visualización ecográfica, tras comprobar que la inyección es extravascular.

Los nervios de la cara se pueden bloquear de forma individual. Esto se recomienda para lesiones localizadas. El bloqueo de los nervios derivados del nervio trigémino, el nervio maxilar y sus ramificaciones y el nervio alveolar inferior se realiza a ciegas, guiando la aguja mediante referencias anatómicas.

BLOQUEOS DEL MIEMBRO TORÁCICO

El miembro torácico se encuentra inervado por los ramos ventrales de los nervios espinales cervicales C6, C7 y C8 y el ramo ventral del nervio espinal torácico T1. Al emerger por los agujeros intervertebrales, los ramos ventrales se entrelazan en lo que se conoce como plexo braquial para formar los nervios de la extremidad anterior. Este entrecruzamiento comienza entre los vientres de los músculos escaleno medio y largo del cuello. Ya en el hueco de la axila, los nervios responsables de la inervación del miembro torácico se ubican por debajo de los músculos pectorales. En todo su recorrido las estructuras nerviosas se encuentran rodeadas por fascias que se organizan formando verdaderas envolturas, las cuales deben perforarse para realizar inyecciones perineurales.

Existen varios abordajes para bloquear el plexo braquial, bien en toda su extensión, bien en una parte bloqueando nervios específicos. En los pacientes traumatizados se puede optar por bloquear el plexo braquial cuando la lesión involucra estructuras proximales al tercio proximal del húmero, o se pueden usar abordajes distales cuando la lesión se ubica distalmente al tercio proximal del húmero.

Bloqueo del plexo braquial por abordaje subescalénico

El bloqueo subescalénico del plexo braquial consiste en la instilación de la solución anestésica sobre los ramos ventrales de los nervios espinales C6, C7, C8 y T1, a su paso entre el vientre del músculo escaleno medio y el músculo largo del cuello. Los detalles del bloqueo, las dosis y los anestésicos recomendados se resumen en la figura 3.

Indicaciones

Lesiones que involucren tejidos proximales al tercio proximal del húmero:

- Fracturas o lesiones de la articulación escapulohumeral.
- Luxación escapulohumeral.

- Fracturas del húmero.
- Lesiones de tejidos blandos en la región proximal del miembro torácico.

Complicaciones o efectos adversos

- Hemiparálisis del diafragma.
- Punción vascular.
- Punción esofágica.
- Punción pleural.
- Neumotórax.
- Distribución epidural cervical del anestésico.
- Neurapraxia.
- Síndrome de Horner.
- Parálisis del nervio laríngeo recurrente, con hemiparálisis laríngea.

Preparación y posicionamiento del paciente

- Bajo anestesia ligera (la suficiente para garantizar la inmovilidad).
- Decúbito lateral con el miembro que se va a bloquear hacia arriba.

Referencias anatómicas

- Primera costilla.
- Arteria axilar.

Técnica

Se recomienda realizar el bloqueo con la ayuda de una técnica dual (ecografía y neuroestimulador).

1. Colocar el transductor paralelo al eje longitudinal de la columna cervical, en un punto craneal a la primera costilla.
2. Individualizar la primera costilla, el vientre del músculo escaleno medio, la arteria axilar y la fascia profunda del cuello.
3. Introducir la aguja desde el borde craneal del transductor, el cual permanece paralelo al eje longitudinal del músculo escaleno, en dirección caudomedial, con la inclinación suficiente como para abordar lateralmente el complejo nervioso.
4. Avanzar la aguja a través del espesor de la musculatura y, tras atravesar el vientre del músculo escaleno medio, perforar la fascia profunda del cuello que recubre el cuadrante lateral de los ramos nerviosos.
5. Inyectar el volumen calculado.

El bloqueo subescalénico produce el bloqueo ipsilateral del nervio frénico. Aunque, en general, esto no compromete de manera significativa la ventilación, se deberá monitorizar al animal de manera adecuada hasta la recuperación total de la actividad del diafragma. Este abordaje debe evitarse en los pacientes con enfermedades respiratorias preexistentes que se mantengan sin soporte ventilatorio.

Bloqueo de los nervios musculocutáneo y radial y del tronco mediano-cubital por abordaje RUMM proximal

El bloqueo RUMM (siglas en inglés de los nervios radial, cubital o *ulnar*, mediano y musculocutáneo) proximal desensibiliza un área que abarca la región distal del húmero, el codo, el antebrazo, el carpo, el metacarpo y las falanges. Este bloqueo puede realizarse desde el aspecto medial o lateral de la región del brazo (húmero). Los detalles del bloqueo, las dosis y los anestésicos recomendados se resumen en la figura 4.

Indicaciones

Lesiones que involucren tejidos distalmente al tercio distal del húmero:

- Articulación del codo.
- Antebrazo.
- Carpo.
- Dedos.

Complicaciones o efectos adversos

- Punción de la arteria y vena braquiales.
- Inyección intravascular.
- Hematoma.
- Neurapraxia.

Preparación y posicionamiento del paciente

- Bajo anestesia ligera (la suficiente para garantizar la inmovilidad).
- Decúbito lateral con el miembro que se va a bloquear hacia arriba (animales de menos de 5 kg) o hacia abajo (animales de más de 5 kg).

Referencias anatómicas

- Epífisis proximal del húmero.
- Musculatura pectoral.
- Arteria braquial.

Técnica

Se recomienda ejecutar el bloqueo RUMM con la ayuda de una técnica dual (ecografía y neuroestimulador). Esto permite el doble objetivo de garantizar que la punción se realiza en la zona del nervio radial y proteger las estructuras nerviosas al ingresar al entorno neurovascular.

1. Regular la ganancia del ecógrafo y aplicar gel estéril o alcohol para asegurar un adecuado acoplamiento entre la piel y el transductor.
2. Colocar el transductor (lineal) en un punto medial o lateral del brazo, a la altura de la articulación escapulohumeral, transversal al plano axial del brazo, manteniendo la arteria braquial en el centro de la imagen.
3. Desplazar el transductor distalmente hasta obtener un corte transversal del borde caudal del aspecto proximal de la diáfisis del humero y de los vasos y nervios braquiales.
4. Una vez identificado el objetivo, medir la profundidad y calcular el ángulo de entrada de la aguja.
5. Avanzar con la aguja hasta perforar la lámina medial de la vaina axilar que recubre el paquete neurovascular. Cuando se realiza el abordaje lateral, la aguja avanza en sentido caudocraneal. Para el abordaje medial, la entrada puede ser en sentido craneocaudal o caudocraneal.
6. Inyectar el anestésico constatando la distribución interfascial en el plano que contiene los nervios de interés. Se recomienda realizar la inyección en un solo punto para evitar lesionar los nervios o los vasos.

BLOQUEO DE LOS NERVIOS DE LA CAJA TORÁCICA

La caja torácica se encuentra inervada por los ramos dorsales y ventrales de los nervios espinales torácicos que emergen desde T4 y se dirigen caudalmente. El tipo de abordaje dependerá de la ubicación y extensión del traumatismo. Es importante destacar el rol del bloqueo de la cadena simpática, aconsejado para mitigar los impulsos nociceptivos provenientes de los órganos y estructuras contenidos en la caja torácica.

Se puede bloquear los cuatro componentes del nervio espinal torácico mediante un abordaje paravertebral, los ramos ventrales mediante un bloqueo intercostal y los ramos dorsales mediante un abordaje del plano del músculo erector espinal.

Bloqueo paravertebral torácico

El bloqueo paravertebral torácico consiste en la instilación del anestésico local entre la membrana intercostal interna y la pleura parietal. Afecta a los ramos dorsales y ventrales del nervio espinal, así como a su ramo comunicante simpático, lo que produce un bloqueo somático y autonómico consistente. Este bloqueo puede ejecutarse mediante la ayuda tanto de la neuroestimulación como de la ecografía. Los detalles del bloqueo, las dosis y los anestésicos recomendados se resumen en la figura 5.

Indicaciones

Lesiones de la pared torácica:

- Fracturas costales.
- Posoperatorio de una toracotomía.
- Colocación de tubos de drenaje.

Complicaciones o efectos adversos

- Inyección pleural en caso de perforar la pleura parietal.
- Neumotórax.
- Inyección espinal o epidural en caso de abordajes muy mediales y cerca del agujero intervertebral.
- Distribución epidural.
- Punción vascular. Si la aguja se introduce con una angulación medial y profunda, se puede perforar la aorta o la vena cava.

Preparación y posicionamiento del paciente

- Bajo anestesia ligera (la suficiente para garantizar la inmovilidad).
- Decúbito esternal.

Referencias anatómicas

- Apófisis espinosas de las vértebras torácicas del espacio que se va a bloquear.
- Apófisis transversas de las vértebras torácicas del espacio que se va a bloquear.

Técnica

Aunque el bloqueo paravertebral torácico se puede realizar guiando la técnica mediante ecografía, se recomienda usar una técnica dual (ecografía y neuroestimulación).

1. Identificar los espacios paravertebrales que se desean bloquear:
   a. Colocar el transductor sobre la parrilla costal a la altura de la última costilla, con una orientación transversal al eje longitudinal de la costilla.

b. Deslizar cranealmente el transductor mientras se cuentan los espacios intercostales hasta detenerse en el espacio deseado.

c. Deslizar el transductor de lateral a medial hasta individualizar el espacio deseado.

2. Una vez obtenida una imagen nítida del espacio paravertebral, identificar la pleura parietal y su distintivo deslizamiento y la membrana intercostal interna.

3. Introducir la aguja en plano, desde el borde caudal del transductor en dirección craneoventral hasta perforar la membrana intercostal interna.

4. Comprobar la posición extravascular y extratorácica de la aguja.

5. Inyectar lentamente el volumen de anestésico local calculado en el espacio comprendido entre la pleura parietal y la membrana intercostal interna.

6. Repetir la maniobra en cada espacio paravertebral que se desee bloquear.

> Los autores recomiendan bloquear, además del nervio espinal correspondiente al espacio intercostal lesionado, uno o dos nervios craneales y caudales.
> La inyección dentro del espacio paravertebral torácico produce el desplazamiento ventral de la pleura parietal. Este signo confirma la correcta inyección del anestésico local.

Bloqueo de los nervios intercostales

El bloqueo de los nervios intercostales se utiliza para aportar analgesia y anestesia a un determinado sector de la pared torácica. A diferencia del bloqueo paravertebral, este bloqueo no aporta analgesia visceral. Los detalles del bloqueo, las dosis y los anestésicos recomendados se resumen en la figura 6.

Indicaciones

Aportar analgesia en:

- Fracturas costales.
- Traumatismos de la pared torácica.
- Posoperatorio de una toracotomía.
- Lesiones de la pared torácica (toracotomías laterales).
- Colocación de drenajes torácicos.

Complicaciones o efectos adversos

- Inyección intrapleural en caso de perforar la pleura parietal.
- Neumotórax.
- Punción vascular.
- Hematoma intercostal.
- Lesión nerviosa iatrogénica.

Preparación y posicionamiento del paciente

- Bajo anestesia ligera (la suficiente para garantizar la inmovilidad).
- Decúbito lateral con el lado que se va a bloquear hacia arriba.

Referencias anatómicas

- Borde caudal de las costillas.
- Espacios intercostales de interés.

Técnica

1. Individualizar los espacios intercostales de interés.

2. Deslizar y colocar el transductor en un punto intermedio entre la línea media dorsal y una línea imaginaria longitudinal que pasa por la articulación del hombro.

3. Centrar la imagen en el espacio intercostal que se va a bloquear y reconocer las estructuras de referencia (costillas y pleura parietal).

4. Introducir la aguja en plano, desde el borde caudal del transductor, y detenerse justo antes de llegar a la pleura parietal.

5. Inyectar lentamente el volumen de anestésico local calculado en el espacio comprendido entre la pleura parietal y el músculo intercostal interno.

6. Repetir la maniobra en cada espacio intercostal que se desee bloquear.

> La inyección en el sitio adecuado produce el desplazamiento ventral de la pleura parietal. Este signo confirma la correcta inyección del anestésico local.

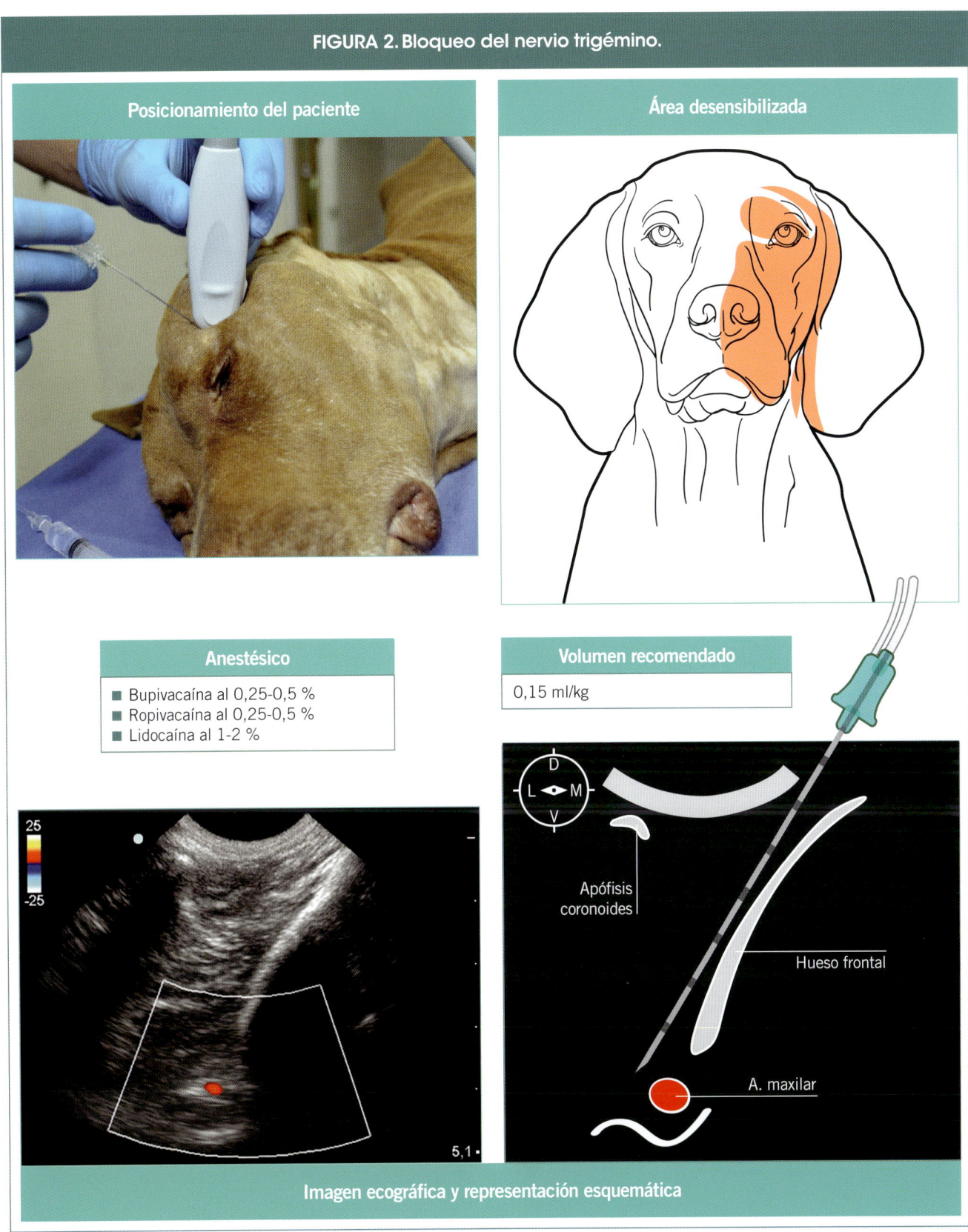

FIGURA 2. Bloqueo del nervio trigémino.

Posicionamiento del paciente

Área desensibilizada

Anestésico

- Bupivacaína al 0,25-0,5 %
- Ropivacaína al 0,25-0,5 %
- Lidocaína al 1-2 %

Volumen recomendado

0,15 ml/kg

Apófisis coronoides

Hueso frontal

A. maxilar

Imagen ecográfica y representación esquemática

Se muestra la posición sugerida para realizar el procedimiento, el área de desensibilización lograda, la imagen ecográfica y un esquema de la misma en la que se detallan las estructuras anatómicas y la dirección y posición final de la aguja antes de la inyección (Viscasillas y Ter Haar, 2017).

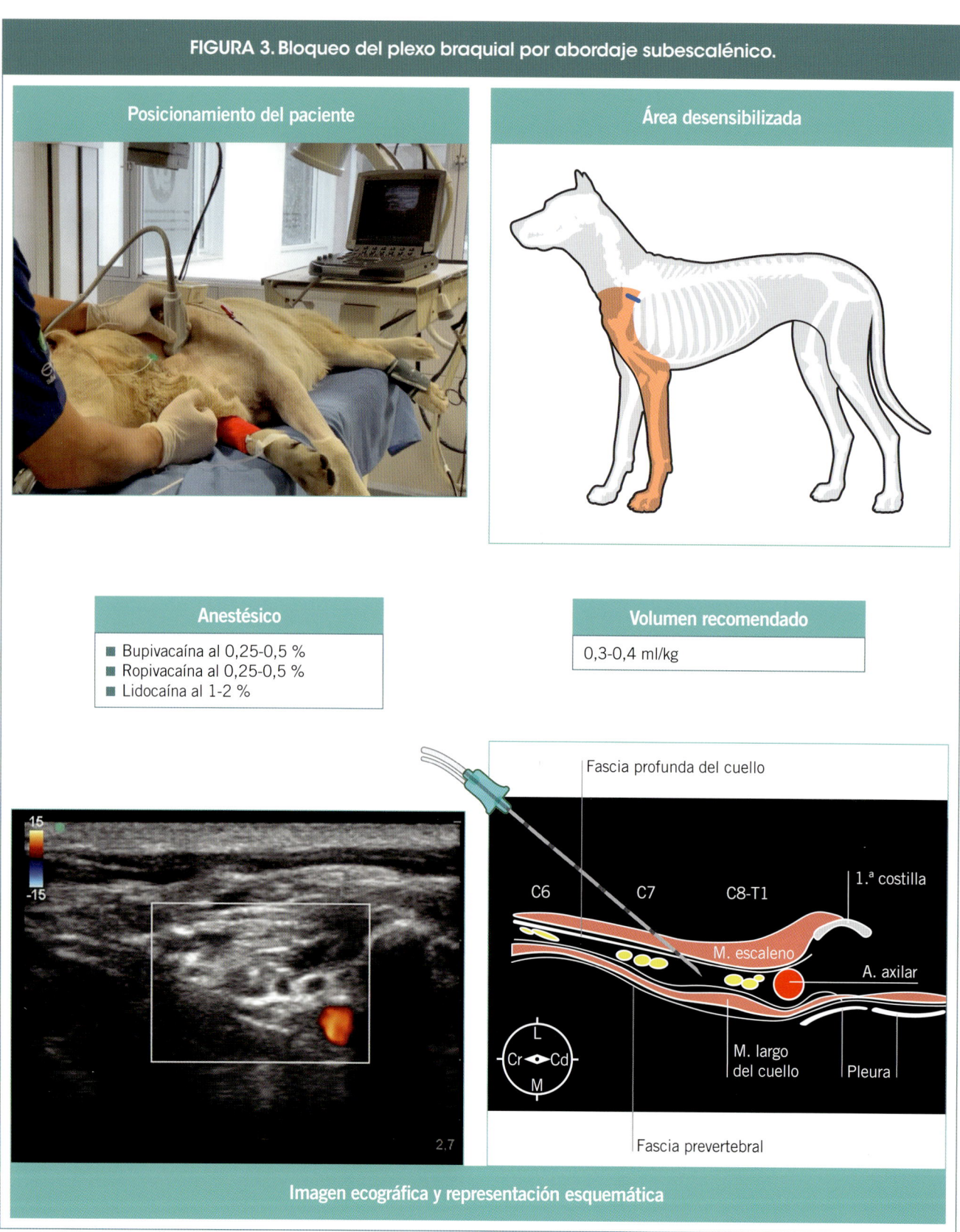

FIGURA 3. Bloqueo del plexo braquial por abordaje subescalénico.

Posicionamiento del paciente

Área desensibilizada

Anestésico

- Bupivacaína al 0,25-0,5 %
- Ropivacaína al 0,25-0,5 %
- Lidocaína al 1-2 %

Volumen recomendado

0,3-0,4 ml/kg

Fascia profunda del cuello

C6   C7   C8-T1   1.ª costilla

M. escaleno

A. axilar

L
Cr ◆ Cd
M

M. largo del cuello   Pleura

Fascia prevertebral

Imagen ecográfica y representación esquemática

Se muestra la posición sugerida para realizar el procedimiento, el área de desensibilización lograda, la imagen ecográfica y un esquema de la misma en la que se detallan las estructuras anatómicas y la dirección y posición final de la aguja antes de la inyección (Otero y Portela, 2019).

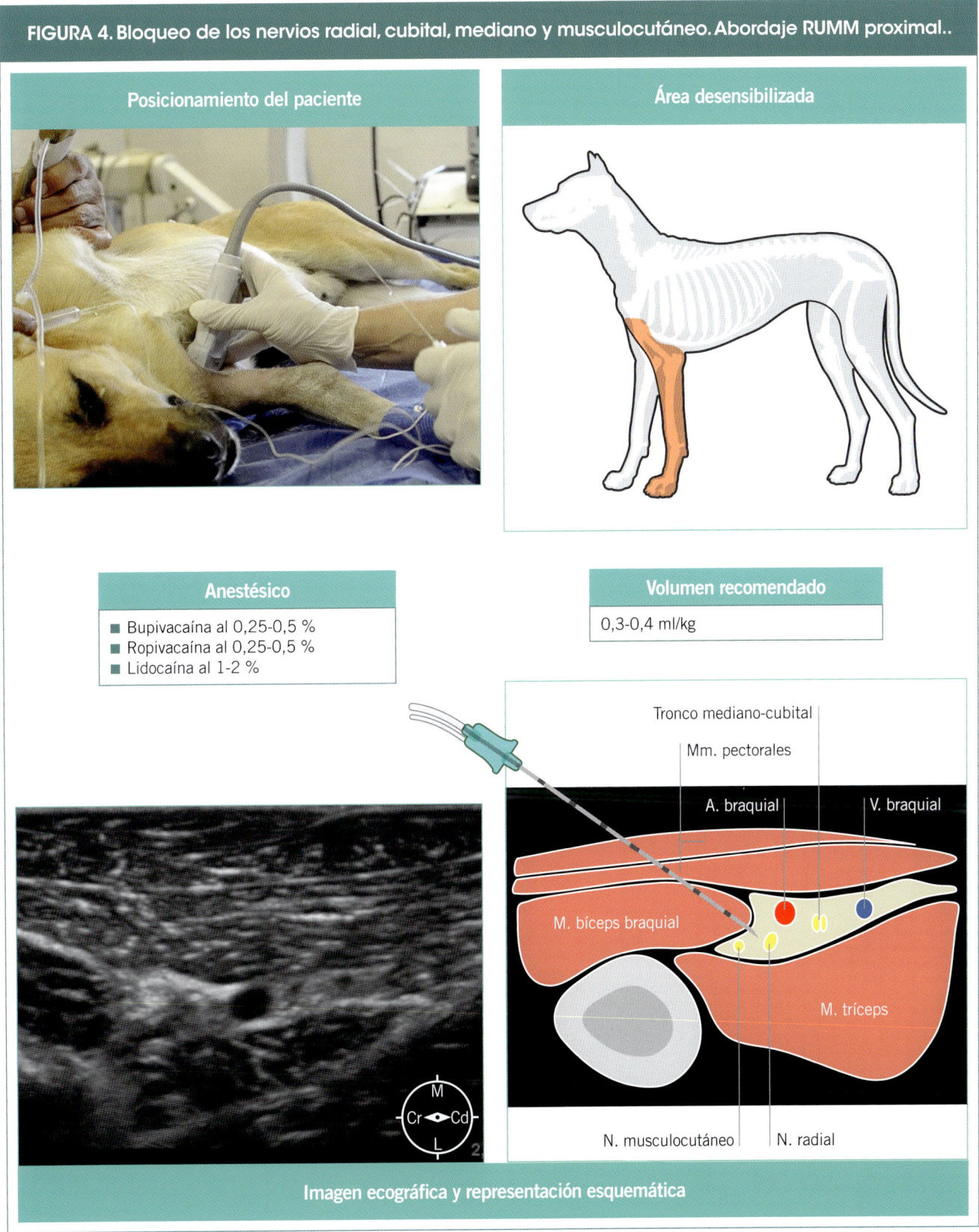

FIGURA 4. Bloqueo de los nervios radial, cubital, mediano y musculocutáneo. Abordaje RUMM proximal..

Posicionamiento del paciente

Área desensibilizada

Anestésico

- Bupivacaína al 0,25-0,5 %
- Ropivacaína al 0,25-0,5 %
- Lidocaína al 1-2 %

Volumen recomendado

0,3-0,4 ml/kg

Tronco mediano-cubital

Mm. pectorales

A. braquial

V. braquial

M. bíceps braquial

M. tríceps

N. musculocutáneo

N. radial

Imagen ecográfica y representación esquemática

Se muestra la posición sugerida para realizar el procedimiento, el área de desensibilización lograda, la imagen ecográfica y un esquema de la misma en la que se detallan las estructuras anatómicas y la dirección y posición final de la aguja antes de la inyección (Tayari *et al.*, 2019).

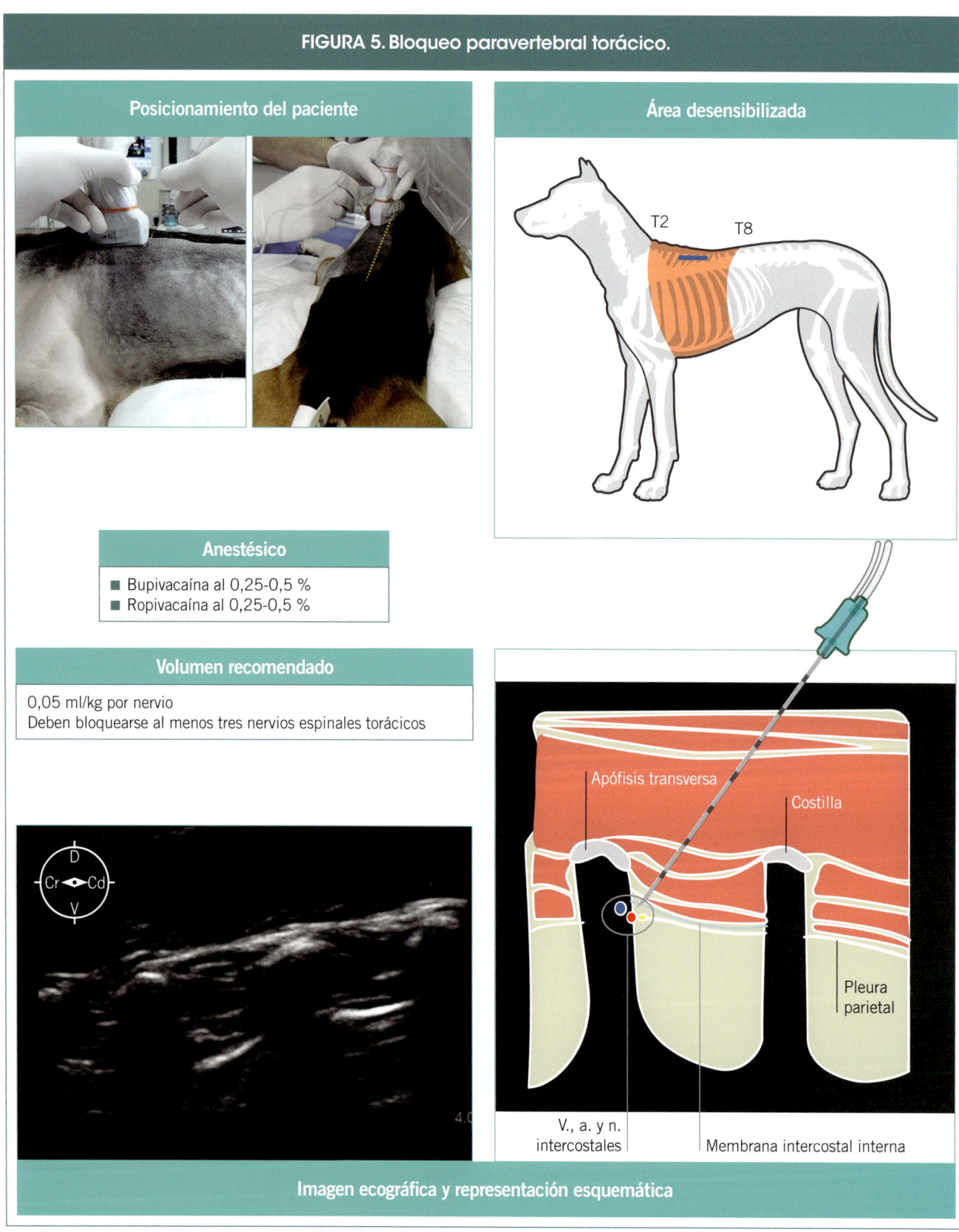

FIGURA 5. Bloqueo paravertebral torácico.

Posicionamiento del paciente

Área desensibilizada

T2   T8

Anestésico

- Bupivacaína al 0,25-0,5 %
- Ropivacaína al 0,25-0,5 %

Volumen recomendado

0,05 ml/kg por nervio
Deben bloquearse al menos tres nervios espinales torácicos

D
Cr ◄►Cd
V

Apófisis transversa

Costilla

Pleura parietal

V., a. y n. intercostales

Membrana intercostal interna

Imagen ecográfica y representación esquemática

Se muestra la posición sugerida para realizar el procedimiento, el área de desensibilización lograda, la imagen ecográfica y un esquema de la misma en la que se detallan las estructuras anatómicas y la dirección y posición final de la aguja antes de la inyección (Portela *et al.*, 2017).

Referencias anatómicas

- Apófisis espinosa de la vértebra elegida.
- Proceso mamilar de la vértebra elegida.

Técnica

1. Colocar el transductor transversalmente al eje longitudinal de la columna, a la altura de la vértebra que se va a bloquear.
2. Desplazar el transductor hasta obtener una imagen nítida de los procesos mamilar y accesorio de la vértebra.
3. Introducir la aguja en plano de lateral a medial y avanzar hasta ubicarse entre los procesos mamilar y accesorio.
4. Comprobar la posición extravascular e inyectar lentamente el volumen de anestésico local calculado en el plano interfascial.

En caso de precisar una mayor extensión de bloqueo, se puede realizar una segunda inyección en el mismo plano interfascial, pero a otro nivel.
Si se inyecta bilateralmente o se emplea más volumen, se debe diluir el anestésico para evitar superar la dosis tóxica.

BLOQUEO DE LA PARED ABDOMINAL Y DEL ABDOMEN
Bloqueo del plano transverso del abdomen

El bloqueo del plano transverso del abdomen (TAP) consiste en la infiltración de la solución anestésica en el plano interfascial situado entre los músculos transverso del abdomen y oblicuo interno del abdomen o recto del abdomen, dependiendo de la altura a la que se realice la punción. Los detalles del bloqueo, las dosis y los anestésicos recomendados se resumen en la figura 9.

Indicaciones

- Lesiones o traumatismos en la pared abdominal.
- Úlceras o traumatismos en las mamas de la región.
- Pancreatitis.

Complicaciones o efectos adversos

- Inyección intraperitoneal si se perfora el peritoneo parietal.
- Punción de órganos abdominales (hígado, riñón, intestino).

Preparación y posicionamiento del paciente

- Bajo sedación.
- Decúbito lateral con el lado que se va a bloquear hacia arriba.
- Decúbito dorsal para bloqueos bilaterales.

Referencias anatómicas

- Arcada costal.
- Cresta del ilion.

Técnica

Este bloqueo implica al menos dos sitios de inyección por hemiabdomen.

1. Abordaje subcostal:
   a. Colocar el transductor paralelo al arco costal.
   b. Identificar los planos musculares y el peritoneo parietal. Individualizar el plano transverso del abdomen.
   c. Introducir la aguja en plano hasta que su punta se sitúe entre los músculos recto del abdomen y transverso del abdomen.
2. Abordaje lateral:
   a. Deslizar el transductor hacia la pared abdominal lateral por encima de la línea media axilar a la altura deseada.
   b. Introducir la aguja en plano hasta que su punta se sitúe entre los músculos oblicuo interno del abdomen y transverso del abdomen.
3. En ambos casos, inyectar una pequeña cantidad de anestésico para comprobar el sitio de instilación. Comprobar la posición extravascular y extraabdominal de la aguja.
4. Inyectar lentamente el volumen de anestésico local calculado en el plano intermuscular.

Cuando el bloqueo se realiza bilateralmente, el anestésico debe emplearse con una concentración por debajo de 0,25 % para evitar superar la dosis máxima del fármaco.

FIGURA 7. Bloqueo del plano del músculo erector espinal a nivel torácico (ESP-torácico).

Posicionamiento del paciente

Área desensibilizada

T6   T2

■ Zona inervada por las ramas dorsales de los nervios espinales, bloqueados de forma efectiva
■ Zona inervada por las ramas ventrales de los nervios espinales

Anestésico

■ Bupivacaína al 0,25-0,5 %
■ Ropivacaína al 0,25-0,5 %
■ Lidocaína al 1-2 %

Volumen recomendado

0,3-0,5 ml/kg

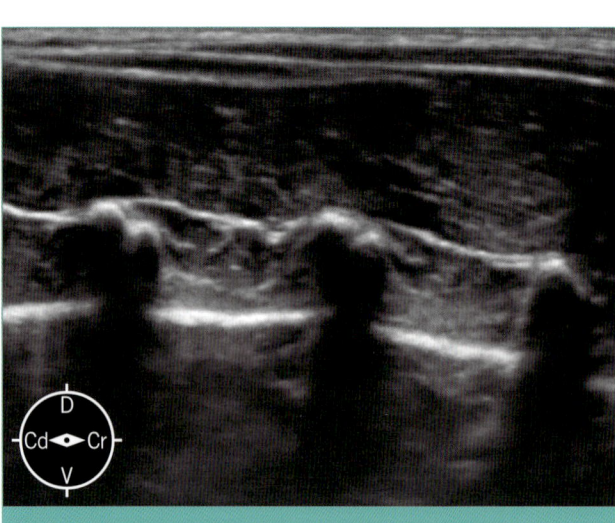

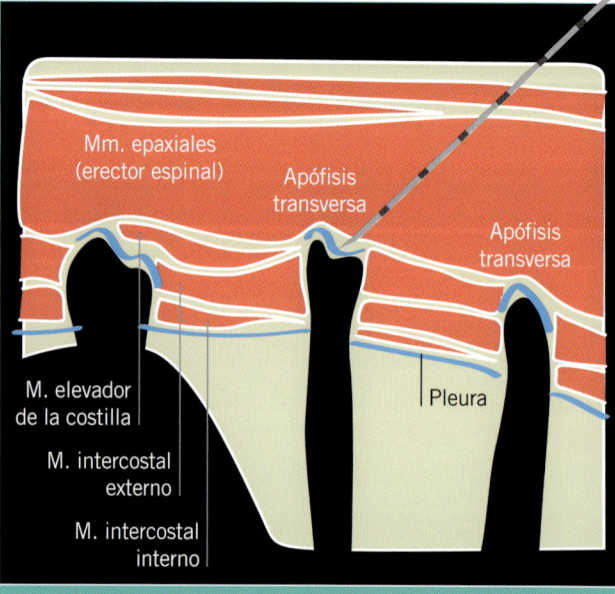

Mm. epaxiales
(erector espinal)

Apófisis transversa

Apófisis transversa

M. elevador de la costilla

Pleura

M. intercostal externo

M. intercostal interno

D
Cd ◄►► Cr
V

Imagen ecográfica y representación esquemática

Se muestra la posición sugerida para realizar el procedimiento, el área de desensibilización lograda, la imagen ecográfica y un esquema de la misma en la que se detallan las estructuras anatómicas y la dirección y posición final de la aguja antes de la inyección (Portela *et al.*, 2020).

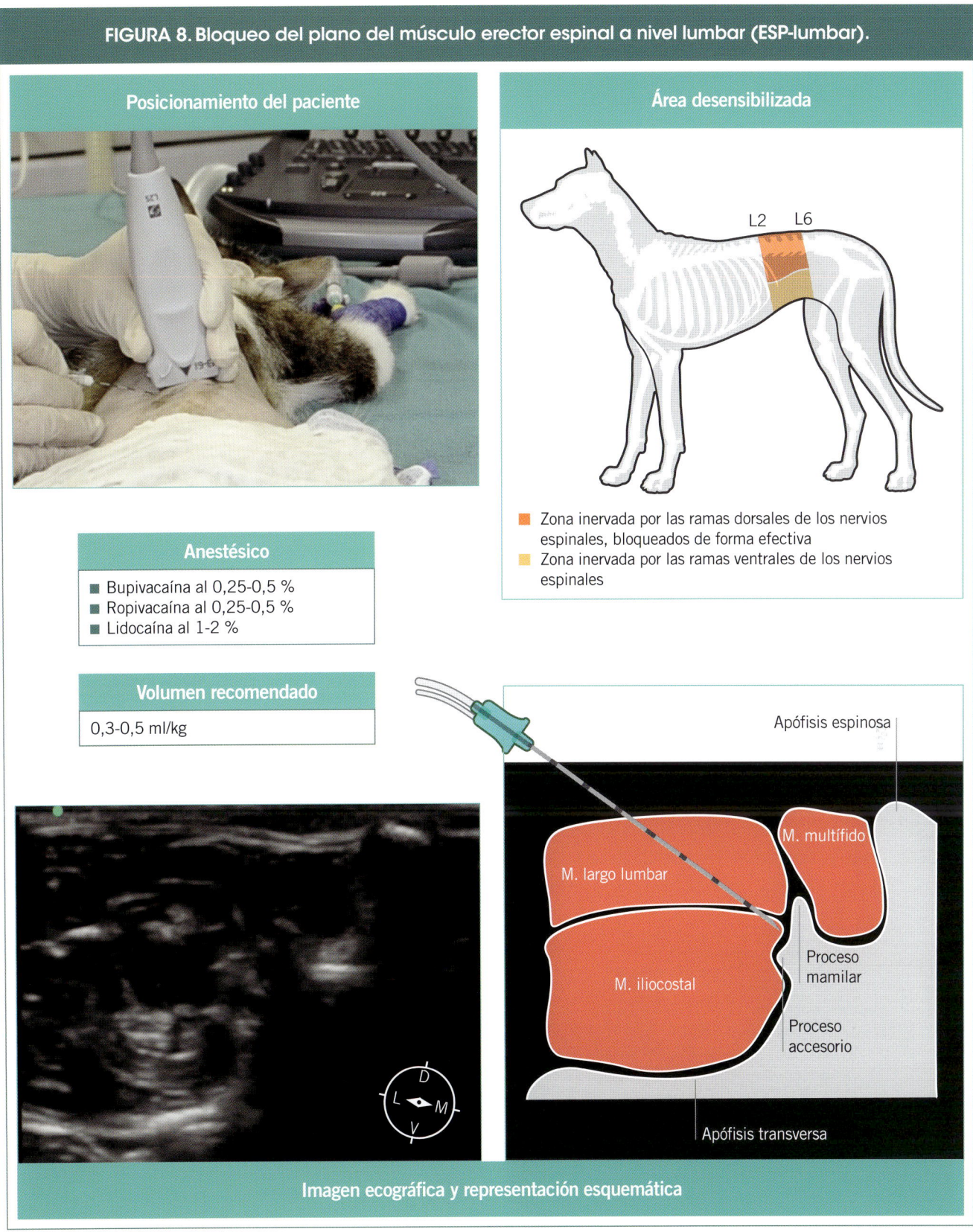

FIGURA 8. Bloqueo del plano del músculo erector espinal a nivel lumbar (ESP-lumbar).

Posicionamiento del paciente

Área desensibilizada

L2   L6

■ Zona inervada por las ramas dorsales de los nervios espinales, bloqueados de forma efectiva
■ Zona inervada por las ramas ventrales de los nervios espinales

Anestésico

■ Bupivacaína al 0,25-0,5 %
■ Ropivacaína al 0,25-0,5 %
■ Lidocaína al 1-2 %

Volumen recomendado

0,3-0,5 ml/kg

Apófisis espinosa

M. multífido

M. largo lumbar

M. iliocostal

Proceso mamilar

Proceso accesorio

Apófisis transversa

D
L   M
V

Imagen ecográfica y representación esquemática

Se muestra la posición sugerida para realizar el procedimiento, el área de desensibilización lograda, la imagen ecográfica y un esquema de la misma en la que se detallan las estructuras anatómicas y la dirección y posición final de la aguja antes de la inyección (Medina-Serra *et al.*, 2021).

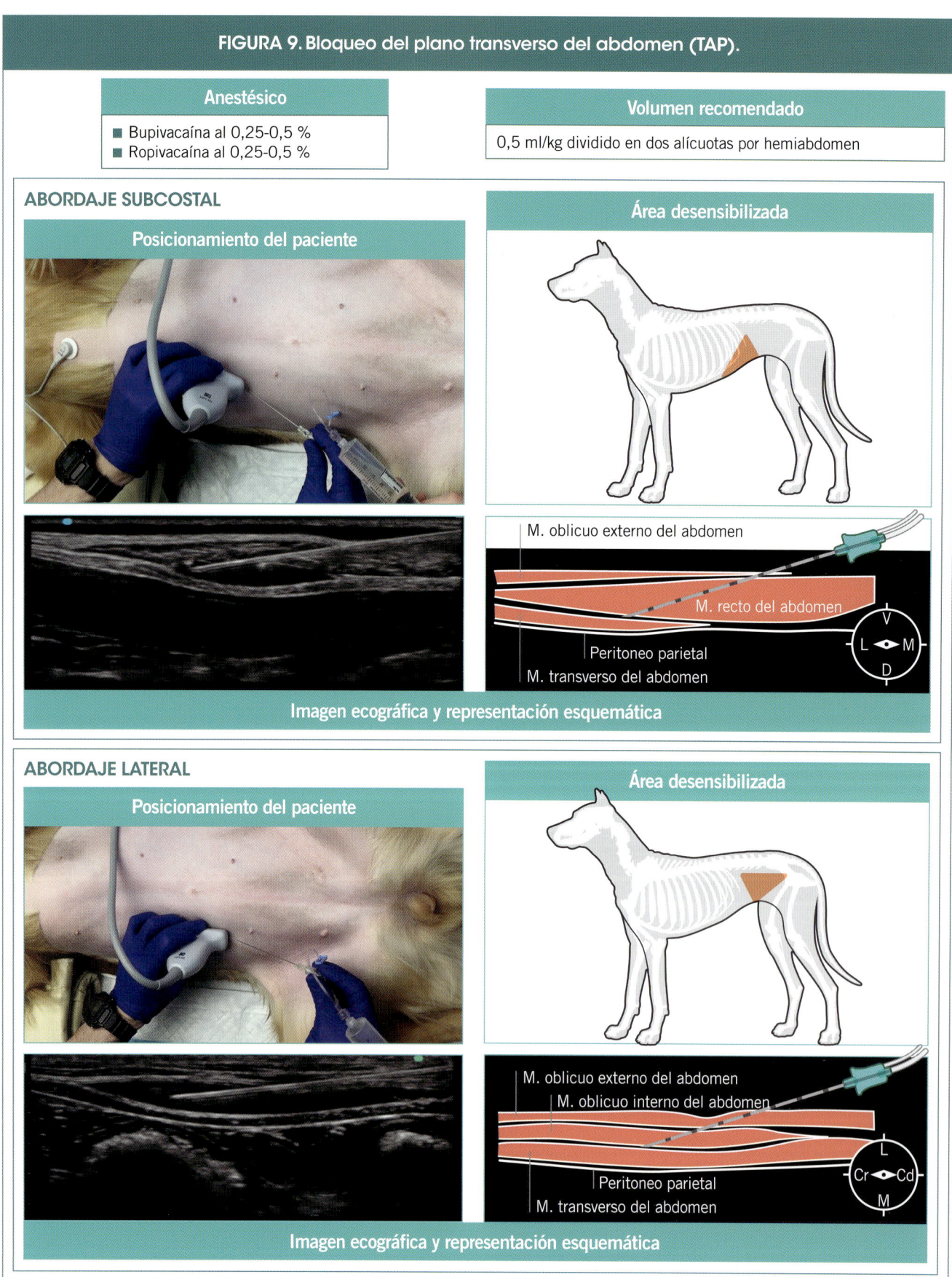

FIGURA 9. Bloqueo del plano transverso del abdomen (TAP).

Anestésico	Volumen recomendado
■ Bupivacaína al 0,25-0,5 % ■ Ropivacaína al 0,25-0,5 %	0,5 ml/kg dividido en dos alícuotas por hemiabdomen

ABORDAJE SUBCOSTAL

Posicionamiento del paciente

Área desensibilizada

Imagen ecográfica y representación esquemática

M. oblicuo externo del abdomen
M. recto del abdomen
Peritoneo parietal
M. transverso del abdomen

ABORDAJE LATERAL

Posicionamiento del paciente

Área desensibilizada

Imagen ecográfica y representación esquemática

M. oblicuo externo del abdomen
M. oblicuo interno del abdomen
Peritoneo parietal
M. transverso del abdomen

Se muestra la posición sugerida para realizar el procedimiento, el área de desensibilización lograda, la imagen ecográfica y un esquema de la misma en la que se detallan las estructuras anatómicas y la dirección y posición final de la aguja antes de la inyección (Romano *et al.*, 2021).

Bloqueo lateral del músculo cuadrado lumbar

El bloqueo del músculo cuadrado lumbar (QLB, por sus siglas en inglés) puede realizarse lateral (L-QLB), medial (I-QLB) o dorsalmente (D-QLB) al músculo cuadrado lumbar. Por ser el menos invasivo y el que se realiza más alejado de los vasos sanguíneos importantes de la región, se recomienda y describe a continuación el L-QLB. Los detalles del bloqueo, las dosis y los anestésicos recomendados se resumen en la figura 10.

Indicaciones

- Dolor localizado en el abdomen craneal y medio.

Complicaciones o efectos adversos

- Inyección intraperitoneal.
- Punción de vísceras abdominales.
- Punción de grandes vasos.

Preparación y posicionamiento del paciente

- Bajo sedación.
- Decúbito lateral con el lado que se va a bloquear hacia arriba.

Referencias anatómicas

- Borde lateral de la apófisis transversa de la primera vértebra lumbar (L1).
- Última costilla.

Técnica

1. Colocar el transductor paralelo a la última costilla.
2. Desplazar dorsalmente el transductor, siguiendo el músculo transverso del abdomen hasta su inserción en la apófisis transversa de L1.
3. Identificar la sombra acústica de la apófisis transversa y los músculos sublumbares sobre su superficie ventral.
4. Introducir la aguja en plano en sentido ventrodorsal o dorsoventral.
5. Inyectar una pequeña cantidad de anestésico para comprobar el sitio de instilación. Comprobar la posición extravascular y extraabdominal de la aguja.
6. Inyectar lentamente el volumen de anestésico local calculado en el plano intermuscular.

El abordaje dorsolateral está indicado en situaciones en las que el abdomen se encuentra ocupado o distendido, lo que dificulta el acceso al plano interfascial u obliga a pasar por el plano retroperitoneal.
Cuando el bloqueo se realiza bilateralmente, el anestésico debe emplearse con una concentración por debajo de 0,25 % para evitar superar la dosis máxima del fármaco.

BLOQUEOS DEL MIEMBRO PÉLVICO

El miembro pélvico recibe su inervación sensitiva, motora y autonómica a través de una intrincada red de nervios, los cuales tienen su origen en los ramos ventrales de los nervios espinales lumbares y sacros. Este plexo lumbosacro está formado por el plexo lumbar, compuesto por los ramos ventrales de los nervios lumbares L4, L5 y L6, y el plexo sacro, compuesto por los ramos ventrales de los dos últimos nervios lumbares (L6 y L7) y los nervios sacros S1 y S2.

Los abordajes más indicados para aportar analgesia en animales traumatizados y permitir maniobras de estabilización de fracturas y limpieza de heridas son los bloqueos del compartimento del músculo psoas y el tronco lumbosacro, cuando la lesión se ubica dorsalmente al tercio proximal del fémur, y los abordajes distales de los nervios safeno e isquiático, cuando la lesión se ubica distalmente al tercio proximal del fémur.

Para aportar analgesia integral al miembro pélvico es necesario afectar simultáneamente a los plexos nerviosos lumbar y sacro.

Bloqueo del plexo lumbar: bloqueo del nervio femoral por abordaje lateral preilíaco

El abordaje lateral preilíaco permite bloquear el nervio femoral en el compartimento del músculo psoas. Se recomienda realizar el bloqueo con la ayuda de una técnica dual (ecografía y neuroestimulación). Los detalles del bloqueo, las dosis y los anestésicos recomendados se resumen en la figura 11.

Indicaciones

Lesiones en:

- Articulación coxofemoral.
- Fémur (en toda su longitud).
- Muslo.
- Rodilla.

Complicaciones o efectos adversos

- Punción vascular, retroperitoneal o abdominal en caso de excesiva profundidad de la aguja.
- Distribución epidural del anestésico.

Preparación y posicionamiento del paciente

- Bajo anestesia ligera (la suficiente para garantizar la inmovilidad).
- Decúbito lateral con el miembro que se va a bloquear hacia arriba.

Referencias anatómicas

- Apófisis espinosa de la séptima vértebra lumbar (L7).

Técnica

1. Colocar el transductor transversalmente al eje longitudinal de la columna vertebral sobre el aspecto ventral de la musculatura sublumbar, a la altura de L7.
2. Identificar las vértebras lumbares y, ventralmente a las mismas, el contorno del músculo psoas mayor. La arteria ilíaca, una referencia de importancia, se visualizará en un plano medial y ventral al compartimento del psoas. El nervio femoral se visualizará en el espesor del músculo psoas, como una estructura hipo- o hiperecoica con un contorno circular.
3. Introducir la aguja con una dirección lateromedial.
4. Confirmar la posición extravascular de la aguja e inyectar una alícuota del volumen calculado para comenzar a distribuir el anestésico. Esto debe generar una imagen anecoica alrededor del nervio.

Bloqueo del plexo lumbar: bloqueo caudal del músculo cuadrado lumbar

El bloqueo caudal del músculo cuadrado lumbar (C-QLB) se realiza a la altura de L6. Su ejecución es similar al abordaje craneal lateral que se realiza a nivel de L1. Este bloqueo afecta a los ramos ventrales que dan origen al plexo lumbar sin afectar mayormente a sus componentes motores. Cuando se realiza en combinación con el bloqueo GIN (ver más abajo), el C-QLB produce un efecto analgésico protector de la función muscular. Así, la combinación de los bloqueos GIN y C-QLB está indicada para la analgesia del miembro pélvico en cualquier lesión de la cadera, el fémur o la rodilla. Los detalles del bloqueo, las dosis y los anestésicos recomendados se resumen en la figura 12.

Indicaciones

- Dolor localizado en la cadera, el fémur o la rodilla.

Complicaciones o efectos adversos

- Inyección intraperitoneal.
- Punción de vísceras abdominales.
- Punción de grandes vasos.

Preparación y posicionamiento del paciente

- Bajo sedación.
- Decúbito lateral con el lado que se va a bloquear hacia arriba.

Referencias anatómicas

- Borde lateral de la apófisis transversa de la sexta vértebra lumbar (L6).
- Cresta del ilion.

Técnica

1. Colocar el transductor paralelo a la cresta del ilion.
2. Desplazar dorsalmente el transductor, siguiendo el músculo transverso del abdomen hasta su inserción en la apófisis transversa de L6.
3. Identificar la sombra acústica de la apófisis transversa y los músculos sublumbares sobre su superficie ventral.
4. Introducir la aguja en plano en dirección ventrodorsal hasta que su punta esté por debajo de (es decir, ventralmente a) la aponeurosis de inserción del músculo transverso del abdomen a nivel de L6, lateralmente al vientre del músculo cuadrado lumbar.
5. Inyectar una pequeña cantidad de anestésico para comprobar el sitio de instilación. Comprobar la posición extravascular y extraabdominal de la aguja.
6. Inyectar lentamente el volumen de anestésico local calculado en el plano intermuscular.

FIGURA 10. Bloqueo craneal del músculo cuadrado lumbar por abordaje lateral (L-QLB).

Posicionamiento del paciente

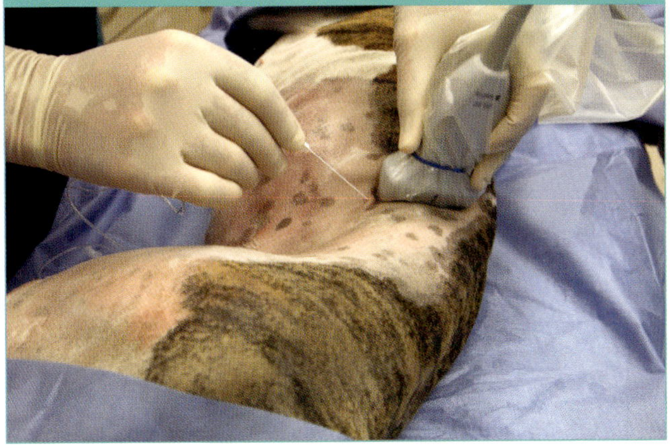

Área desensibilizada

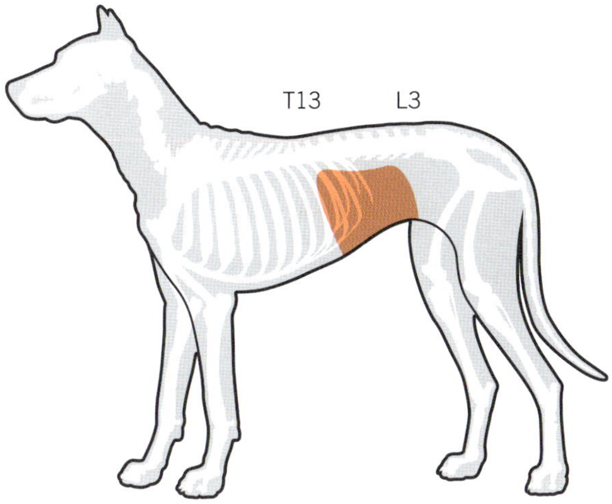

Anestésico

- Bupivacaína al 0,125-0,25 %
- Ropivacaína al 0,125-0,25 %

Volumen recomendado

0,25-0,5 ml/kg por hemiabdomen

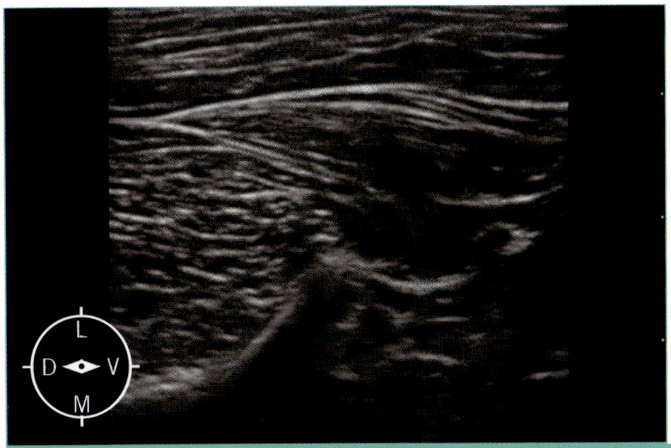

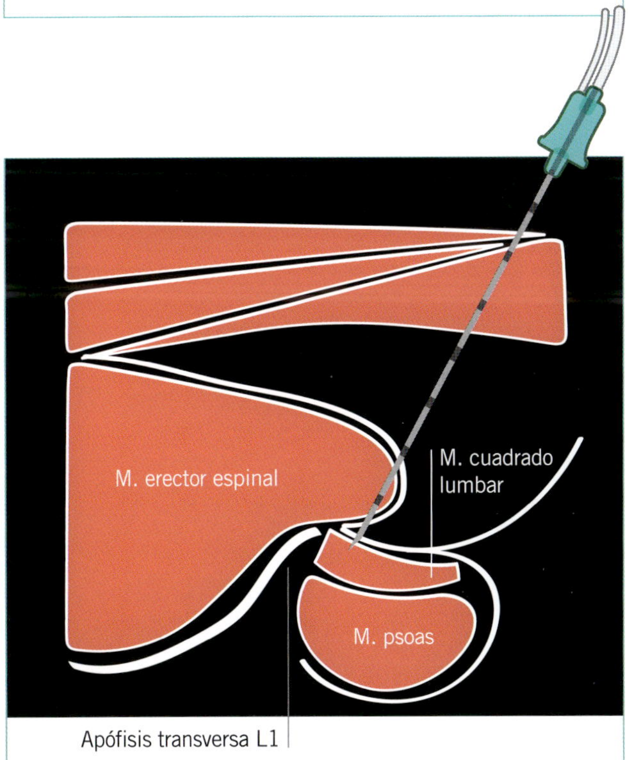

Imagen ecográfica y representación esquemática

Se muestra la posición sugerida para realizar el procedimiento, el área de desensibilización lograda, la imagen ecográfica y un esquema de la misma en la que se detallan las estructuras anatómicas y la dirección y posición final de la aguja antes de la inyección (Garbin *et al.*, 2020).

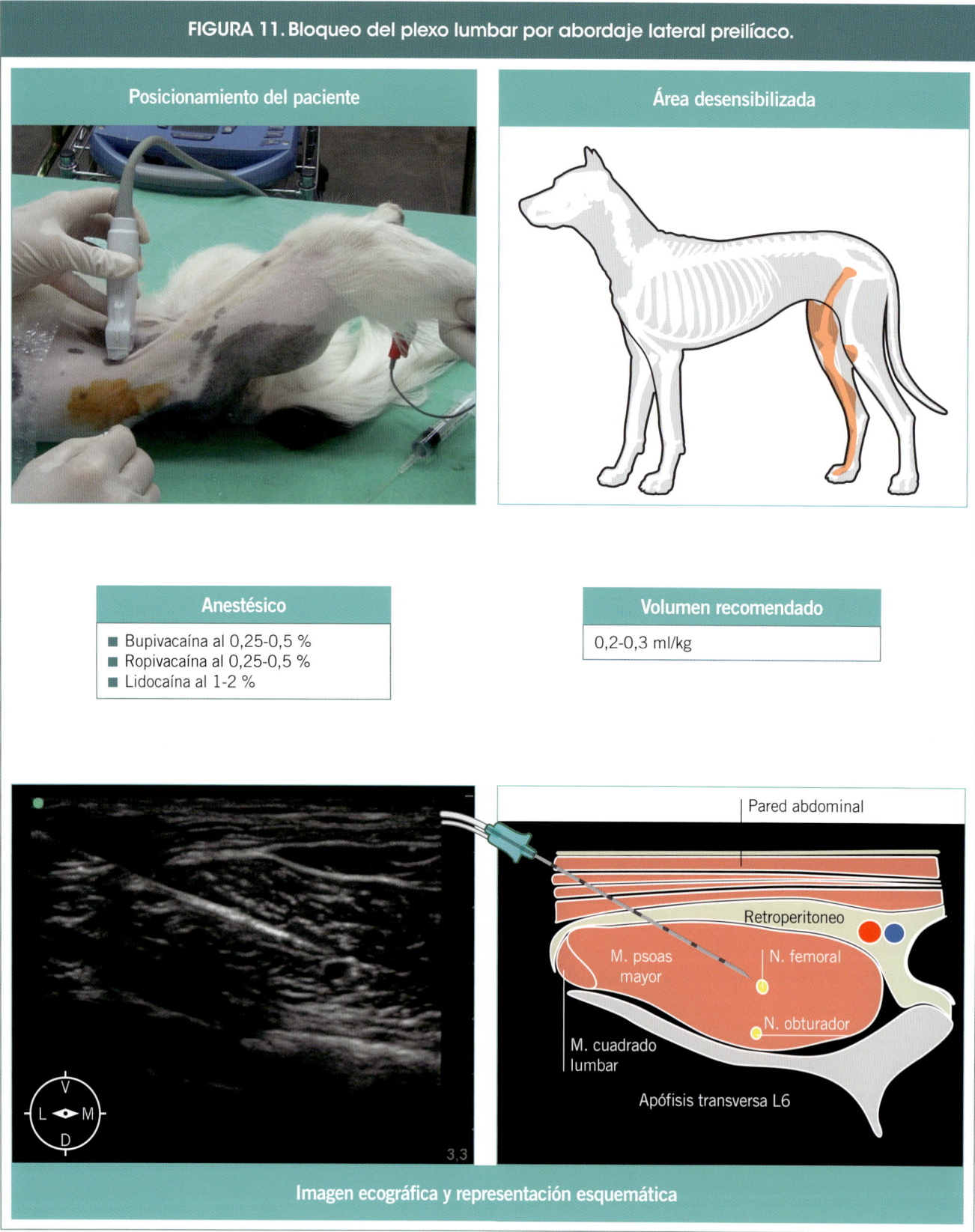

FIGURA 11. Bloqueo del plexo lumbar por abordaje lateral preilíaco.

Posicionamiento del paciente

Área desensibilizada

Anestésico

- Bupivacaína al 0,25-0,5 %
- Ropivacaína al 0,25-0,5 %
- Lidocaína al 1-2 %

Volumen recomendado

0,2-0,3 ml/kg

Pared abdominal

Retroperitoneo

M. psoas mayor

N. femoral

N. obturador

M. cuadrado lumbar

Apófisis transversa L6

3.3

Imagen ecográfica y representación esquemática

Se muestra la posición sugerida para realizar el procedimiento, el área de desensibilización lograda, la imagen ecográfica y un esquema de la misma en la que se detallan las estructuras anatómicas y la dirección y posición final de la aguja antes de la inyección (Echeverry et al., 2012).

FIGURA 12. Bloqueo caudal del músculo cuadrado lumbar (C-QLB).

Posicionamiento del paciente

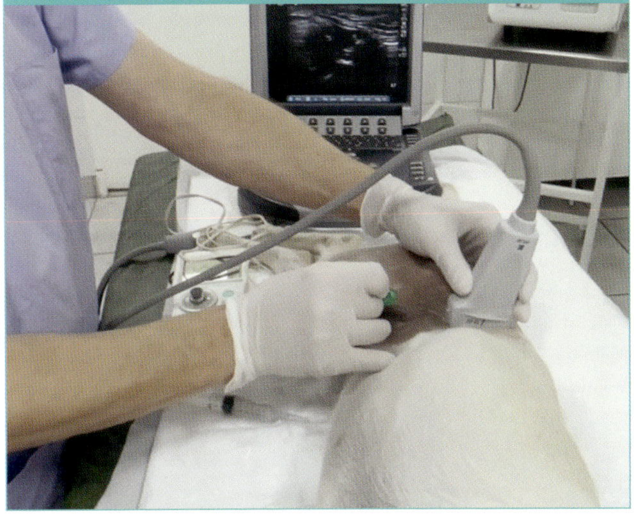

Área desensibilizada

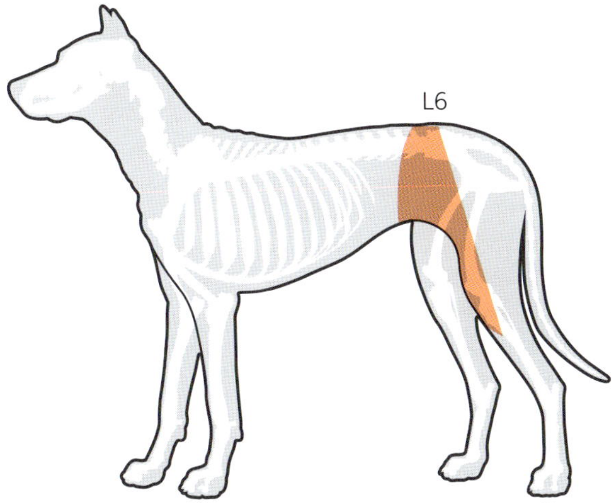

L6

Anestésico

- Bupivacaína al 0,25 %
- Ropivacaína al 0,25 %
- Lidocaína al 1-2 %

Volumen recomendado

0,3 ml/kg

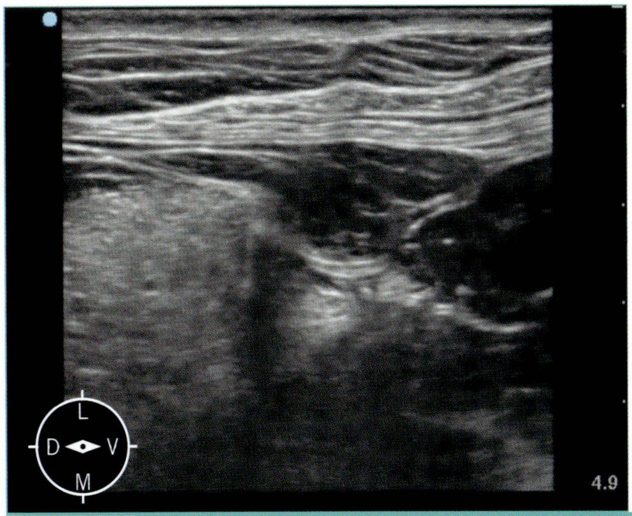

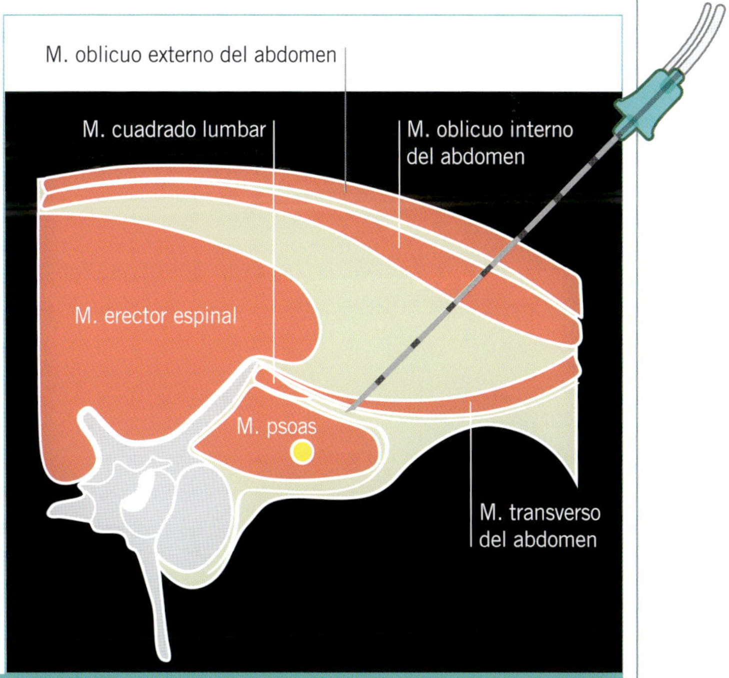

M. oblicuo externo del abdomen

M. cuadrado lumbar

M. oblicuo interno del abdomen

M. erector espinal

M. psoas

M. transverso del abdomen

4.9

Imagen ecográfica y representación esquemática

Se muestra la posición sugerida para realizar el procedimiento, el área de desensibilización lograda, la imagen ecográfica y un esquema de la misma en la que se detallan las estructuras anatómicas y la dirección y posición final de la aguja antes de la inyección (Otero *et al.*, 2023).

Bloqueo del tronco lumbosacro por abordaje parasacro

El tronco lumbosacro se encuentra ubicado en la cara medial del ilion, en la escotadura isquiática mayor. La ventaja de este abordaje es que bloquea los nervios isquiático (tibial y peroneo), glúteos craneal y caudal y femoral cutáneo caudal con un solo punto de inyección. Se recomienda realizar el bloqueo con la ayuda de una técnica dual (ecografía y neuroestimulación). Los detalles del bloqueo, las dosis y los anestésicos recomendados se resumen en la figura 13.

Indicaciones

Lesiones o traumatismos en:

- Región de la cadera.
- Cabeza del fémur.
- Muslo.
- Rodilla.
- Pierna.

Complicaciones o efectos adversos

- Punción vascular, hematoma.
- Punción intrapélvica.
- Inyección retroperitoneal.
- Punción del colon mayor.
- Lesión nerviosa iatrogénica.

Preparación y posicionamiento del paciente

- Bajo anestesia general o sedación profunda.
- Decúbito lateral con el miembro que se va a bloquear hacia arriba.

Referencias anatómicas

- Trocánter mayor del fémur.
- Superficie dorsal del ilion a la altura de la escotadura isquiática mayor.

Técnica

1. Colocar el transductor transversalmente al eje longitudinal del ilion, en un punto inmediatamente craneal al trocánter mayor del fémur, sobre la región glútea dorsal del miembro que se va a bloquear.
2. Identificar el tronco lumbosacro a la altura de la escotadura isquiática mayor. En este punto el tronco nervioso se encuentra sobre el aspecto medial del cuerpo del ilion, a escasos milímetros de su borde dorsal, ventralmente a los músculos glúteos superficial, glúteo medio y piriforme. Medialmente al tronco nervioso se podrá visualizar la vena y la arteria glúteas caudales.
3. Introducir la aguja en plano, de dorsomedial a ventrolateral, a través de los vientres de los músculos glúteos y piriforme.
4. Tras confirmar la posición extravascular de la aguja, inyectar una parte del volumen calculado para comenzar a distribuir el anestésico. Esto debe generar una imagen anecoica alrededor del tronco nervioso.

Bloqueo de la escotadura isquiática mayor

El bloqueo de la escotadura isquiática mayor (GIN, por sus siglas en inglés) consiste en inyectar el anestésico sobre la superficie dorsal del ilion a la altura de la escotadura isquiática mayor, entre el perimisio del músculo piriforme y el periostio del ilion. Cuando se realiza en combinación con el C-QLB, produce un efecto analgésico protector de la función muscular. Así, la combinación de los bloqueos GIN y C-QLB está indicada para la analgesia del miembro pélvico en cualquier lesión de la cadera, el fémur o la rodilla. Se recomienda realizar el bloqueo con la ayuda de una técnica dual (ecografía y neuroestimulación). Los detalles del bloqueo, las dosis y los anestésicos recomendados se resumen en la figura 14.

> La combinación de los bloqueos GIN y C-QLB es una alternativa a la combinación de los bloqueos lateral preilíaco y parasacro. Debido a la posición del paciente, a su fácil ejecución y a la baja tasa de complicaciones, es la mejor opción en los pacientes traumatizados y críticos.

Indicaciones

- Dolor localizado en la cadera, el fémur o la rodilla.

Complicaciones o efectos adversos

- Punción de los ramos motores del nervio glúteo craneal.

Preparación y posicionamiento del paciente

- Bajo sedación.
- Decúbito lateral con el lado que se va a bloquear hacia arriba.

Referencias anatómicas

- Borde dorsal de ilion a la altura de la escotadura isquiática mayor.
- Vientre del músculo piriforme.

Técnica

1. Colocar el transductor transversalmente al eje longitudinal del ilion a la altura de la escotadura isquiática mayor.
2. Identificar el borde dorsal del ilion y el músculo piriforme.
3. Introducir la aguja en plano en dirección lateromedial hasta contactar con el hueso para que su punta se sitúe en el espacio subfascial entre el músculo piriforme y el periostio del ilion.
4. Inyectar una pequeña cantidad de anestésico para comprobar el sitio de instilación.
5. Inyectar lentamente el volumen de anestésico calculado mientras se observa su distribución alrededor del tronco lumbosacro.

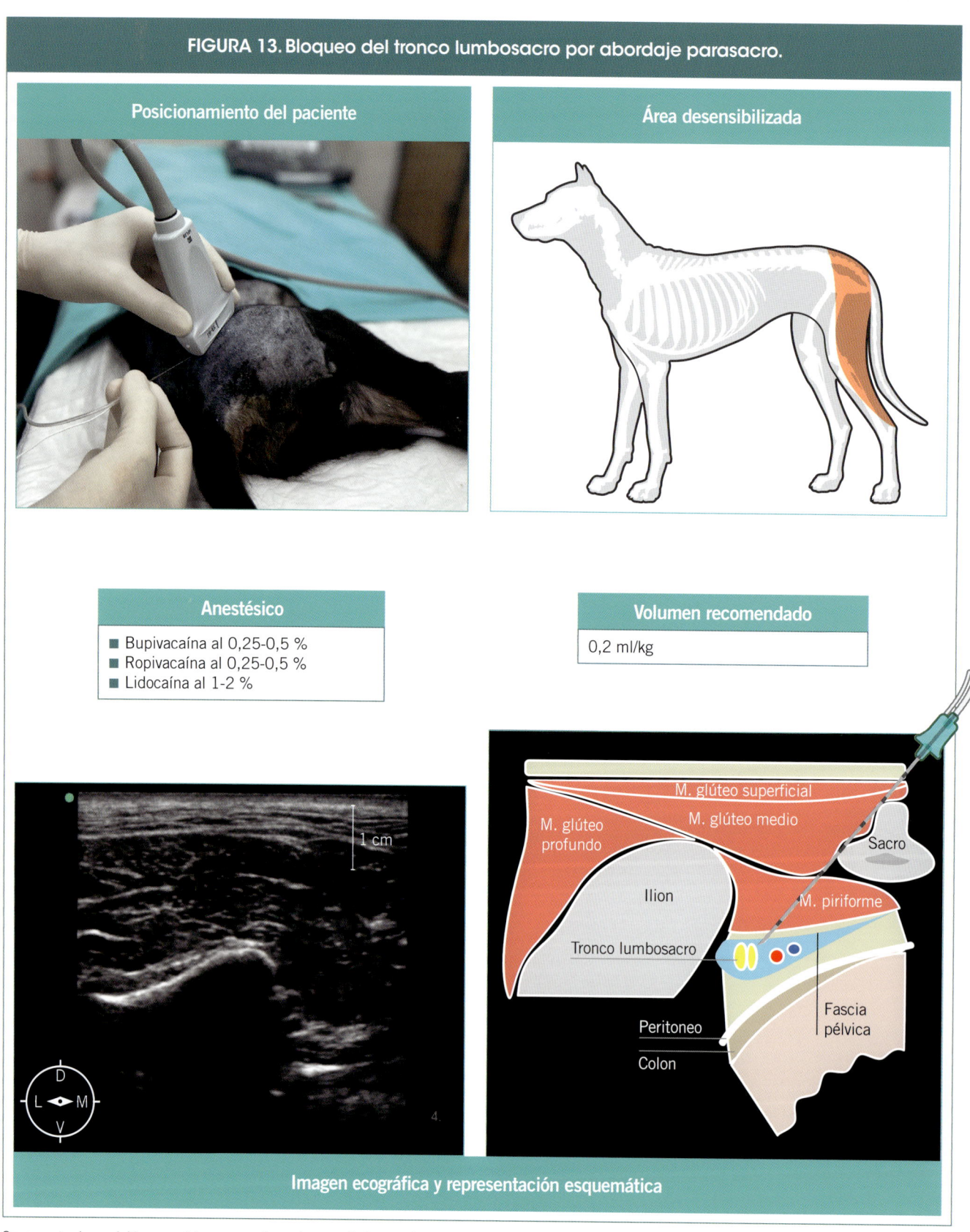

FIGURA 13. Bloqueo del tronco lumbosacro por abordaje parasacro.

Posicionamiento del paciente

Área desensibilizada

Anestésico

- Bupivacaína al 0,25-0,5 %
- Ropivacaína al 0,25-0,5 %
- Lidocaína al 1-2 %

Volumen recomendado

0,2 ml/kg

1 cm

M. glúteo superficial
M. glúteo medio
M. glúteo profundo
Sacro
Ilion
M. piriforme
Tronco lumbosacro
Peritoneo
Fascia pélvica
Colon

Imagen ecográfica y representación esquemática

Se muestra la posición sugerida para realizar el procedimiento, el área de desensibilización lograda, la imagen ecográfica y un esquema de la misma en la que se detallan las estructuras anatómicas y la dirección y posición final de la aguja antes de la inyección (Shilo *et al.*, 2010).

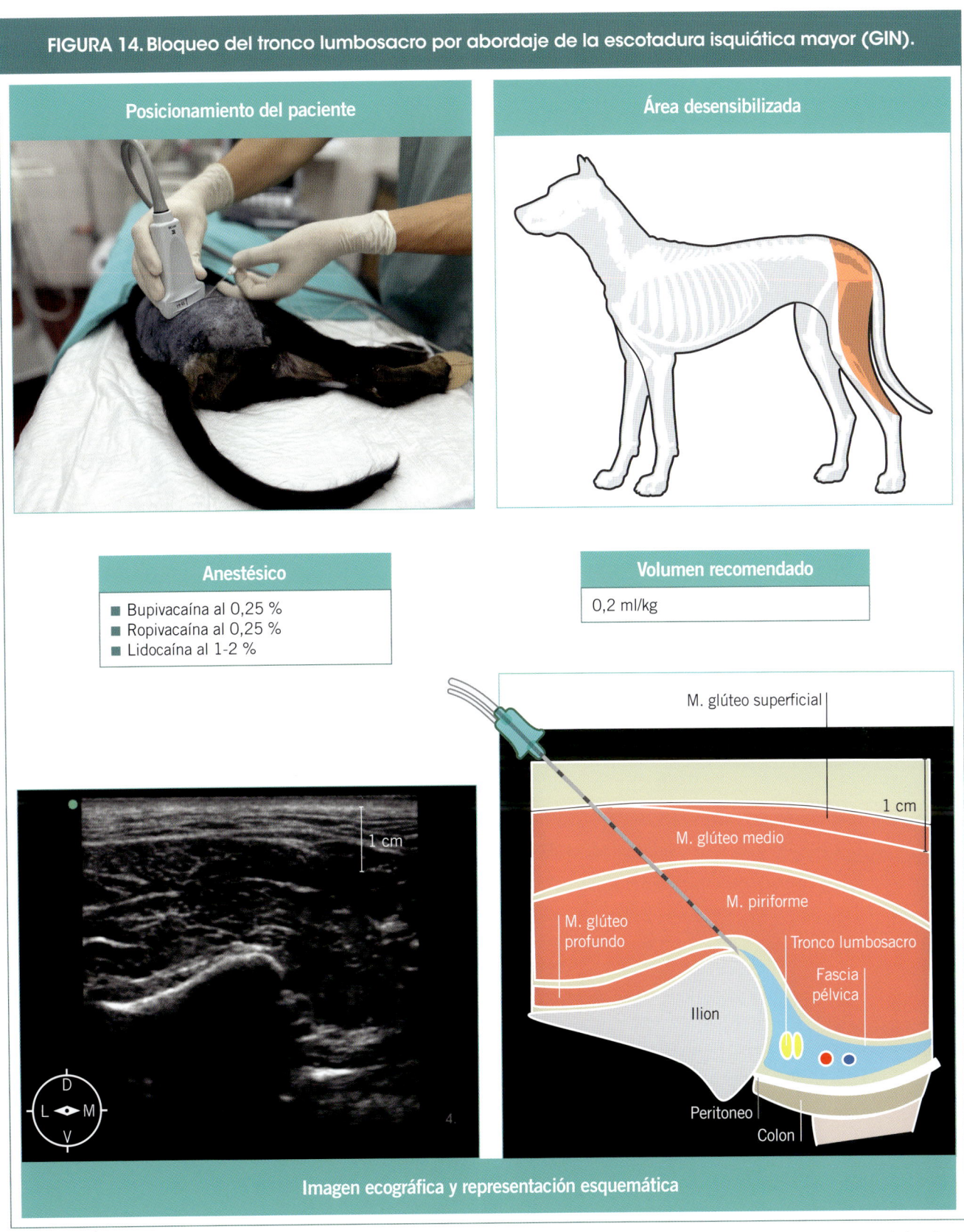

FIGURA 14. Bloqueo del tronco lumbosacro por abordaje de la escotadura isquiática mayor (GIN).

Se muestra la posición sugerida para realizar el procedimiento, el área de desensibilización lograda, la imagen ecográfica y un esquema de la misma en la que se detallan las estructuras anatómicas y la dirección y posición final de la aguja antes de la inyección (Koehler *et al.*, 2023).

11

PROTOCOLOS DE ACTUACIÓN EN SITUACIONES CRÍTICAS

Ignacio Sández Cordero, Lydia Marqués Sánchez, Alfonso Rodríguez Mulet, Pablo A. Donati, Eva Rioja García

En este capítulo se describen de forma esquemática los protocolos de actuación para las situaciones críticas que se presentan con mayor frecuencia en los centros veterinarios: piometra, abdomen agudo por cuerpo extraño (fig. 1), hemoabdomen (fig. 2), obstrucción uretral en el gato y derrame pericárdico o pleural.

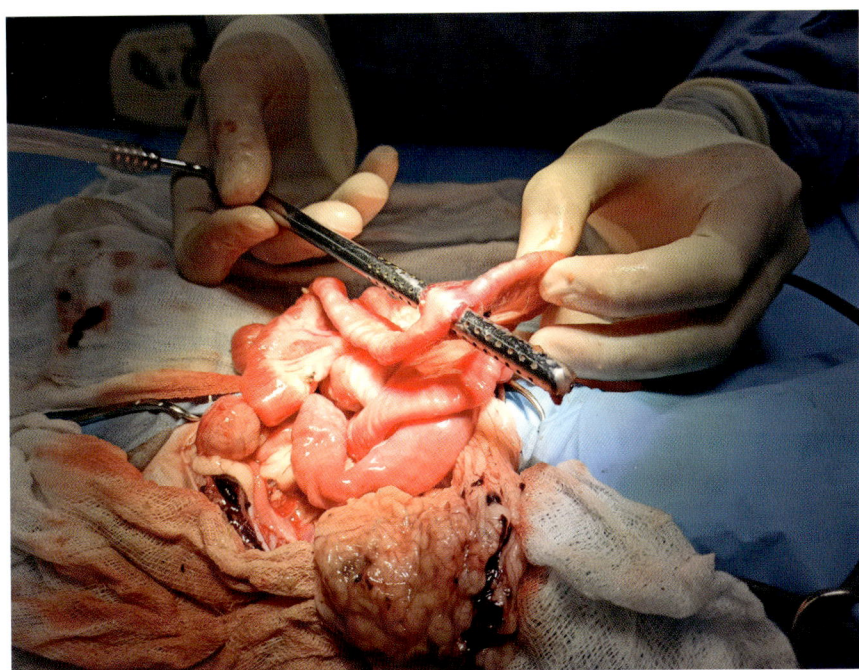

FIGURA 1. Tratamiento quirúrgico de un cuerpo extraño intestinal.

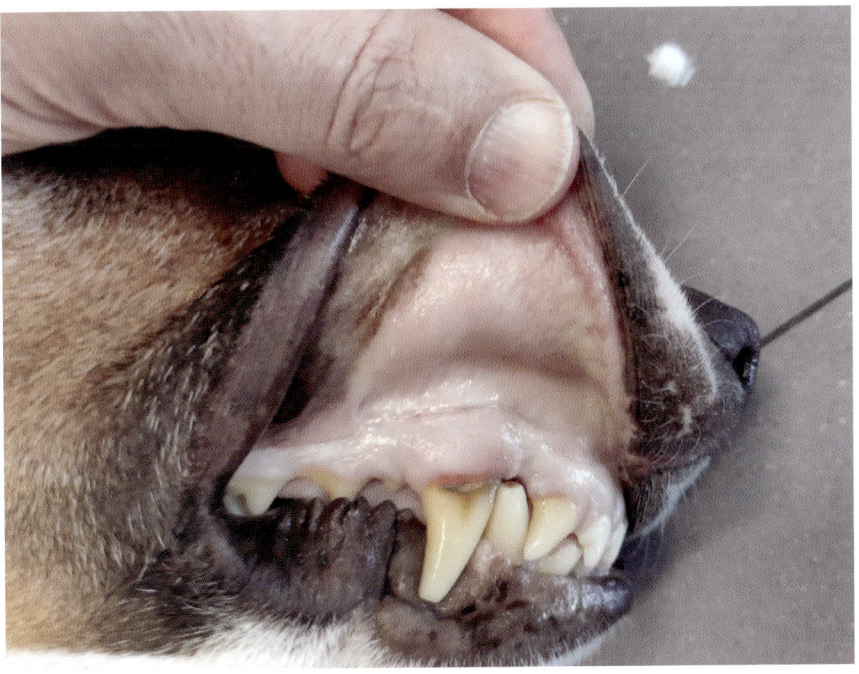

FIGURA 2. Mucosas pálidas, uno de los signos clínicos del hemoabdomen.

PIOMETRA

PRESENTACIÓN CLÍNICA

Leve (ASA II-III)

- Descarga vaginal.
- Poliuria, polidipsia.

Moderada-grave (ASA III-V)

- Letargo.
- Anorexia.
- Fiebre.
- Deshidratación.
- Inestabilidad hemodinámica grave (*shock*).

ESTABILIZACIÓN

Reanimación con fluidoterapia

Evaluación preanestésica del aparato cardiovascular mediante ecografía:
- Contractilidad corazón.
- Tamaño atrio izquierdo.
- Grosor septo interventricular.
- Diámetro vena cava.

Fluidoterapia guiada por objetivos:
- Parámetros estáticos: lactato, frecuencia cardiaca, presión arterial media, calidad pulso, color mucosas, índice de *shock*.
- Parámetros dinámicos: índice colapsabilidad vena cava, variabilidad de integral velocidad-tiempo en aorta.

Evaluación tras administración de bolos de soluciones:
- Cristaloides:
  - Isotónicos: lactato de Ringer 10-20 ml/kg en 10-15 min.
  - Hipertónicos: NaCl al 7,5 % 5-10 ml/kg en 10-15 min.
- Coloides (según signos clínicos y pruebas laboratoriales):
  - Sangre completa.
  - Concentrado de eritrocitos.
  - Albúmina.

Uso de vasopresores e inotrópicos positivos

- Noradrenalina 0,1-1 µg/kg/min IV.
- Adrenalina 0,05-1 µg/kg/min IV.
- Vasopresina 0,5-5 µ/kg/min IV.
- Dopamina 5-15 µg/kg/min IV.
- Dobutamina 2,5-10 µg/kg/min IV.

Mantener presión arterial media >65 mmHg. Vasoconstricción demasiado intensa puede provocar hipoperfusión esplácnica y renal.

Terapia antibacteriana

- Si es posible, se recomienda basarla en resultados de cultivo y antibiograma.
- De lo contrario, usar antibióticos de amplio espectro por vía parenteral.

MANEJO ANESTÉSICO

Premedicación

- Analgesia: metadona 0,2-0,3 mg/kg IV.
- Sedación: dexmedetomidina 1 μg/kg IV (evitar en pacientes muy críticos) o midazolam 0,2 mg/kg IV.
- **Preoxigenación**.

Inducción

- Optimizar dosis mediante administración lenta (menor impacto cardiovascular).
- Propofol/alfaxalona 1-3 mg/kg IV a efecto, o fentanilo 10 μg/kg IV + midazolam 0,4 mg/kg IV.

Mantenimiento

- Anestesia parcialmente intravenosa: fentanilo ± lidocaína + isoflurano/sevoflurano.
- Anestesia locorregional: epidural, bloqueo plano transverso del abdomen, cuadrado lumbar o paravertebral torácico.

Complicaciones

Hipotensión (presión arterial media <60 mmHg)**:**
- Optimizar volumen intravascular previamente.
- Fluidoterapia si hay dependencia de precarga.
- Vasopresores/inotrópicos positivos.
- Atropina si hay bradicardia.

Hipotermia:
- Optimizar tiempo anestésico.
- Optimizar temperatura quirófano (≥23 °C).
- Mantener temperatura corporal con mantas de aire circulante.

Reflejo vasovagal:
- Evitar cambios posicionales bruscos o succión rápida de líquido peritoneal.
- Atropina 20 μg/kg IV.

Hipoventilación:
- Soporte ventilatorio.

Parada cardiorrespiratoria:
- Reanimación cardiopulmonar.

CUIDADOS POSOPERATORIOS

Monitorización exhaustiva para reducir mortalidad y morbilidad**:**
- Examen físico: frecuencia cardiaca y respiratoria, calidad pulso, mucosas, temperatura.
- Electrocardiograma y presión arterial.

Análisis laboratorial:
- Parámetros renales: creatinina, urea, electrolitos, urianálisis, producción urinaria.
- Lactato.
- Glucosa.

Fluidoterapia:
- Continuar hasta que el animal sea capaz de mantener equilibrio hídrico normal por vía oral.

Analgesia guiada por escalas de dolor**:**
- Opioide agonista puro (metadona) durante primeras 24 h + agentes antiinflamatorios: AINE (evitar en pacientes muy críticos) ± paracetamol (nunca en gatos).

ABDOMEN AGUDO POR CUERPO EXTRAÑO

PRESENTACIÓN CLÍNICA

Moderada-grave (ASA III-V)

- Anorexia, vómitos, diarreas.
- Fiebre, letargo.
- Deshidratación grave.
- Inestabilidad hemodinámica severa (*shock*).

ESTABILIZACIÓN

Reanimación con fluidoterapia

Evaluación preanestésica del aparato cardiovascular mediante ecografía:

- Contractilidad corazón.
- Tamaño atrio izquierdo.
- Grosor septo interventricular.
- Diámetro vena cava.

Fluidoterapia guiada por objetivos:

- Parámetros estáticos: lactato, frecuencia cardiaca, presión arterial media, calidad pulso, color mucosas, índice de *shock*.
- Parámetros dinámicos: índice colapsabilidad vena cava, variabilidad de integral velocidad-tiempo en aorta.

Evaluación tras administración:

- Cristaloides:
  - Isotónicos: lactato de Ringer 10-20 ml/kg en 10-15 min.
  - Hipertónicos: NaCl al 7,5 % 5-10 ml/kg en 10-15 min.
- Coloides (según signos clínicos y pruebas laboratoriales):
  - **Albúmina**.
  - Plasma fresco congelado (considerar pruebas coagulación).
- Iones:
  - Importante estabilización de Na^+, Cl^- y K^+.

Uso de vasopresores e inotrópicos positivos

- Noradrenalina 0,1-1 µg/kg/min IV.
- Adrenalina 0,05-1 µg/kg/min IV.
- Vasopresina 0,5-5 µ/kg/min IV.
- Dopamina 5-15 µg/kg/min IV.
- Dobutamina 2,5-10 µg/kg/min IV.

Mantener presión arterial media >65 mmHg. Vasoconstricción demasiado intensa puede provocar hipoperfusión esplácnica y renal.

Terapia antibacteriana

- Si posible, se recomienda basarla en resultados de cultivo y antibiograma.
- De lo contrario, usar antibióticos eficaces frente a gramnegativos o anaerobios. Considerar tríada antibiótica si hay peritonitis séptica.
- Antibioticoterapia temprana reduce morbilidad y mortalidad en caso de sepsis.

Protectores gástricos y antieméticos

- Maropitant 1 mg/kg cada 24 h.
- Omeprazol 1 mg/kg cada 12 h.

MANEJO ANESTÉSICO

Premedicación
- Analgesia: metadona 0,2-0,3 mg/kg IV.
- Sedación: dexmedetomidina 1 µg/kg IV (evitar en pacientes muy críticos) o midazolam 0,2 mg/kg IV.
- **Preoxigenación**.

Inducción
- Optimizar dosis mediante administración lenta (menor impacto cardiovascular).
- Propofol/alfaxalona 1-3 mg/kg IV a efecto.
- Coinducción: fentanilo 5-10 µg/kg IV y/o lidocaína 2-4 mg/kg IV.

Mantenimiento
- Anestesia parcialmente intravenosa: fentanilo ± lidocaína + isoflurano/sevoflurano.
- Anestesia locorregional: epidural, bloqueo plano transverso del abdomen, recto del abdomen, cuadrado lumbar o paravertebral torácico.
- Bupivacaína 2-4 mg/kg intraperitoneal.

Complicaciones
Hipotensión (presión arterial media <60 mmHg)**:**
- Optimizar volumen intravascular previamente.
- Fluidoterapia si hay dependencia de precarga.
- Vasopresores/inotrópicos positivos.
- Atropina si hay bradicardia.

Hipotermia:
- Optimizar tiempo anestésico.
- Optimizar temperatura quirófano (≥23 °C).
- Mantener temperatura corporal con mantas de aire circulante.

Reflejo vasovagal:
- Evitar cambios posicionales bruscos o succión rápida de líquido peritoneal.
- Atropina 20 µg/kg IV.

Hipoventilación:
- Soporte ventilatorio.

Parada cardiorrespiratoria:
- Reanimación cardiopulmonar.

CUIDADOS POSOPERATORIOS

Monitorización exhaustiva para reducir mortalidad y morbilidad. Alta probabilidad de síndrome de disfunción multiorgánica.
- Examen físico: frecuencia cardiaca y respiratoria, calidad pulso, mucosas, temperatura.
- **Presión arterial**, electrocardiograma.

Análisis laboratorial:
- Parámetros renales: creatinina, urea, electrolitos, urianálisis, producción urinaria.
- Lactato y glucosa.
- Albúmina: importante en primeras 72 h, mayor riesgo de dehiscencia sutura y perforación.

Fluidoterapia:
- Continuar hasta que el animal sea capaz de mantener equilibrio hídrico normal por vía oral.
- Sonda nasogástrica si el paciente no comienza a tolerar comida a las 24 h.

Analgesia guiada por escalas de dolor**:**
- Opioide agonista puro (metadona) durante primeras 24 h (no administrar opioides puros si hay íleo paralítico).
- Lidocaína 3-5 mg/kg/h infusión continua.

HEMOABDOMEN

PRESENTACIÓN CLÍNICA

Moderada-grave (ASA III-V)

- Anorexia, letargo.
- Deshidratación leve.
- Inestabilidad hemodinámica moderada-grave.
- Pulso débil, mucosas pálidas, tiempo relleno capilar >2 s.

ESTABILIZACIÓN

Evaluación preanestésica

- Ecografía abdominal (FAST).
- Hematocrito sangre y líquido libre abdominal.
- Lactato para evaluar perfusión.
- Presión arterial media y presión de pulso.
- Índice de shock >0,9.
- Electrocardiograma para evaluar arritmias.

Fluidoterapia conservadora:
- Cristaloides 5 ml/kg/h hasta entrada a cirugía.

Analgesia:
- Metadona 0,2 mg/kg IV.

Considerar sedación (reducción consumo O_2).

Considerar suplemento de O_2 (aumento aporte O_2).

MANEJO ANESTÉSICO

Premedicación

- Analgesia: metadona 0,2-0,3 mg/kg IV.
- Sedación: dexmedetomidina 1 µg/kg IV muy lento (evitar en pacientes muy críticos).
- **Preoxigenación**.

Inducción

- Optimizar dosis mediante administración lenta (menor impacto cardiovascular).
- Propofol/alfaxalona 1-3 mg/kg) IV a efecto.
- Coinducción: fentanilo 5-10 µg/kg IV y/o lidocaína 2-4 mg/kg IV.

Mantenimiento

- Anestesia parcialmente intravenosa: fentanilo ± lidocaína + isoflurano/sevoflurano.
- Anestesia locorregional: bloqueo plano transverso del abdomen, recto del abdomen, cuadrado lumbar o paravertebral torácico.
- Bupivacaína 2-4 mg/kg intraperitoneal.

Hipotensión/hipovolemia

- **Presión arterial media 50-60 mmHg con sangrado activo y >65 mmHg sin sangrado activo.**
- Evaluar volemia con parámetros dinámicos:
  - Bolos de coloides/cristaloides (10 ml/kg en 10 min) si variabilidad presión de pulso, índice variabilidad pletismográfica o variabilidad volumen sistólico >15 %.
- Al final de cirugía, considerar transfusión de eritrocitos si hemoglobina <7 g/dl.
- Vasopresores para mejorar la presión arterial media:
  - Efedrina 0,1 mg/kg.
  - Noradrenalina 0,1-0,5 µg/kg/min.

CUIDADOS POSOPERATORIOS

Monitorización exhaustiva para reducir mortalidad y morbilidad. Alta probabilidad de síndrome de disfunción multiorgánica.
- Examen físico: frecuencia cardiaca y respiratoria, calidad pulso, mucosas, temperatura.
- **Presión arterial**, electrocardiograma.

Análisis laboratorial:
- Parámetros renales: creatinina, urea, electrolitos, urianálisis, producción urinaria.
- Lactato y glucosa.
- Hematocrito.

Fluidoterapia:
- Mantenimiento: cristaloides 3 ml/kg/h.
- Bolos de cristaloides 20 ml/kg si parámetros de perfusión no mejoran (lactato, color mucosas, pulso periférico, presión arterial, índice de *shock*).

Analgesia guiada por escalas de dolor**:**
- Opioide agonista puro (metadona).

OBSTRUCCIÓN URETRAL EN EL GATO

PRESENTACIÓN CLÍNICA

Leve (ASA II-III)

- Oliguria.
- Disuria.
- Hematuria.
- Reducción del apetito.

Moderada-grave (ASA III-V)

- Anuria.
- Letargo, debilidad muscular.
- Anorexia.
- Inestabilidad hemodinámica grave (arritmias, *shock*).

ESTABILIZACIÓN

Evaluación preanestésica

Análisis sanguíneo:
- Hemograma y bioquímica.
  - Grado de azotemia para seguimiento posdesobstrucción.
- Gasometría venosa y electrolitos.
  - Hiperpotasemia leve si <6 mmol/l y grave si >7 mmol/l.
  - Hipernatremia indica deshidratación.
  - Acidosis grave si pH <7,2.

Electrocardiograma:
- Posibles arritmias por hiperpotasemia:
  - Bradicardia, aumento onda T, prolongación P-R, desaparición onda P, ensanchamiento QRS, morfología sinusoidal, asistolia.
  - Taquicardia de complejos anchos o ventricular en hiperpotasemia aguda: **¡no tratar con lidocaína!**

Ecografía abdominal enfocada en tracto urinario:
- Evaluación vejiga urinaria (grado de llenado).
- Si hay líquido libre abdominal, posible rotura de vejiga. Riesgo de hiperpotasemia aguda mortal.
- Si hay urolitos y pielectasia, posible bloqueo ureteral. Puede ser necesario *bypass* ureteral subcutáneo.

Fluidoterapia y tratamiento de hiperpotasemia

- Solución cristaloide equilibrada (p. ej.: lactato de Ringer) para normalizar pH y reducir K^+ sanguíneo más rápido que solución salina isotónica.
  - Administrar bolo 5-10 ml/kg en 5-10 min y revaluar K^+.
- Insulina regular (neutra) 0,25-0,5 UI/kg IV + glucosa al 10 % 1-2 g por cada 1 UI insulina (equivalente a 10-20 ml).
- Bicarbonato sódico (si pH <7,2) 0,5-2 mEq/kg IV en 20 min y revaluar pH. **¡No administrar si existe hipernatremia!**
- Drenaje y lavado peritoneal (diálisis peritoneal) con solución salina isotónica atemperada si hay uroabdomen.

Tratamiento de arritmias por hiperpotasemia

Gluconato cálcico al 10 %:
- 50-100 mg/kg; 0,5-1 ml/kg IV en 2-5 min.
- Monitorizar continuamente electrocardiograma.
- Antagoniza la excitabilidad de la membrana durante 20 min, lo que evita arritmias fatales (no trata la hiperpotasemia).

¡No administrar lidocaína! Puede precipitar asistolia.

MANEJO ANESTÉSICO

Premedicación

- Analgesia: metadona 0,2-0,3 mg/kg IM o IV.
- Sedación: alfaxalona 1-2 mg/kg IM o 0,25-0,5 mg/kg IV + midazolam 0,2 mg/kg IM o IV.
- **Preoxigenación**.
- Evitar acepromacina y agonistas α_2 en los pacientes más críticos.

Inducción

- Alfaxalona 0,5-3 mg/kg IV o propofol 1-4 mg/kg IV. Administrar a efecto con pequeños bolos cada 1 min (menor impacto cardiovascular y respiratorio).
- Neuroleptoinduccion: fentanilo 5-10 µg/kg IV + midazolam 0,2 mg/kg IV.
- Evitar ketamina y tiopental.

Mantenimiento

- Anestesia parcialmente intravenosa: infusiones intravenosas de fentanilo ± agonista α_2 en dosis bajas + isoflurano/sevoflurano.
- Anestesia locorregional: epidural sacrococcígea.

Complicaciones

Hipotensión (presión arterial media <60 mmHg)**:**
- Optimizar volumen intravascular previamente.
- Fluidoterapia si hay dependencia de precarga.
- Vasopresores/inotrópicos positivos.
- Glicopirrolato o atropina si hay bradicardia y K^+ normal.

Hipotermia:
- Optimizar tiempo anestésico.
- Optimizar temperatura quirófano (≥23 °C).
- Mantener temperatura corporal con mantas de aire circulante.

Reflejo vasovagal:
- Evitar cambios posicionales bruscos o succión rápida de líquido peritoneal.
- Atropina 20 µg/kg IV + bolo de fluidoterapia.

Hipoventilación:
- Soporte ventilatorio.

Parada cardiorrespiratoria:
- Reanimación cardiopulmonar.
- Bolo de gluconato cálcico.

CUIDADOS POSOPERATORIOS

Monitorización exhaustiva para reducir mortalidad y morbilidad**:**
- Examen físico: frecuencia cardiaca y respiratoria, calidad pulso, mucosas, temperatura.
- Electrocardiograma y presión arterial.
- Producción urinaria mediante catéter uretral.

Análisis laboratorial:
- Parámetros renales: creatinina, urea, SDMA, electrolitos (K^+), urianálisis.
- Lactato y glucosa.

Fluidoterapia:
- Continuar hasta que el animal sea capaz de mantener equilibrio hídrico normal por vía oral.
- Puede existir poliuria posobstructiva con hipopotasemia; suplementar con K^+ si es necesario.

Analgesia guiada por escalas de dolor**:**
- Opioide agonista puro (durante primeras 12-24 h para laparotomía) o agonista parcial (buprenorfina) si solo se ha realizado desbloqueo uretral.
- Agentes antiinflamatorios: AINE (solo con azotemia normal y volemia e hidratación restauradas).

DERRAME PERICÁRDICO/PLEURAL

PRESENTACIÓN CLÍNICA

Moderada-grave (ASA III-V)

- Taquipnea.
- Hipoxemia.
- Hipercapnia.
- Según causa: fiebre, sepsis, edema pulmonar.

ESTABILIZACIÓN

Manejo

Ecocardiografía:
- Descartar origen cardiogénico de derrame pleural (gatos).
- Categorizar estado volemia previo a drenaje: diámetro ventrículo izquierdo fin diástole, variabilidad de integral velocidad-tiempo en aorta, índice colapsabilidad vena cava caudal.

Drenaje:
- **Curso agudo o líquido no exudativo:** complicaciones graves (edema pulmonar posreexpansión y neumotórax iatrogénico) después de drenaje son poco frecuentes. No realizar presión negativa excesiva durante drenaje manual.
- **Curso crónico o líquido exudativo:** mayor riesgo de potenciales complicaciones después de drenaje debido a posible pulmón no expansible asociado a pleuritis fibrinosa. Evitar retirar todo el líquido. No realizar presión negativa excesiva durante drenaje manual. Considerar guiar drenaje con manometría pleural (ver abajo).

Oxigenoterapia:
- Sonda nasal: flujo O_2 100-200 ml/kg/min.
- Máscara: flujo O_2 4-6 l/min.
- Cánula alto flujo: flujo O_2 1 litro/kg (importante calentar y humidificar O_2).

Terapias específicas

- Piotórax: antibióticos: ampicilina + sulbactam, o combinación clindamicina + enrofloxacino.
- Derrame pleural origen cardiogénico (gatos): considerar diuréticos si hay edema pulmonar.

Sedación o anestesia general

Considerar según el caso:
- Fármacos con bajo impacto hemodinámico (p. ej.: butorfanol 0,2-0,3 mg/kg, fentanilo 1-2 µg/kg) por vía IV lenta hasta lograr efecto.
- Propofol: dosis baja (0,5-1 mg/kg) y ajustar dosis hasta lograr efecto.
- **Para colocación de tubo torácico se recomienda inducir e intubar al paciente: propofol/alfaxalona ± coinductores (lidocaína, fentanilo, midazolam).**
- **Bloqueos intercostales: bupivacaína al 0,5 % 0,05 ml/kg/punto.**
- Oxigenoterapia con máscara (4-6 l/min) o sonda nasal (100-200 ml/kg/min).

VÍDEO 1.
Ecografía antes del drenaje.

VÍDEO 2.
Ecografía después del drenaje.

Manometría pleural

Puede ser útil para guiar cuánto líquido debe drenarse. Se debe acoplar el tubo de drenaje a un manómetro. Dado que interesa medir en el rango negativo, se debe nivelar el cero utilizando un número positivo (p. ej.: 30 cmH_2O) que se coloca a la altura de la punta del tubo de toracotomía. Luego se construye una curva presión-volumen y se evalúa la pendiente del descenso de presión pleural generada por la extracción de líquido (fig. 3; vídeos 1 y 2). Se recomienda interrumpir el drenaje si se alcanza una presión pleural inferior a –20 cmH_2O.

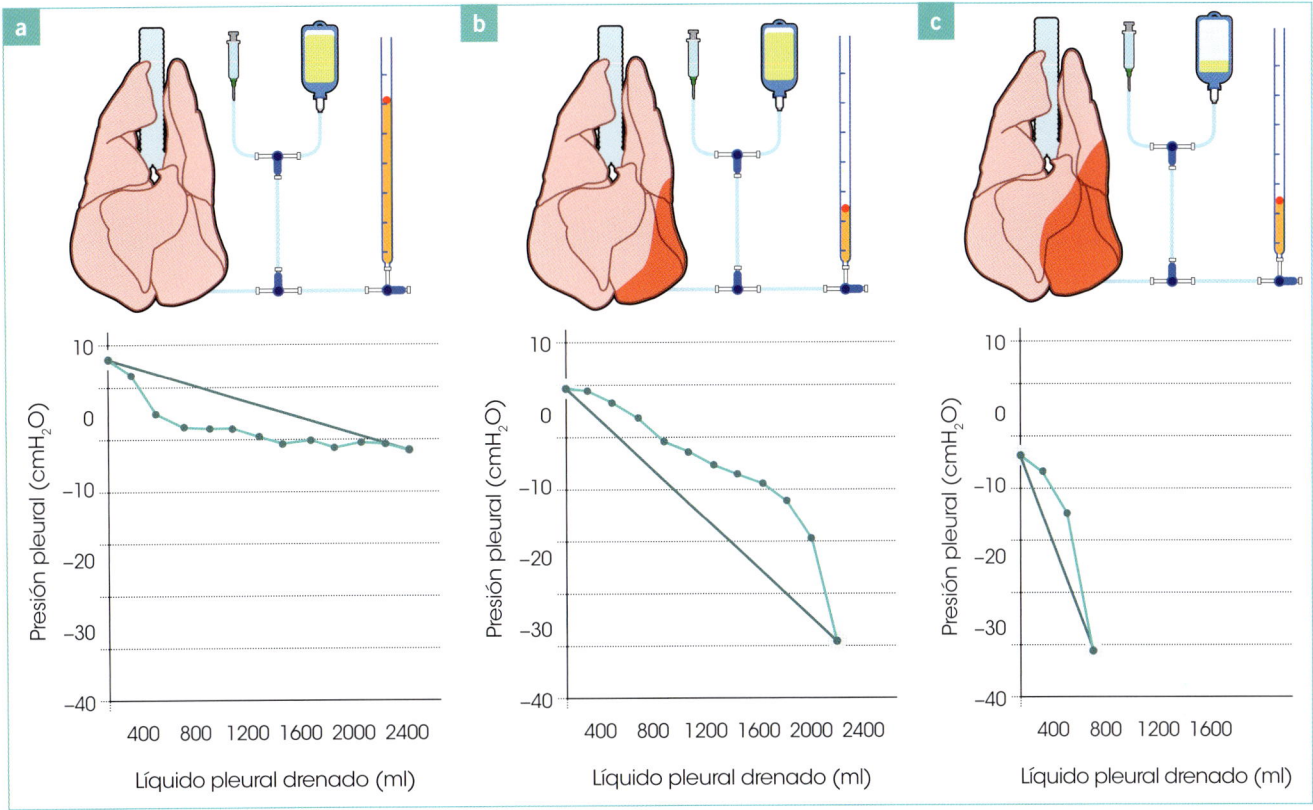

FIGURA 3. Manometría pleural para evaluar el drenaje de derrame. Si el pulmón puede expandirse correctamente, la presión pleural descenderá inicialmente a medida que se drena el tórax para luego mantenerse relativamente constante (a). El descenso continuado de la presión pleural a valores negativos sugiere un pulmón no expansible (b,c).

CONSIDERACIONES

Monitorización

- Examen físico: frecuencias cardiaca y respiratoria, calidad pulso, mucosas, temperatura.
- Electrocardiograma.
- Presión arterial no invasiva.
- Pulsioximetría.

Complicaciones

- Neumotórax simple: puede requerir drenaje. Suele ser autolimitante.
- Laceración pulmonar: poco frecuente. Podría causar neumotórax grave.
- Edema pulmonar: mayor riesgo tras reexpansión de pulmón con colapso crónico.
- Parada cardiorrespiratoria: reanimación cardiopulmonar.

CUIDADOS TRAS TORACOCENTESIS

Monitorización:

- Examen físico: monitorización exhaustiva de mecánica respiratoria.
- Ecografía pulmonar: puede ser útil para evaluar aireación pulmonar, detectar edema pulmonar o neumotórax y comprobar éxito del drenaje.
- Saturación O_2: útil para detectar hipoxemia y evaluar necesidad de suplementar con O_2.
- Gasometría sanguínea: considerar en casos más graves.

Analgesia:

- **Si se coloca tubo, se recomienda continuar con analgésicos (p. ej.: meloxicam 0,1 mg/kg cada 24 h) según necesidades.**

ANEXO

Ignacio Sández Cordero, Carlos Pizarro del Valle

MANEJO DE LA HIPOTENSIÓN EN EL PACIENTE CRÍTICO

HIPOTENSIÓN

Presión arterial media <60 mmHg.
Presión arterial sistólica <90 mmHg.

Revisar primero:
- Posibles errores técnicos:
  - Línea arterial obstruida.
  - Transductor fuera de línea flebostática.
  - Error en manguito (presión arterial no invasiva).
- Manipulación quirúrgica:
  - Tracción de grandes vasos.
  - Cierre parcial o completo de grandes vasos.

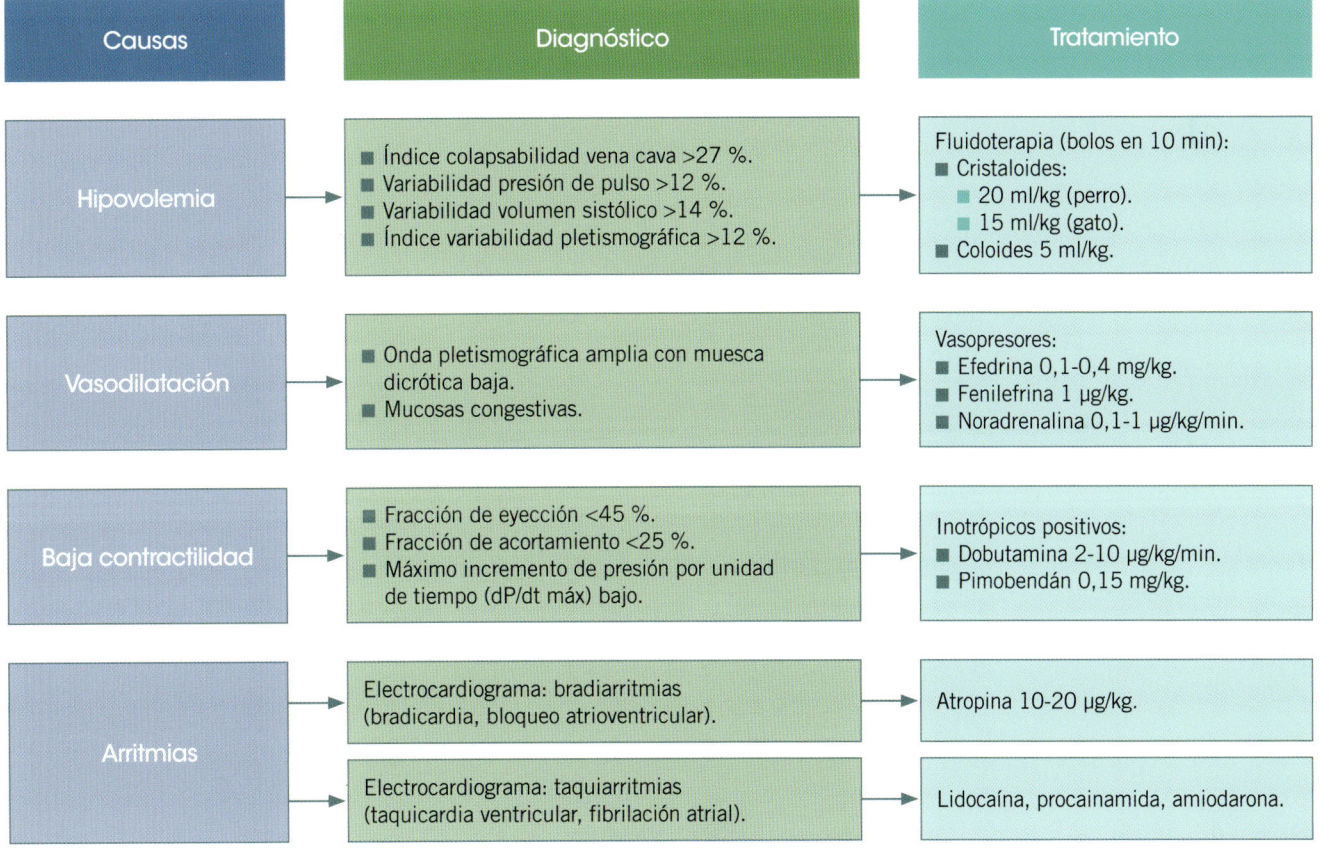

Causas	Diagnóstico	Tratamiento

Hipovolemia	■ Índice colapsabilidad vena cava >27 %.
	■ Variabilidad presión de pulso >12 %.
	■ Variabilidad volumen sistólico >14 %.
	■ Índice variabilidad pletismográfica >12 %.
		Fluidoterapia (bolos en 10 min):
		■ Cristaloides:
		  ■ 20 ml/kg (perro).
		  ■ 15 ml/kg (gato).
		■ Coloides 5 ml/kg.

Vasodilatación	■ Onda pletismográfica amplia con muesca dicrótica baja. ■ Mucosas congestivas.	Vasopresores: ■ Efedrina 0,1-0,4 mg/kg. ■ Fenilefrina 1 µg/kg. ■ Noradrenalina 0,1-1 µg/kg/min.
Baja contractilidad	■ Fracción de eyección <45 %. ■ Fracción de acortamiento <25 %. ■ Máximo incremento de presión por unidad de tiempo (dP/dt máx) bajo.	Inotrópicos positivos: ■ Dobutamina 2-10 µg/kg/min. ■ Pimobendán 0,15 mg/kg.
Arritmias	Electrocardiograma: bradiarritmias (bradicardia, bloqueo atrioventricular).	Atropina 10-20 µg/kg.
	Electrocardiograma: taquiarritmias (taquicardia ventricular, fibrilación atrial).	Lidocaína, procainamida, amiodarona.

MANEJO DE LA HIPOXEMIA EN EL PACIENTE CRÍTICO

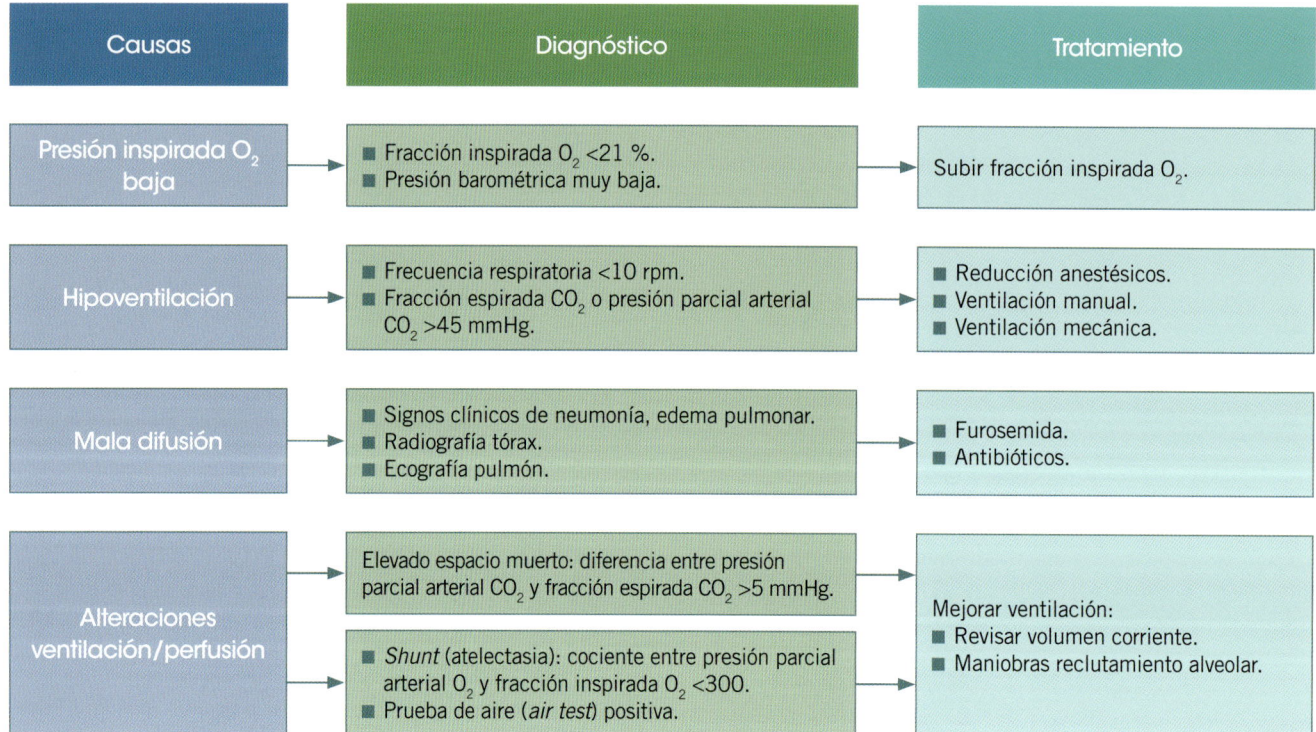

HIPOXEMIA

Saturación periférica O_2 <95 %.
Presión arterial O_2 <80 mmHg.

Revisar primero:
- Funcionamiento máquina anestesia.
- Funcionamiento sensor pulsioximetría.
- Desconexión accidental circuito anestésico.
- Obstrucción tubo endotraqueal.

Causas	Diagnóstico	Tratamiento
Presión inspirada O_2 baja	- Fracción inspirada O_2 <21 %. - Presión barométrica muy baja.	Subir fracción inspirada O_2.
Hipoventilación	- Frecuencia respiratoria <10 rpm. - Fracción espirada CO_2 o presión parcial arterial CO_2 >45 mmHg.	- Reducción anestésicos. - Ventilación manual. - Ventilación mecánica.
Mala difusión	- Signos clínicos de neumonía, edema pulmonar. - Radiografía tórax. - Ecografía pulmón.	- Furosemida. - Antibióticos.
Alteraciones ventilación/perfusión	Elevado espacio muerto: diferencia entre presión parcial arterial CO_2 y fracción espirada CO_2 >5 mmHg. - *Shunt* (atelectasia): cociente entre presión parcial arterial O_2 y fracción inspirada O_2 <300. - Prueba de aire (*air test*) positiva.	Mejorar ventilación: - Revisar volumen corriente. - Maniobras reclutamiento alveolar.

ALGORITMO DE REANIMACIÓN CARDIOPULMONAR

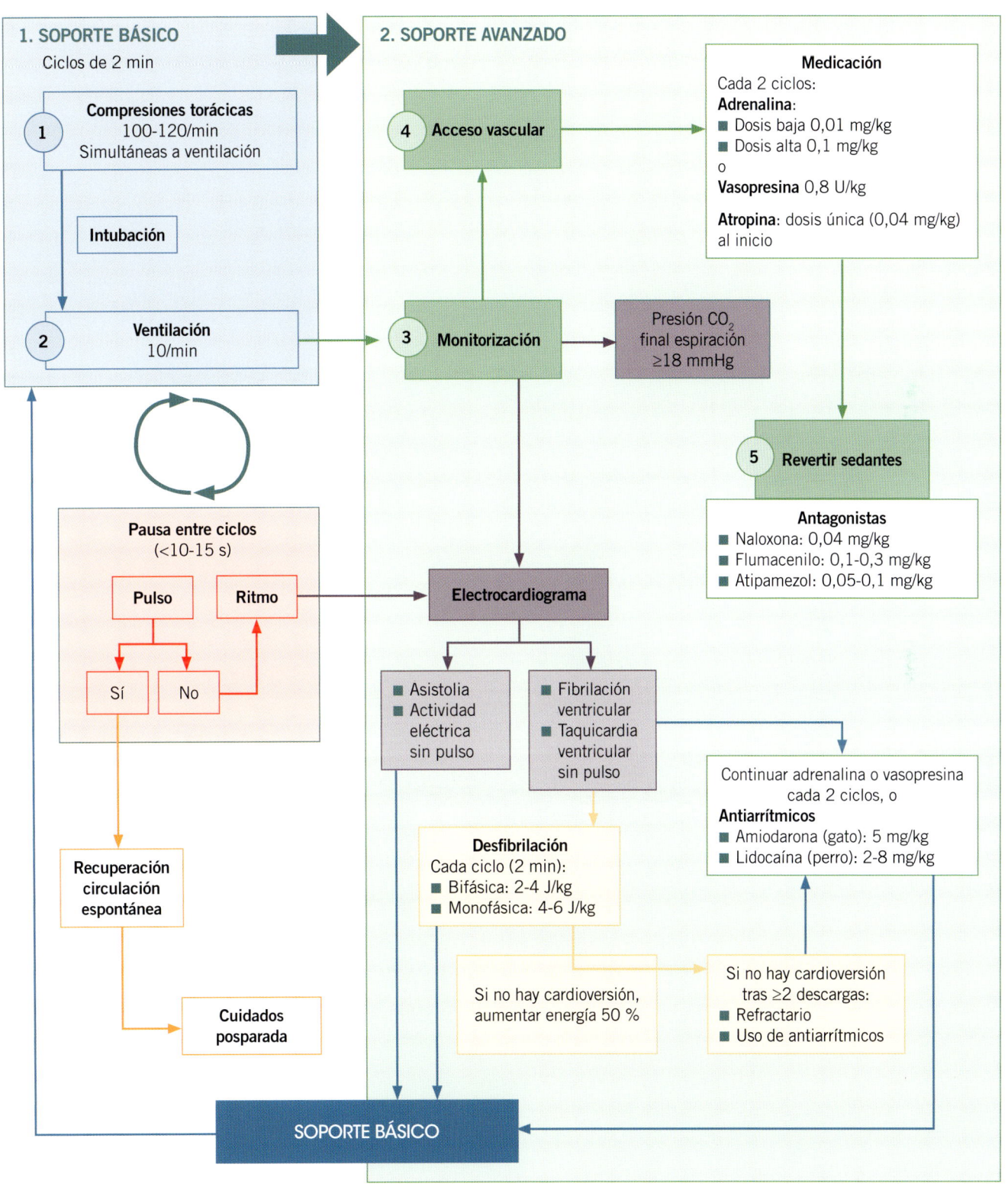

1. SOPORTE BÁSICO

Ciclos de 2 min

1 **Compresiones torácicas**
100-120/min
Simultáneas a ventilación

Intubación

2 **Ventilación**
10/min

Pausa entre ciclos
(<10-15 s)

Pulso   **Ritmo**

Sí   **No**

Recuperación circulación espontánea

Cuidados posparada

2. SOPORTE AVANZADO

4 **Acceso vascular**

3 **Monitorización**

Presión CO_2 final espiración ≥18 mmHg

Medicación
Cada 2 ciclos:
Adrenalina:
■ Dosis baja 0,01 mg/kg
■ Dosis alta 0,1 mg/kg
o
Vasopresina 0,8 U/kg

Atropina: dosis única (0,04 mg/kg) al inicio

5 **Revertir sedantes**

Antagonistas
■ Naloxona: 0,04 mg/kg
■ Flumacenilo: 0,1-0,3 mg/kg
■ Atipamezol: 0,05-0,1 mg/kg

Electrocardiograma

■ Asistolia
■ Actividad eléctrica sin pulso

■ Fibrilación ventricular
■ Taquicardia ventricular sin pulso

Desfibrilación
Cada ciclo (2 min):
■ Bifásica: 2-4 J/kg
■ Monofásica: 4-6 J/kg

Continuar adrenalina o vasopresina cada 2 ciclos, o
Antiarrítmicos
■ Amiodarona (gato): 5 mg/kg
■ Lidocaína (perro): 2-8 mg/kg

Si no hay cardioversión, aumentar energía 50 %

Si no hay cardioversión tras ≥2 descargas:
■ Refractario
■ Uso de antiarrítmicos

SOPORTE BÁSICO

BIBLIOGRAFÍA

CAPÍTULO 1

Aguilera R, Sinclair M, Valverde A, et al. Dose and cardiopulmonary effects of propofol alone or with midazolam for induction of anesthesia in critically ill dogs. *Vet Anaesth Analg.* 2020; 47(4):472-480.

Beck-Schimmer B, Baumann L, Restin T, et al. Sevoflurane attenuates systemic inflammation compared with propofol, but does not modulate neuro-inflammation: A laboratory rat study. *Eur J Anaesthesiol.* 2017; 34(11):764-775.

Brodbelt D. Perioperative mortality in small animal anaesthesia. *Vet J.* 2009; 182(2):152-161.

Covey-Crump GL, Murison PJ. Fentanyl or midazolam for co-induction of anaesthesia with propofol in dogs. *Vet Anaesth Analg.* 2008; 35(6):463-472.

Lima VCT, Peixoto AJR, Fernandes MEDSL, et al. Comparison of preoperative fluid therapy protocols associated with inhalational or total intravenous anesthesia for anesthetic procedures in dogs with sepsis. *Braz J Vet Med.* 2022; 44:e001222.

Mellema M. Cardiac output, wedge pressure, and oxygen delivery. *Vet Clin North Am Small Anim Pract.* 2001; 31(6):1175-1205.

Nagashima JK, Gonçalves LA, Pereira MA, et al. Microcirculation assessment of dexmedetomidine constant rate infusion during anesthesia of dogs with sepsis from pyometra: a randomized clinical study. *Vet Anaesth Analg.* 2022; 49(6):536-545.

Peterson KL, Hardy BT, Hall K. Assessment of shock index in healthy dogs and dogs in hemorrhagic shock. *J Vet Emerg Crit Care (San Antonio).* 2013; 23(5):545-550.

Rodríguez JM, Muñoz-Rascón P, Navarrete-Calvo R, et al. Comparison of the cardiopulmonary parameters after induction of anaesthesia with alphaxalone or etomidate in dogs. *Vet Anaesth Analg.* 2012; 39(4):357-365.

Schläpfer M, Piegeler T, Dull RO, et al. Propofol increases morbidity and mortality in a rat model of sepsis. *Crit Care.* 2015; 19(1):45.

Turek Z, Sykora R, Matejovic M, Cerny V. Anesthesia and the microcirculation. *Semin Cardiothorac Vasc Anesth.* 2009; 13(4):249-258.

CAPÍTULO 2

Bodey AR, Michell AR. Epidemiological study of blood pressure in domestic dogs. *J Small Anim Pract.* 1996; 37(3):116-125.

Fujiyama M, Sano H, Chambers JP, Gieseg M. Evaluation of an indirect oscillometric blood pressure monitor in anaesthetised dogs at three different anatomical locations. *N Z Vet J.* 2017; 65(4):185-191.

Itami T, Endo Y, Hanazono K, et al. Comparison of cardiac output measurements using transpulmonary thermodilution and conventional thermodilution techniques in anaesthetized dogs with fluid overload. *Vet Anaesth Analg.* 2016; 43(4):388-396.

Klabunde RE. *Cardiovascular Physiology Concepts*, 2.ª ed. Filadelfia, PA, EE. UU.: Lippincott Williams & Wilkins; 2011.

Mason DJ, O'Grady M, Woods JP, McDonell W. Assessment of lithium dilution cardiac output as a technique for measurement of cardiac output in dogs. *Am J Vet Res.* 2001; 62(8):1255-1261.

Moll X, Aguilar A, García F, et al. Validity and reliability of Doppler ultrasonography and direct arterial blood pressure measurements in anaesthetized dogs weighing less than 5 kg. *Vet Anaesth Analg.* 2018; 45(2):135-144.

Monge García MI, Santos Oviedo A. Why should we continue measuring central venous pressure? *Med Intensiva.* 2017; 41(8):483-486.

Paranjape VV, Pereira FLG, Menciotti G, et al. Agreement of cardiac output measurements by esophageal Doppler and transesophageal echocardiography with intermittent pulmonary artery thermodilution during pharmacologic manipulation of hemodynamics in anesthetized dogs. *Am J Vet Res.* 2023; 84(8):ajvr.23.05.0101.

Peterson KL, Hardy BT, Hall K. Assessment of shock index in healthy dogs and dogs in hemorrhagic shock. *J Vet Emerg Crit Care (San Antonio).* 2013; 23(5):545-550.

Sández I, Verdier N, Redondo JI, et al. Agreement between transthoracic echocardiography and esophageal Doppler on aortic flow variables in anesthetized mechanically ventilated dogs. *Can Vet J.* 2022; 63(7):722-726.

Seliškar A, Zrimšek P, Sredenšek J, Petrič AD. Comparison of high definition oscillometric and Doppler ultrasound devices with invasive blood pressure in anaesthetized dogs. *Vet Anaesth Analg.* 2013; 40(1):21-27.

Talbot CT, Zersen KM, Hess AM, Hall KE. Shock index is positively correlated with acute blood loss and negatively correlated with cardiac output in a canine hemorrhagic shock model. *J Am Vet Med Assoc.* 2023; 261(6):874-880.

CAPÍTULO 3

Donati PA, Guevara JM, Ardiles V, et al. Caudal vena cava collapsibility index as a tool to predict fluid responsiveness in dogs. J Vet Emerg Crit Care (San Antonio). 2020; 30(6):677-686.

Erstad BL. The revised Starling equation: The debate of albumin versus crystalloids continues. Ann Pharmacother. 2020; 54(9):921-927.

Gonçalves LA, Otsuki DA, Pereira MA, et al. Comparison of pulse pressure variation versus echocardiography-derived stroke volume variation for prediction of fluid responsiveness in mechanically ventilated anesthetized dogs. Vet Anaesth Analg. 2020; 47(1):28-37.

Hansen B. Fluid overload. Front Vet Sci. 2021; 8:668688.

Malbrain MLNG, Van Regenmortel N, Saugel B, et al. Principles of fluid management and stewardship in septic shock: It is time to consider the four D's and the four phases of fluid therapy. Ann Intensive Care. 2018; 8(1):66.

Mangat HS, Wu X, Gerber LM, et al. Hypertonic saline is superior to mannitol for the combined effect on intracranial pressure and cerebral perfusion pressure burdens in patients with severe traumatic brain injury. Neurosurgery. 2020; 86(2):221-230.

Monge García MI, Gil Cano A, Gracia Romero M. Dynamic arterial elastance to predict arterial pressure response to volume loading in preload-dependent patients. Crit Care. 2011;15(1):R15.

Morrison CA, Carrick MM, Norman MA, et al. Hypotensive resuscitation strategy reduces transfusion requirements and severe postoperative coagulopathy in trauma patients with hemorrhagic shock: Preliminary results of a randomized controlled trial. J Trauma. 2011; 70(3):652-663.

Paranjape VV, Henao-Guerrero N, Menciotti G, Saksena S. Esophageal Doppler-derived indices and arterial load variables provide useful hemodynamic information during assessment of fluid responsiveness in anesthetized dogs undergoing acute changes in blood volume. Am J Vet Res. 2023a; 84(3):ajvr.22.11.0198.

Paranjape VV, Henao-Guerrero N, Menciotti G, Saksena S. Volumetric evaluation of fluid responsiveness using a modified passive leg raise maneuver during experimental induction and correction of hypovolemia in anesthetized dogs. Vet Anaesth Analg. 2023b; 50(3):211-219.

Semler MW, Self WH, Wanderer JP, et al. Balanced crystalloids versus saline in critically ill adults. N Engl J Med. 2018; 378(9):829-839.

Skouropoulou D, Lacitignola L, Di Bella C, et al. Intraoperative assessment of fluid responsiveness in normotensive dogs under isoflurane anaesthesia. Vet Sci. 2021; 8(2):26.

CAPÍTULO 4

Chen HC, Sinclair MD, Dyson DH. Use of ephedrine and dopamine in dogs for the management of hypotension in routine clinical cases under isoflurane anesthesia. Vet Anaesth Analg. 2007; 34(5):301-311.

Creedon JMB. Controversies surrounding critical illness-related corticosteroid insufficiency in animals. J Vet Emerg Crit Care (San Antonio). 2015; 25(1):107-112.

Debaveye YA, Van den Berghe GH. Is there still a place for dopamine in the modern intensive care unit? Anesth Analg. 2004; 98(2):461-468.

Egger C, McCrackin MA, Hofmeister E, et al. Efficacy of preanesthetic intramuscular administration of ephedrine for prevention of anesthesia-induced hypotension in cats and dogs. Can Vet J. 2009; 50(2):179-184.

Goya S, Wada T, Shimada K, et al. Dose-dependent effects of isoflurane and dobutamine on cardiovascular function in dogs with experimental mitral regurgitation. Vet Anaesth Analg. 2018; 45(4):432-442.

Hofmeister EH, Keenan K, Egger CM. Dobutamine-induced bradycardia in a dog. Vet Anaesth Analg. 2005; 32(2):107-111.

Holt NF, Haspel KL. Vasopressin: A review of therapeutic applications. J Cardiothorac Vasc Anesth. 2010; 24(2):330-347.

King LG, Boag A. Manual BSAVA de urgencias y cuidados intensivos en pequeños animales, 3.ª ed. España: Ediciones S; 2021. pp. 41-42.

Kojima K, Ishizuka T, Sasaki N, et al. Cardiovascular effects of dose escalating of norepinephrine in healthy dogs anesthetized with isoflurane. Vet Anaesth Analg. 2021; 48(5):654-662.

Long KM, Kirby R. An update on cardiovascular adrenergic receptor physiology and potential pharmacological applications in veterinary critical care. J Vet Emerg Crit Care. 2008; 18(1):2-25.

Martin LG. Critical illness-related corticosteroid insufficiency in small animals. Vet Clin North Am Small Anim Pract. 2011; 41(4):767-782.

Melchior JC, Pinaud M, Blanloeil Y, et al. Hemodynamic effects of continuous norepinephrine infusion in dogs with and without hyperkinetic endotoxic shock. Crit Care Med. 1987; 15(7):687-691.

Mosing M. Use of isoproterenol during anaesthesia in a dog with sick sinus syndrome (SSS). *Wiener Tierarztliche Monatsschrift.* 2007; 94(11):292-295.

Ospina-Tascón GA, Calderón-Tapia LE. Inodilators in septic shock: Should these be used? *Ann Transl Med.* 2020; 8(12):796.

Pascoe PJ, Ilkiw JE, Pypendop BH. Effects of increasing infusion rates of dopamine, dobutamine, epinephrine, and phenylephrine in healthy anesthetized cats. *Am J Vet Res.* 2006; 67(9):1491-1499.

Rosati M, Dyson DH, Sinclair MD, Sears WC. Response of hypotensive dogs to dopamine hydrochloride and dobutamine hydrochloride during deep isoflurane anesthesia. *Am J Vet Res.* 2007; 68(5):483-494.

Rowe JA, Mcmurphy RM, Lutjemeier BJ, Kenney MJ. Introduction to the autonomic nervous system and autonomic pharmacology. En: Riviere JE, Papich MG (eds.). *Veterinary Pharmacology and Therapeutics,* 10.ª ed. Hoboken, NJ, EE. UU.: Wiley Blackwell; 2018. pp. 113-130.

Silverstein DC, Hopper K. *Small Animal Critical Care Medicine,* 2.ª ed. EE.UU.: Elsevier Saunders; 2014. pp. 829-832.

Skelding AM, Valverde A. Sympathomimetics in veterinary species under anesthesia. *Vet J.* 2020; 258:105455.

Summers AM, Culler C, Yaxley PE, Guillaumin J. Retrospective evaluation of the use of hydrocortisone for treatment of suspected critical illness-related corticosteroid insufficiency (CIRCI) in dogs with septic shock (2010-2017): 47 cases. *J Vet Emerg Crit Care (San Antonio).* 2021; 31(3):371-379.

Tsompanidou PP, Kazakos GM, Anagnostou TL. Dopamine-induced bradycardia in two dogs under isoflurane anaesthesia. *J Small Anim Pract.* 2013; 54(12):672-674.

Wagner AE, Dunlop CI, Chapman PL. Effects of ephedrine on cardiovascular function and oxygen delivery in isoflurane-anesthetized dogs. *Am J Vet Res.* 1993; 54(11):1917-1922.

Wodack KH, Graessler MF, Nishimoto SA, et al. Assessment of central hemodynamic effects of phenylephrine: An animal experiment. *J Clin Monit Comput.* 2019; 33(3):377-384.

CAPÍTULO 5

Boon JA. *Veterinary Echocardiography.* John Wiley & Sons; 2011.

Boysen SR, Lisciandro GR. The use of ultrasound for dogs and cats in the emergency room: AFAST and TFAST. *Vet Clin North Am Small Anim Pract.* 2013; 43(4):773-797.

Boysen S, McMurray J, Gommeren K. Abnormal curtain signs identified with a novel lung ultrasound protocol in six dogs with pneumothorax. *Front Vet Sci.* 2019; 6:291.

Brown DJ, Rush JE, MacGregor J, et al. M-mode echocardiographic ratio indices in normal dogs, cats, and horses: A novel quantitative method. *J Vet Intern Med.* 2003; 17(5):653-662.

Cecconi M, De Backer D, Antonelli M, et al. Consensus on circulatory shock and hemodynamic monitoring. Task force of the European Society of Intensive Care Medicine. *Intensive Care Med.* 2014; 40(12):1795-1815.

Cornell CC, Kittleson MD, Della Torre P, et al. Allometric scaling of M-mode cardiac measurements in normal adult dogs. *J Vet Intern Med.* 2004; 18(3):311-321.

Donati PA, Guevara JM, Ardiles V, et al. Caudal vena cava collapsibility index as a tool to predict fluid responsiveness in dogs. *J Vet Emerg Crit Care (San Antonio).* 2020; 30(6):677-686.

Donati PA, Tunesi M, Araos J. Caudal vena cava measurements and fluid responsiveness in hospitalized cats with compromised hemodynamics and tissue hypoperfusion. *J Vet Emerg Crit Care (San Antonio).* 2023; 33(1):29-37.

Häggström J, Andersson ÅO, Falk T, et al. Effect of body weight on echocardiographic measurements in 19,866 pure-bred cats with or without heart disease. *J Vet Intern Med.* 2016; 30(5):1601-1611.

Merveille AC, Bolen G, Krafft E, et al. Pulmonary vein-to-pulmonary artery ratio is an echocardiographic index of congestive heart failure in dogs with degenerative mitral valve disease. *J Vet Intern Med.* 2015; 29(6):1502-1509.

Saisawart P, Sutthigran S, Soontornvipart K, et al. The feasibility of ultrasonographic diaphragmatic excursion in healthy dogs: Effect of positioning, diaphragmatic location, and body weight of dogs. *Front Vet Sci.* 2021; 8:763556.

Serres F, Chetboul V, Tissier R, et al. Comparison of 3 ultrasound methods for quantifying left ventricular systolic function: Correlation with disease severity and prognostic value in dogs with mitral valve disease. *J Vet Intern Med.* 2008; 22(3):566-577.

Soldati G, Demi M, Smargiassi A, et al. The role of ultrasound lung artifacts in the diagnosis of respiratory diseases. *Expert Rev Respir Med.* 2019; 13(2):163-172.

Tuleski GLR, Wolf M, Pscheidt MJGR, et al. Tissue motion annular displacement to assess the left ventricular systolic function in healthy cats. *Vet Res Commun.* 2022; 46(3):823-836.

VETRUGNO L, GUADAGNIN GM, BARBARIOL F, et al. Ultrasound imaging for diaphragm dysfunction: A narrative literature review. J Cardiothorac Vasc Anesth. 2019; 33(9):2525-2536.

CAPÍTULO 6

BROOKES ZL, BROWN NJ, REILLY CS. Differential effects of intravenous anaesthetic agents on the response of rat mesenteric microcirculation in vivo after haemorrhage. Br J Anaesth. 2002; 88(2):255-263.

BÜCHELE GL, SILVA E, OSPINA-TASCÓN GA, et al. Effects of hydrocortisone on microcirculatory alterations in patients with septic shock. Crit Care Med. 2009; 37(4):1341-1347.

DE BACKER D, CRETEUR J, DUBOIS MJ, et al. The effects of dobutamine on microcirculatory alterations in patients with septic shock are independent of its systemic effects. Crit Care Med. 2006; 34(2):403-408.

DE BACKER D, CRETEUR J, PREISER JC, et al. Microvascular blood flow is altered in patients with sepsis. Am J Respir Crit Care Med. 2002; 166(1):98-104.

DE BACKER D, DONADELLO K, SAKR Y, et al. Microcirculatory alterations in patients with severe sepsis: Impact of time of assessment and relationship with outcome. Crit Care Med. 2013; 41(3):791-799.

GARCIA-PEREIRA F. Epidural anesthesia and analgesia in small animal practice: An update. Vet J. 2018; 242:24-32.

GILL R, MARTIN C, MCKINNON T, et al. Sepsis reduces isoflurane MAC in a normotensive animal model of sepsis. Can J Anaesth. 1995; 42(7):631-635.

GOODNIGHT ME, COOPER ES, BUTLER AL. Assessment of microcirculatory perfusion in healthy anesthetized cats undergoing ovariohysterectomy using sidestream dark field microscopy. J Vet Emerg Crit Care (San Antonio). 2015; 25(3):349-357.

GRUARTMONER G, MESQUIDA J, BAIGORRI F. Saturación tisular de oxígeno en el paciente crítico. Med Intensiva. 2014; 38(4):240-248.

HARROIS A, DUPIC L, DURANTEAU J. Targeting the microcirculation in resuscitation of acutely unwell patients. Curr Opin Crit Care. 2011; 17(3):303-307.

HIROTA K, LAMBERT DG. I.v. anaesthetic agents inhibit dihydropyridine binding to L-type voltage-sensitive Ca^{2+} channels in rat cerebrocortical membranes. Br J Anaesth. 1996; 77(2):248-253.

HUANG X, HE C. The efficacy of dexmedetomidine for septic shock: A meta-analysis of randomized controlled trials. Medicine (Baltimore). 2023; 102(35):e34414.

INCE C. The microcirculation is the motor of sepsis. Crit Care. 2005; 9(Suppl 4):S13-S19.

KATTAN E, HERNÁNDEZ G. The role of peripheral perfusion markers and lactate in septic shock resuscitation. J Intensive Med. 2021; 2(1):17-21.

NAGASHIMA JK, GONÇALVES LA, PEREIRA MA, et al. Microcirculation assessment of dexmedetomidine constant rate infusion during anesthesia of dogs with sepsis from pyometra: A randomized clinical study. Vet Anaesth Analg. 2022; 49(6):536-545.

OSPINA-TASCON G, NEVES AP, OCCHIPINTI G, et al. Effects of fluids on microvascular perfusion in patients with severe sepsis. Intensive Care Med. 2010; 36(6):949-955.

PAVLISKO ND, HENAO-GUERRERO N, KILLOS MB, et al. Evaluation of tissue oxygen saturation with near-infrared spectroscopy during experimental acute hemorrhagic shock and resuscitation in dogs. Am J Vet Res. 2014; 75(1):48-53.

SAKR Y, DUBOIS MJ, DE BACKER D, et al. Persistent microcirculatory alterations are associated with organ failure and death in patients with septic shock. Crit Care Med. 2004; 32(9):1825-1831.

SALCEDO MC, TART K, HALL K. A systematic review of human and veterinary applications of noninvasive tissue oxygen monitoring. J Vet Emerg Crit Care (San Antonio). 2016; 26(3):323-332.

SILVERSTEIN DC, PRUETT-SARATAN A 2ND, DROBATZ KJ. Measurements of microvascular perfusion in healthy anesthetized dogs using orthogonal polarization spectral imaging. J Vet Emerg Crit Care (San Antonio). 2009; 19(6):579-587.

TRZECIAK S, DELLINGER RP, PARRILLO JE, et al. Early microcirculatory perfusion derangements in patients with severe sepsis and septic shock: Relationship to hemodynamics, oxygen transport, and survival. Ann Emerg Med. 2007; 49(1):88-98.e2.

TUREK Z, SYKORA R, MATEJOVIC M, CERNY V. Anesthesia and the microcirculation. Semin Cardiothorac Vasc Anesth. 2009; 13(4):249-258.

VALLET B. Endothelial cell dysfunction and abnormal tissue perfusion. Crit Care Med. 2002; 30(5 Suppl):S229-S334.

WANG K, WU M, XU J, et al. Effects of dexmedetomidine on perioperative stress, inflammation, and immune function: Systematic review and meta-analysis. Br J Anaesth. 2019; 123(6):777-794.

Zhang H, Sun Y, An X, Ma X. Unfractionated heparin improves the intestinal microcirculation in a canine septic shock model. *Mediators Inflamm.* 2021; 2021:9985397.

CAPÍTULO 7

Fencl V, Jabor A, Kazda A, Figge J. Diagnosis of metabolic acid-base disturbances in critically ill patients. *Am J Respir Crit Care Med.* 2000; 162(6):2246-2251.

Haskins S, Pascoe PJ, Ilkiw JE, et al. Reference cardiopulmonary values in normal dogs. *Comp Med.* 2005; 55(2):156-161.

Hopper K, Haskins SC. A case-based review of a simplified quantitative approach to acid-base analysis. *J Vet Emerg Crit Care.* 2008; 18(5):467-476.

Hughes D, Rozanski ER, Shofer FS, et al. Effect of sampling site, repeated sampling, pH, and PCO_2 on plasma lactate concentration in healthy dogs. *Am J Vet Res.* 1999; 60(4):521-524.

Ilkiw JE, Rose RJ, Martin IC. A comparison of simultaneously collected arterial, mixed venous, jugular venous and cephalic venous blood samples in the assessment of blood-gas and acid-base status in the dog. *J Vet Intern Med.* 1991; 5(5):294-298.

McMichael MA, Lees GE, Hennessey J, et al. Serial plasma lactate concentrations in 68 puppies aged 4 to 80 days. *J Vet Emerg Crit Care.* 2005; 15(1):17-21.

Middleton DJ, Ilkiw JE, Watson AD. Arterial and venous blood gas tensions in clinically healthy cats. *Am J Vet Res.* 1981; 42(9):1609-1611.

de Morais HA, Constable PD. Strong ion approach to acid-base disorders. En: DiBartola SP (ed.). *Fluid, Electrolyte, and Acid-Base Disorders in Small Animal Practice*, 4.ª ed. 2012. pp. 316-329.

Wilkins PA, Otto CM, Baumgardner JE, et al. Acute lung injury and acute respiratory distress syndromes in veterinary medicine: Consensus definitions: The Dorothy Russell Havemeyer Working Group on ALI and ARDS in Veterinary Medicine. *J Vet Emerg Crit Care.* 2007; 17(4):333-339.

Zeiler GE, Fuller A, Kamerman P, et al. Describing acid-base balance using three different methods of analysis in a feline acute haemorrhage-resuscitation model. *Vet Anaesth Analg.* 2022; 49(1):65-75.

CAPÍTULO 8

Acute Respiratory Distress Syndrome Network, Brower RG, Matthay MA, et al. Ventilation with lower tidal volumes as compared with traditional tidal volumes for acute lung injury and the acute respiratory distress syndrome. *N Engl J Med.* 2000; 342(18):1301-1308.

Alhazzani W, Alshahrani M, Jaeschke R, et al. Neuromuscular blocking agents in acute respiratory distress syndrome: A systematic review and meta-analysis of randomized controlled trials. *Crit Care.* 2013; 17(2):R43.

Ambrosio AM, Carvalho-Kamakura TPA, Ida KK, et al. Ventilation distribution assessed with electrical impedance tomography and the influence of tidal volume, recruitment and positive end-expiratory pressure in isoflurane-anesthetized dogs. *Vet Anaesth Analg.* 2017; 44(2):254-263.

Araos J, Lacitignola L, Acquafredda C, et al. Definition and clinical evaluation of a recruiting airway pressure based on the specific lung elastance in anesthetized dogs. *Vet Anaesth Analg.* 2021; 48(4):484-492.

Araos J, Sedgwick S, Staffieri F, et al. Lung aeration and volumes following alveolar recruitment maneuvers with three airway pressures in healthy anesthetized and mechanically ventilated Beagle dogs. *Vet Anaesth Analg.* 2022; 49(5):443-451.

Bumbacher S, Schramel JP, Mosing M. Evaluation of three tidal volumes (10, 12 and 15 ml kg^{-1}) in dogs for controlled mechanical ventilation assessed by volumetric capnography: A randomized clinical trial. *Vet Anaesth Analg.* 2017; 44(4):775-784.

Canfrán S, Gómez de Segura IA, Cediel R, García-Fernández J. Effects of a stepwise lung recruitment manoeuvre and positive end-expiratory pressure on lung compliance and arterial blood oxygenation in healthy dogs. *Vet J.* 2012; 194(1):89-93.

Canfrán S, Gómez de Segura IA, Cediel R, García-Fernández J. Effects of fluid load on cardiovascular function during stepwise lung recruitment manoeuvre in healthy dogs. *Vet J.* 2013; 197(3):800-805.

De Monte V, Grasso S, De Marzo C, et al. Effects of reduction of inspired oxygen fraction or application of positive end-expiratory pressure after an alveolar recruitment maneuver on respiratory mechanics, gas exchange, and lung aeration in dogs during anesthesia and neuromuscular blockade. *Am J Vet Res.* 2013; 74(1):25-33.

Di Bella C, Vicenti C, Araos J, et al. Effects of two alveolar recruitment maneuvers in an "open-lung" approach during laparoscopy in dogs. *Front Vet Sci.* 2022; 9:904673.

Donati PA, Gogniat E, Madorno M, et al. Sizing the lung in dogs: The inspiratory capacity defines the tidal volume. *Rev Bras Ter Intensiva.* 2018; 30(2):144-152.

Donati PA, Plotnikow G, Benavides G, et al. Tidal volume in mechanically ventilated dogs: Can human strategies be extrapolated to veterinary patients? *J Vet Sci.* 2019; 20(3):e21.

Ferrando C, Romero C, Tusman G, et al. The accuracy of post-operative, non-invasive Air-Test to diagnose atelectasis in healthy patients after surgery: A prospective, diagnostic pilot study. *BMJ Open.* 2017; 7(5):e015560.

Fowler WS. Respiratory dead space. *Fed Proc.* 1948; 7(1 Pt 1):35.

Gómez Fernández L, Potter J, Hughes JML, et al. Effects of two alveolar recruitment manoeuvres (sustained inflation and step-wise) followed by positive end-expiratory pressure on cardiac output (measured with lithium dilution), invasive blood pressure and arterial oxygen tension in isoflurane-anaesthetised goats. *Res Vet Sci.* 2022; 150:195-203.

Hinoshita T, Ribeiro GM, Winkler T, et al. Inflammatory activity in atelectatic and normally aerated regions during early acute lung injury. *Acad Radiol.* 2020; 27(12):1679-1690.

Hopper K, Powell LL. Basics of mechanical ventilation for dogs and cats. *Vet Clin North Am Small Anim Pract.* 2013; 43(4):955-969.

Mosing M, Staub L, Moens Y. Comparison of two different methods for physiologic dead space measurements in ventilated dogs in a clinical setting. *Vet Anaesth Analg.* 2010; 37(5):393-400.

Protti A, Votta E, Gattinoni L. Which is the most important strain in the pathogenesis of ventilator-induced lung injury: dynamic or static? *Curr Opin Crit Care.* 2014; 20(1):33-38.

Robinson NE, Gillespie JR, Berry JD, Simpson A. Lung compliance, lung volumes, and single-breath diffusing capacity in dogs. *J Appl Physiol.* 1972; 33(6):808-812.

Soares JHN, Braun C, Machado ML, et al. Cardiovascular function, pulmonary gas exchange and tissue oxygenation in isoflurane-anesthetized, mechanically ventilated Beagle dogs with four levels of positive end-expiratory pressure. *Vet Anaesth Analg.* 2021; 48(3):324-333.

Staffieri F, De Monte V, De Marzo C, et al. Effects of two fractions of inspired oxygen on lung aeration and gas exchange in cats under inhalant anaesthesia. *Vet Anaesth Analg.* 2010; 37(6):483-490.

Writing Group for the Alveolar Recruitment for Acute Respiratory Distress Syndrome Trial (ART) Investigators, Cavalcanti AB, Suzumura ÉA, et al. Effect of lung recruitment and titrated positive end-expiratory pressure (PEEP) vs low PEEP on mortality in patients with acute respiratory distress syndrome: A randomized clinical trial. *JAMA.* 2017; 318(14):1335-1345.

Zeng C, Motta-Ribeiro GC, Hinoshita T, et al. Lung atelectasis promotes immune and barrier dysfunction as revealed by transcriptome sequencing in female sheep. *Anesthesiology.* 2020; 133(5):1060-1076.

CAPÍTULO 9

Campoy L. Development of Enhanced Recovery After Surgery (ERAS) protocols in veterinary medicine through a one-health approach: The role of anesthesia and locoregional techniques. *J Am Vet Med Assoc.* 2022; 260(14):1751-1759.

Charalambous M, Bhatti SFM, Van Ham L, et al. Intranasal midazolam versus rectal diazepam for the management of canine status epilepticus: A multicenter randomized parallel-group clinical trial. *J Vet Intern Med.* 2017; 31(4):1149-1158.

Drynan EA, Gray P, Raisis AL. Incidence of seizures associated with the use of acepromazine in dogs undergoing myelography. *J Vet Emerg Crit Care (San Antonio).* 2012; 22(2):262-266.

Gioeni D, Di Cesare F, D'Urso ES, et al. Ketamine-dexmedetomidine combination and controlled mild hypothermia for the treatment of long-lasting and super-refractory status epilepticus in 3 dogs suffering from idiopathic epilepsy. *J Vet Emerg Crit Care (San Antonio).* 2020; 30(4):455-460.

Kaka U, Saifullah B, Abubakar AA, et al. Serum concentration of ketamine and antinociceptive effects of ketamine and ketamine-lidocaine infusions in conscious dogs. *BMC Vet Res.* 2016; 12(1):198.

Lamont LA, Bulmer BJ, Sisson DD, et al. Doppler echocardiographic effects of medetomidine on dynamic left ventricular outflow tract obstruction in cats. *J Am Vet Med Assoc.* 2002; 221(9):1276-1281.

Lidbury JA, Cook AK, Steiner JM. Hepatic encephalopathy in dogs and cats. *J Vet Emerg Crit Care (San Antonio).* 2016; 26(4):471-487.

Nagashima JK, Gonçalves LA, Pereira MA, et al. Microcirculation assessment of dexmedetomidine constant rate infusion during anesthesia of dogs with sepsis from pyometra: A randomized clinical study. *Vet Anaesth Analg.* 2022; 49(6):536-545.

O'Donnell EM, Press SA, Karriker MJ, Istvan SA. Pharmacokinetics and efficacy of trazodone following rectal administration of a single dose to healthy dogs. *Am J Vet Res.* 2020; 81(9):739-746.

Peterson NW, Buote NJ, Bergman P. Effect of epidural analgesia with opioids on the prevalence of urinary retention in dogs undergoing surgery for cranial cruciate ligament rupture. *J Am Vet Med Assoc.* 2014; 244(8):940-943.

Pypendop BH, Goich M, Shilo-Benjamini Y. Effect of intravenous butorphanol infusion on the minimum alveolar concentration of isoflurane in cats. *Vet Anaesth Analg.* 2022; 49(2):165-172.

Sborov KD, Dennis BM, de Oliveira Filho GR, *et al.* Acute pain consult and management is associated with improved mortality in rib fracture patients. *Reg Anesth Pain Med.* 2022; 47(10):643-648.

Steagall PV, Teixeira Neto FJ, Minto BW, *et al.* Evaluation of the isoflurane-sparing effects of lidocaine and fentanyl during surgery in dogs. *J Am Vet Med Assoc.* 2006; 229(4):522-527.

CAPÍTULO 10

Echeverry DF, Laredo FG, Gil F, *et al.* Ventral ultrasound-guided suprainguinal approach to block the femoral nerve in the dog. *Vet J.* 2012; 192(3):333-337.

Garbin M, Portela DA, Bertolizio G, *et al.* A novel ultrasound-guided lateral quadratus lumborum block in dogs: A comparative cadaveric study of two approaches. *Vet Anaesth Analg.* 2020; 47(6):810-818.

Koehler P, Otero PE, Chiavaccini L, *et al.* A non-inferiority study comparing the ultrasound-guided parasacral with a novel greater ischiatic notch plane approach in canine cadavers. *Vet Anaesth Analg.* 2023; 50(5):439-445.

Medina-Serra R, Foster A, Plested M, *et al.* Lumbar erector spinae plane block: An anatomical and dye distribution evaluation of two ultrasound-guided approaches in canine cadavers. *Vet Anaesth Analg.* 2021; 48(1):125-133.

Otero PE, Portela DA (eds.). *Manual of Small Animal Regional Anesthesia: Illustrated Anatomy for Nerve Stimulation and Ultrasound-Guided Nerve Blocks*, 2.ª ed. Buenos Aires, Argentina: Intermédica; 2019.

Otero PE, Fuensalida SE, Tarragona L, *et al.* Ultrasound-guided caudal quadratus lumborum block combined with the greater ischiatic notch plane block as motor-protective analgesia for the pelvic limb in dogs (in press). *Vet Anaesth Analg.* 2023.

Portela DA, Campoy L, Otero PE, *et al.* Ultrasound-guided thoracic paravertebral injection in dogs: A cadaveric study. *Vet Anaesth Analg.* 2017; 44(3):636-645.

Portela DA, Castro D, Romano M, *et al.* Ultrasound-guided erector spinae plane block in canine cadavers: Relevant anatomy and injectate distribution. *Vet Anaesth Analg.* 2020; 47(2):229-237.

Romano M, Portela DA, Thomson A, Otero PE. Comparison between two approaches for the transversus abdominis plane block in canine cadavers. *Vet Anaesth Analg.* 2021; 48(1):101-106.

Shilo Y, Pascoe PJ, Cissell D, *et al.* Ultrasound-guided nerve blocks of the pelvic limb in dogs. *Vet Anaesth Analg.* 2010; 37(5):460-470.

Tayari H, Otero P, Rossetti A, *et al.* Proximal RUMM block in dogs: Preliminary results of cadaveric and clinical studies. *Vet Anaesth Analg.* 2019; 46(3):384-394.

Thomson ACS, Portela DA, Romano M, Otero PE. Evaluation of the effect of ultrasound guidance on the accuracy of intercostal nerve injection: A canine cadaveric study. *Vet Anaesth Analg.* 2021; 48(2):256-263.

Viscasillas J, Ter Haar G. Ultrasound guided trigeminal nerve block as local anaesthetic technique for exenteration and excision of the zygomatic arch with partial caudal maxillectomy in a dog. *Vet Anaesth Analg.* 2017; 44(3):688-690.